환경보건학

남철현, 하태욱 공저

계축문화사

공저자 약력

남철현

서울대학교, 대학원 ,보건학 석사, 박사
서울대학교 보건학박사회장 역임(현 고문)
미국노스케로나이나대 보건대학원 보건관리과정,
뉴욕대 Long term Health care과정이수
호주뉴사우즈웨일즈대 의과대학 ;보건관리과정 이수(WHO지원),
카나다벤쿠버UBC대 방문교수
한국보건교육·건강증진학회장,
전국보건관리학교육협의회장,
전국 보건대학원장협의회장
대한보건협회 부회장 겸 보건교육원장,
보건복지부 중앙약사심의위원회 및 식품심사위원회위원,
보건복지부 의료보장개혁위원회위원,
보건복지부 건강증진기금확보 대책위원회위원
한국보건교육협의회장
제17회 국제 건강증진.보건교육회의 주제 발표(프랑스 파리)
제2회 아 · 태 건강증진.보건교육회의 주제발표(일본 동경)
대통령 직 인수위 보건의료부문 자문회의 참석
“보건교육사” 국가자격증화 성취(국민건강증진법개정 ; 법률 6983호로 공표됨)
대구지방환경관리청 환경영향평가위원회 위원
대구지방 식품의약품안전청 식품위해정보협의회 위원
의료보험연합회 경북지역 보건예방사업협의회 위원
한국보건사회연구원 연구위원
국민건강보험공단 심사 위원
경상북도 건강실천협의회 부회장
대한보건교육사회장(현)
한국보건한의학회장(현)
한국건강관리협회실행이사(현)
대구한의대 명예교수(총장직무대리,대학원장,보건대학원장,산학협력단장,교무처장)
환경보건연구소장, 계명문화대초빙교수(현)

수상 : 녹조근정훈장(대통령), 대통령표창장, 부총리 겸 인적자원부장관 표창장
경상북도 도지사 표창장, 대한보건협회장 학술상, 한국보건사회연구원장 표창장
2006 올해의 자랑스러운 명장 선정(뉴스웨이), 월남국 보건성장관 표창장
연구실적 : 연구논문 150여편, 저서 40여편

하태욱

경북대학교 공학박사
한국아로마테라피 전문학회 이사
대한환경공학회 정회원
한국보건한의학회이사
대구과학대학 보건교육사과 학과장

머리말

환경문제는 자연자원의 파괴와 낭비에서부터 물, 공기, 해앙 및 토양의 오염에 이르기까지 다양한 형태로 일어나고 있으며, 이러한 것이 우리 건강에 커다란 영향을 미치고 있습니다.

더구나 근래에 이르러 중요한 사인으로 악성신생물, 손상 및 중독 그리고 불명확한 병태, 증상, 증후 등이 환경과 관련이 있으며 앨리뇨, 라니나 현상, 오존층 파괴, 산성비, 스모그 현상, 사막화 등과 수질오염, 대기오염, 해양오염, 토양오염, 방사성오염, 상업재해, 환경호르몬, 신종 플루, 실내오염 등 여러 환경관련 문제의 심각성이 세계 각국으로 확산되어 환경보전의 심각성을 더 해가고 있습니다.

근래 환경보건법이 제정되어 보건속의 환경의 중요성이 더욱 부각되었으며 국민건강증진사업에 새로운 인력으로 보건교육사가 국가자격증으로 법제화되면서 국가시험의 선택과목으로 환경보건이 선정되어 Hard 보다 Soft적인 환경이라고 할 수 있는 환경보건에 관심이 증폭되고 있다고 봅니다.

더구나 인간의 일반생활과 건강생활을 위한 주위의 모든 환경과 관련된 인위적인 모든 것들이 자연환경과 관련이 있음으로 앞으로 이러한 심각한 환경문제는 피할 수 없습니다. 그르므로 이에 정면 대처하여 이를 해결하거나 문제를 감소시키도록 노력해야 할 것이며, 환경보전에도 모든 지혜를 모아서 우리의 생활을 향상시키고 건강을 확보함으로서 삶의 질을 높여야 할 것입니다.

이 저서는 환경보건관련 여러분야에 대한 올바른 지식을 학생들이 쉽게 이해할 수 있도록 했으며 환경문제와 보전대책을 살펴봄으로서 우리의 건강한 환경생활에 도움이 될 수 있도록 고려했습니다. 이 저서가 앞으로 많이 활용되었으면 하는 마음 간절합니다.

앞으로 새로 탄생한 보건교육사와 관련하여 많은 교재들이 출판되고 개발될 것이며 이 교재도 수시로 새로운 흐름에 순응하여 계속 수정 보완될 것입니다.

아무쪼록 이 책이 보건사업에 종사하는 모든 이들에게 조금이라도 도움이 되었으면 하는 바램이 큽니다.

끝으로 이 책이 나오기까지 수고를 아끼지 않으신 계축문화사의 주상룡 회장님과 주영일 사장님, 그리고 편집부장을 비롯한 직원 여러분께 깊은 감사를 드립니다.

2010. 8월

남 철 현 씀

목 차

제1장 환경보건의 개념

제2장 환경교육

제3장 환경위생

제4장 식품위생

제5장 산업보건

제1장

환경보건의 개념

제1장 환경보건의 개념

I. 환경과 건강

인간을 둘러싸고 있는 환경은 크게 물적 환경과 사회·문화적 환경으로 구분할 수 있는데, 공중보건학의 영역에서 환경보건과 관련이 있는 환경은 대부분 물적 환경(physical environment)이다. 물적 환경은 다시 자연환경(natural environment)과 인조환경(manmade environment)으로 나누어진다(그림 1-1).

- 물적 환경
  - 자연환경
    - 생물학적 환경 : 모기, 파리, 진드기, 곰팡이, 세균, 바이러스 등
    - 이화학적 환경 : 공기, 물, 토양, 광선, 소리 등
  - 인조환경 — 의복, 주택, 식품, 사무식, 산업장, 도로 등

그림 1-1. 물적 환경의 분류

자연환경은 생물학적 환경과 이화학적 환경으로 구분되며, 생물학적 환경에서 질환을 일으키는 것은 병원체들이다. 모기는 말라리아와 뇌염을 일으키고, 파리는 각종 전염병 병원체나 오염물질을 옮긴다. 진드기는 옴(scabies)을 일으키고, 곰팡이는 각종 진균성 질환을 일으킨다. 무좀은 곰팡이가 일으키는 대표적인 질환의 하나이다. 세균과 바이러스는 각종 전염병을 일으키는 주범이다. 최근 바이러스는 각종 암 발생의 원인이라고 밝혀지고 있으며, 임파구성 백혈병, 자궁경부암, 간세포암, 비인두암 등이 그 예가 된다.

자연환경 중의 이화학적 환경이란 물리학적 변화와 화학적 변화가 동시적 또는 개

별적으로 일어날 수 있는 물질들이 존재하는 환경을 말한다. 공기, 물, 토양 등이 이에 속한다. 자연환경은 인간의 능력으로 변화시키기 어렵고, 또 여건이 불리하다 하더라도 인간이 나름대로 이에 적응하여 살기 때문에 그 자체로 문제가 되는 것은 아니다. 문제는 이들 자연환경이 인간이 만들어내는 이화학적 물질에 의해 오염이 되는 데 있다. 이 경우에도 그 정도가 심하지 않을 경우에는 자연적 자정작용(self purification)에 의해 정화될 수 있으므로 큰 문제가 되지 않는다.

인조환경은 인간이 만들어 내는 생물학적, 물리학적 또는 화학적 환경이다. 인조환경도 그것이 자연환경과 같은 생태학적 균형 상태를 유지하는 한 인간의 건강이나 삶에 문제가 되지 않으나 그렇지 못하기 때문에 문제가 발생된다. 다시 말하면 인간은 자연환경 속에 인조환경을 만들어 살고 있는데 그것이 인간의 정상적인 삶에 적합하지 않게 조성되므로 인하여 각종 미생물에 의한 오염(contamination), 이화학적 물질에 의한 오염(pollution) 또는 물리적 위해가 일어나 인간의 건강이 손상을 받게 된다.

인조환경 중에서 의복은 어떻게 입느냐에 따라 호흡, 혈액순환, 체열발산, 피부저항력 등에 장애를 일으킬 수 있고, 병원균이나 다른 위해물질에 오염될 수 있다. 식품에 첨가되는 각종 보존제나 감미료는 독성이나 부작용이 있을 수 있고, 병원성 미생물에 오염된 식품은 세균성 식중독을 일으킨다. 주택은 인간의 신체적, 정신적 건강에 영향을 미칠 수 있는 환경으로서 온도, 습도, 환기조건, 조명, 채광 등의 조건에 따라 인체가 영향을 받게 된다. 사무실이나 산업장 등 직장에서의 근무, 작업 환경도 마찬가지이다. 생활하수, 공장폐수, 축산폐수, 농업하수 등은 수질오염의 주범이고, 중금속이 함유된 각종 산업폐기물은 여러 가지 암질환의 유발 인자가 되기도 한다. 건축 공사나 도로 교통으로 인한 소음도 정신건강에 위해가 될 수 있고, 병원, 산업체 등에서의 동위원소 사용량이나 원자력 발전소의 설치는 전리방사선에 의한 구토, 발열, 설사 증상과 기형아와 각종 암 발생의 원인이 될 수 있다. 산업장에서의 각종 분진은 진폐증, 규폐증과 같은 각종 폐질환을 일으키고, 납, 수은, 카드뮴 등의 중금속은 각종 중독증상과 신체 장애를 일으킨다. 자동차가 배출하는 배기가스는 각종 질소산화물과 탄화수소 화합물을 포함하고 있어 대기오염의 주범이 되고 있으며, 각종 호흡기 질환의 원인이 된다.

II. 환경보건과 환경보전

세계보건기구(WHO)의 환경전문위원회는 환경위생을 인간의 신체발육, 건강 및 생존에 유해한 영향을 미치거나 미칠 수 있는 모든 환경 요인을 관리하는 것이다(Environmenal sanitation means the control of all those factors in man's physical environment which exercise or may exercise a deleterious effect on his physical development, health and survival)라고 정의하였다. WHO가 환경보전을 환경위생(environmental sanitation)이라고 표현한 이유는 앞에서 설명한 바 있는 hygiene의 경우와 유사하게 관리의 1차적 대상으로서 시설, 기계, 기구 등 보건과 관련이 있는 각종 설비의 위생적 측면에 중점을 두고 있기 때문이라고 말할 수 있다. 이 정의는 환경보건의 영역을 인체의 발육, 건강 뿐만 아니라 생존의 차원에까지 확대하고 있는데 이는 인체에 대한 위해의 정도가 심하여질 때 사망에 이를 수도 있음을 의미하는 것이다.

위의 정의에서는 환경위생이 인체에 유해한 환경을 관리하는 것이라고 간단히 표현하였지만, 환경보건의 방법이라는 측면에서 볼 때 관리의 유형은 크게 세 가지로 구분된다. 첫째는 오염을 방지, 억제하거나 상황에 따라서 위해 요소의 발생 자체를 봉쇄하는 조치이다. 이 조치는 자연환경과 인조환경의 모는 영역에 대해서 이루어실 수 있다. 둘째는 인구집단이 오염된 환경이나 위해 요소에 노출되거나 접촉하는 것을 차단하는 조치이다. 그러나 이 조치는 성격상 자연환경과 인조환경의 경우 모두 매우 제한적일 수밖에 없다. 셋째는 위해 요인에 감염, 피폭 또는 중독된 인구집단을 조기 발견하고 치료하는 조치이다. 이들 세 가지 조치 중에서 첫째의 오염 방지·감소나 위해 요인 자체의 발생을 억제하는 조치가 가장 효과적, 효율적이어서 중요함은 말할 필요도 없다. 그리고 개인·기업·지역사회의 자발적 노력과 협조, 국제적 협력과 지원이 필요하다.

환경오염(environment pollution)은 인위적 요인으로 인하여 공기·물·토양 등이 오염되는 것을 말한다. 환경오염으로 인하여 일반공중 또는 지역사회 주민의 건강과 재산이 피해를 입고, 자연환경이 악화되는 문제가 발생된다. 환경오염에는 대기오염, 수질오염, 사업폐기불오염, 식품오염, 소음 빛 신동, 일조권 방해, 방사선오염 등 여러 가지 형태가 있다. 우리 나라에서는 이러한 환경오염으로 인한 위해를 예방하고, 자연환경 및 생활환경을 적절하게 관리 보전함으로써 현재와 장래의 모든 국민이 건강하고 쾌적한 환경에서 생활할 수 있게 하기 위하여 환경보전법(법률 제307호)을 제정, 시행하고 있다.

현대의 환경오염은 산업발달로 인한 공장의 증가와 인구집중에 따르는 오염의 누적화 및 다발화, 새로운 오염물질과 소음의 발생, 오염 확산의 광역화 현상 등의 특징을 지니고 있다. 이와 같은 오염이 일어나는 원인은 인구 증가에 따른 환경악화, 경제성장과 환경자원의 고갈, 기술개발과 환경파괴의 상충, 산업의 집중화와 인구의 도시집중화, 자원개발과 환경보전의 상충, 환경에 대한 국민의 의식 결여 등으로 무수히 많다. 20세기에 들어서 이러한 문제가 심각해지자 각 국가마다 환경 문제의 심각성을 더 절실히 실감하게 되고, 선진국은 물론 개도국도 나름대로 대책을 강구해야 한다는 인식이 확산되었다. 이에 따라 UN은 1972년 6월 스웨덴의 스톡홀름에서 인간환경회의를 소집하였고, 113개국의 대표가 참가하여 인간과 환경의 관계에 대하여 토의하였으며, 그 결과 단 하나 뿐인 지구(the only one earth)를 보전하자는 인식하에 "인간환경선언"을 선포하였다. 선포된 인간환경선언의 4대 원칙은 다음과 같다.

① 인간은 좋은 환경에서 쾌적한 생활을 영위할 기본적 권리가 있다.
② 현재와 미래에 있어서 공기, 물 등 자연생태계를 포함한 지구의 천연자원이 적절히 계획, 통제되어야 한다.
③ 유해물질의 배출 등으로 생태계가 회복될 수 없는 상태로 악화되어서는 안된다.
④ 경제개발, 사회개발, 도시화 등의 모든 계획은 환경의 보호와 향상을 고려하여 수립되어야 한다.

환경권(environmental rights)은 좋은 환경을 향유할 권리를 말한다. 즉, 인간이 건강하고 쾌적한 생활을 유지하는 데 필요한 모든 조건을 충족시켜주는 양호한 환경을 추구하는 권리이다. 따라서 환경권에서 제시하는 좋은 환경이란 인간이 건강하고 쾌적한 생활을 유지할 수 있는 외적 조건을 뜻하는 것이다, 이러한 조건에는 공기, 물, 토양, 일조, 작업환경 등 자연적 환경은 물론이고 인간이 사회구성원으로서 생활할 때에 필요한 상하수도, 학교, 공원, 도로 등 물리적 인조환경도 포함된다.

경제적인 측면에서 볼 때에 환경의 요소인 공기, 물, 일광, 자연경관 등을 지금까지는 자유재(free goods)로 취급하였지만, 이제부터는 새로운 자원의 요소(new resource elements)로 취급하여 보존하고 보호해야 한다는 입장이다.

따라서 이러한 입장은 환경을 오염시키거나 오용하지 않도록 환경 전반에 대하여 규제하고 피해를 규제해 줄 뿐만 아니라 사전에 환경을 적극적, 종합적, 거시적 측면에서 관리, 이용, 보전하는 것을 의미하게 된다.

그 후 1982년 세계자연헌장(World Charter for Nature)을 채택하였고, 1983년 환경과 개발에 관한 세계위원회(World Committee on Environment and Development ; WCED)를 구성하였다.

1992년 6월 114개국 정상과 178개국 대표단이 참석한 가운데 부라질의 리우데자네이로에서 개최된 유엔환경개발회의(conference on Environment and Development ; UNCED)에서는 리우환경선언(Rio Declaration)이 선포되었고, 기후변화협약, 생물다양성협약 등 행동강령이 채택되었다. 리우선언에서 천명된 환경관리 원칙의 요지는 다음과 같다.

① 각국은 환경문제 해결을 위하여 시민의 참여와 유해물질에 관한 정보제공을 확대한다.
② 효과적인 환경법규를 제정, 시행한다.
③ 환경오염과 그 위해로 인한 피해보상법을 제정, 시행한다.
④ 오염의 비용은 오염자 부담 원칙으로 하고, 부담 과정에서 공공의 이익이 석설히 반영되도록 하여, 이로 인하여 국제무역과 투자가 왜곡되지 않도록 한다.
⑤ 환경에 중대한 악영향을 초래할 가능성이 있는 사업계획에 대해서는 환경영향평가를 실시한다.

Ⅲ. 환경보건학의 성립 과정과 접근

환경보건학은 인간과 환경과의 관계를 중심으로 인간의 보건 문제와 대책을 연구하는 학문으로서, 인간을 둘러싸고 있는 모든 환경 요인들과 건강의 관계를 연구하여 인간의 생활환경을 쾌적하게 개선하고, 자연환경을 적설하게 보존해 나아가며, 궁극적으로 인간이 이러한 환경 속에서 보다 나은 생활을 건강하게 영위할 수 있도록 하기 위해 연구하는 학문이라고 정의할 수 있다.

환경보건학의 성립과 관련된 연구는 17세기부터 시작되었다. Padua 대학 교수인 Bernardino Ramazzini(1633~1714)는 직장환경에 있어서 약 40종의 건강 장애에 관하여 상세하고도 광범위하게 기술하였으며, 18세기 말에 독일의 Johann Peter Frank (1754~1821)는 그의 저서를 통하여 사회제도가 인간의 생활에 미치는 양상들을 예시하고, 사회정책에 있어서 의학의 입장을 명백히 한 바 있었다.

환경보건학을 근대 과학의 하나로 확립해 놓은 사람은 19세기의 Max Von Pettenkofer (1818~1901)라고 할 수 있다. Munchen 대학의 의화학 교수였던 그는 Koch나 Pasteur 등이 세균을 발견하기 이전에 구라파 각 도시에 유행하고 있는 전염병을 예방하기 위하여 환경위생 상태의 개선을 시도하고, 오늘날의 실험위생학(experimental hygiene)의 기반을 다지는 데 기여하였다.

그러나 이들의 연구만으로 수많은 생명을 앗아가는 전염병을 퇴치할 수는 없었으며, Loch나 Pasteur 등이 세균학을 접목시킴으로써 실험위생학이 본격적으로 발달되기 시작하였다.

그 후 인간생태학(human ecology)과 생리위생학(physiological hygiene) 및 위생공학(sanitary engineering)이 발전됨에 따라 환경위생학의 학문적 목적을 충족시킬 수 있게 되었다. 20세기부터 미국에서 발달하기 시작한 토목공학, 기계공학, 전기공학, 건축학 등의 생활과학의 발전으로 Massachusetts 공과대학의 Sedwick 교수에 의해 위생공학이 체계화됨으로써 오늘날의 환경위생학(environmental sanitation) 발전의 기초가 마련되었다고 할 수 있다.

이와 같이 환경보건학을 초기에는 인간에게 부적합한 환경을 실험위생학적 접근이나 위생공학적 접근을 통하여 개선하는 연구에 치중하여 환경위생학적 색채가 강하였으나, 그 후 인간의 건강, 안전, 편의를 도모할 수 있도록 개선하기 위한 연구가 이루어짐으로써 현재와 같은 환경보건학의 면모를 갖추게 되었다.

환경보건학은 인간의 신체발육, 건강 및 생존에 영향을 미칠 수 있는 환경 요소를 연구영역에 포함하여야 함은 물론 일상생활에 직접, 간접으로 영향을 미칠 수 있는 모든 환경 요인들도 연구영역에 포함하여야 한다. 따라서 학문추구의 접근 방법도 다양화되고 세분화되어 가고 있다. 환경보건학은 이화학·생물학·의학 및 공학의 기초 위에 성립된다. 환경보건학은 인체의 건강 유지 및 질병 발생과 환경과의 관계를 이해하되 이화학적 및 생물학적 방법에 기초하여 이해하여야 한다.

환경을 개선하기 위해서는 공학의 원리나 기술을 필요로 한다. 현대 산업의 발달에 따라 수질, 대기 및 토양의 오염이 증가하고 있으며, 새로운 인공합성 화학물질의 증가는 인체의 건강에 심각한 영향을 미치고 있다.

따라서 환경보건학은 자연환경과 인조환경이 인체에 직접·간접적으로 미치는 영향을 보건학적 측면에서 이해하여야 한다. 또한 이러한 위해로부터 인간을 보호하고 피해를 예방할 뿐만 아니라 이를 개선하여 보다 쾌적한 환경을 만드는 방법을 공학적 수단으로 모색하여야 한다.

Ⅳ. 환경보건의 범위

1. WHO의 환경보건의 범위

WHO의 전문위원회는 "국가의 환경보건사업 - 그 계획, 조직, 행정(National Environmental health programmes: Their planning organization and administration)에서 환경보건에 포함될 사업을 다음과 같이 열거하였다.

1) 급수: 시민에게 양질이며 안전하고 풍부한 물의 공급－계획, 설계, 관리 기타 이용 상황을 고려한 수원의 위생 감시
2) 하수처리와 수질오염 방지 : 가정하수, 오물, 기타 폐액의 처리, 지표수(해수포함)와 지하수의 수질오염 방지
3) 고형폐기물 처리: 위생적 취급과 처리를 포함
4) 유해곤충, 절족동물, 서족(鼠族) 및 질병 숙주의 구제(驅除)
5) 인간의 오물 및 인간, 동물, 시물의 유해물질로 기인되는 토양오염의 예방과 관리
6) 식품위생 및 우유위생
7) 대기오염 방지
8) 방사선 물질 관리
9) 산업보건 특히 물리적, 화학적, 생물학적 위험방지

10) 소음방지
11) 주택과 인접환경, 특히 주택, 공중 및 공동건물의 공중위생
12) 도시의 지역계획
13) 육,해,공 수송의 환경보건
14) 사고방지
15) 공공 레크레이션과 관광여행, 특히, 해수욕장, 풀장, 켐프장 등의 환경보전
16) 전염병, 구급, 재해와 인구이동에 관련한 조치
17) 전면적 환경보건대책에 의한 위생방지

제2장

환경교육

제2장 환경교육

I. 환경교육의 필요성

1. 환경 문제

오늘날 환경 문제는 우리 사회에서 큰 관심사가 되고 있다. 아름다운 삼림을 무분별하게 파괴하거나, 지하자원을 낭비하는 일에서부터 물이나 공기의 오염, 오존층의 파괴 또는 원자력 발전소의 방사능 위험에 이르기까지 환경문제는 다양한 형태로 발생하고 있다. 환경 문제를 줄이거나 대안을 강구하지 않으면 우리의 건강과 안녕을 해치게 되어 결국은 인간의 생존에까지 위협을 주게 된다.

이러한 문제에 대처하기 위해서는 단기적, 장기적인 대책이 필요하다. 산업정책과 같은 정책적 조정과 뒷받침이 필요할 뿐만 아니라 경제적으로도 많은 비용을 지출해야 되고 기술개발도 필요하다. 그러나 우리는 이미 환경 문제에 대처하기 위한 여러 정책과 많은 형태의 규제와 벌칙을 갖고 있고, 이들을 적용하고 있지만 환경 문제는 날이 갈수록 심해지고 있다.

환경 문제는 한 지역이나 국가에 국한된 것이 아닌 국제간의 문제이기도 하다. 그러므로 환경 문제에 대응하는 데 가장 근본적인 방법은 국민 한 사람 한 사람 모두가 환경문제의 심각성을 깨닫게 하고, 문제를 줄이기 위하여 협동적으로 노력하게 하는 것이다. 이러한 점에서 교육의 역할이 중요하다고 본다.

교육을 통하여 인간과 환경 간의 상호 관련성을 이해시켜 환경에 대한 올바른 대도와 가치관을 갖게 해주며, 환경 문제에 대한 책임을 지고 대안을 찾을 수 있는 능력을 갖게하고, 환경 문제를 줄이도록 노력하는 시민정신을 길러야 한다.

2. 환경교육의 필요성

1) 인간과 환경 간의 관련성 이해 부족

환경교육이 필요한 이유 중에서 가장 중요한 것은 인간과 환경과의 관계를 잘 이해한다는 데 있다. 우리의 환경을 구성하고 있는 모든 요소들은 서로 관련되어 작용하는 특성을 갖고 있고, 인간은 이들 구성원의 한 부분임을 인식하고, 환경에 대한 인간의 영향이 궁극적으로는 환경계 전체에 영향을 주게 되는 특성을 교육을 통하여 이해시킬 필요가 있다. 특히, 오늘날과 같이 사회가 분화되고 있고 산업, 교통, 통신 등이 발달하면 할수록 인간 역시 환경 속에서 서로 작용하는 관련성을 간과하기가 쉽다.

우리의 환경은 각 구성 요소가 서로 관련되어 작용하는 하나의 체계(system)의 관점에서 볼 필요가 있다. 이 체계 내에서 어느 한 부분의 변화는 그 체계 내의 균형을 유지하기 위하여 다른 어느 부분의 변화를 초래하게 된다. 우리 사회가 지속적인 경제성장과 물자의 번영, 경제적 효율성을 강조해 온 결과 우리의 생태계가 자체적으로 균형을 이루어가는 기능을 점점 잃어가고 있는 심각성을 이해시킬 필요가 있다.

2) 환경에 대한 도덕성의 결핍

오늘날 많은 사람들은 환경에 대한 각자의 도덕성의 방향이 없다. 기업체 주인은 환경을 오염시킨데 대하여 벌금이나 벌칙을 받게 되어 있다. 그럼에도 불구하고 일부 기업체 주인의 경우 당장 눈앞에 보이는 개인적인 이득을 위하여 환경관련 법규를 어기는 경우가 종종 있다. 왜냐하면, 환경오염을 줄이기 위해서는 많은 비용을 투자하여야 하기 때문이다. 개인이나 가정에서도 단순히 편리함이나 효율성에 치우친 나머지 환경에 해를 끼치는 경우가 많다.

위의 기업체 주인이나 개인 모두의 경우 환경에 해를 끼친 결과는, 궁극적으로는 개별적으로 얻은 이득보다는 사회에 떠넘겨진 절대비용을 몇 배로 크게 한다는 사실을 깨닫지 못하는 경우가 많다. 이러한 도덕성의 결핍은 공장 폐수나 도시의 오물이 별다른 처리 과정을 거치지 않고 하천의 하류로 방류되게 해서 하류의 사람들은 오염된 물을 마시고 사용해야 하는 이유를 설명해 줄 수 있다.

3) 환경 문제의 심각성에 대한 이해부족

환경교육이 필요한 또다른 이유는 환경 문제의 위기는 기업체와 개인 모든 사람들에게 환경에 대한 행위의 누적된 결과임을 이해시키는 것이다. 개별적인 행위는 환경문제에 큰 결과를 가져오는 경우가 드물지만, 이러한 소량의 행위가 오랜 시간에 걸쳐서 수많은 사람들에 의하여 누적될 때에는 그 영향은 큰 것이다.

이 과정에서 수많은 사람들이 환경에 조금씩 영향을 주고 있다.

개인이나 가정에서도 단순히 편리성이나 또는 경제적 효율성을 중시한 나머지 적은 양이나마 환경에 해를 끼치는 경우가 많다. 등산객들이 산에서 버린 작은 쓰레기나 가정에서 세탁시 사용하는 합성세제 또는 농가에서 필요 이상으로 과다하게 사용하는 농약에서부터 공장에서 배출되는 폐수에 이르기까지 발생지와 그 정도는 다양하다. 환경을 해친데 대한 책임은 직접적인 것에서부터 간접적인 것에 이르기까지 다양하고 광범위하며 이의 연속에 수많은 사람들이 관련되어 있다.

교육의 역할이 중요시 되는 것은 바로 위의 사실에 있다. 학교교육 뿐만 아니라 일반대중에 대해서도 모든 사람 개개인이 관련되어 있음을 교육을 통하여 이해시켜야 하며, 또 환경 문제의 심각성을 깨닫게 할 필요가 있다.

4) 환경 문제에 대한 책임감의 부족

환경 문제의 위기가 오게 되기까지에는 수많은 사람들이 직접·간접으로 관련되어 있다고 할 때, 각자는 환경 문제를 인식하고 책임감을 가져 환경을 개선하는 데 노력하는 것이 중요하다.

살기좋은 환경을 이룩하는 데 책임감을 갖게 하는 방법의 기본 단위로는 각 개인의 행동에서부터 시작하여 가정, 지역사회, 그리고 국가 전체에 이르기까지 모든 사람들의 협조와 이해가 필요하고 국가의 정책적 뒷받침이 필요하다. 이러한 책임감을 고취시키는 일은 한 국가 내에서만 그쳐서는 안되고 국제간의 협력을 통하여 이루어져야 한다.

위의 여러 사실에서 살펴본 바와 같이 오늘날 우리 사회의 환경 문제 때문에 발생하는 위기는 오랜 시일에 걸쳐서, 또 많은 사람들에 의한 개개인의 도덕성과 책임감의 수행에 의하여 개선될 수 있다. 따라서 교육의 중요성이 여기에 있다고 하겠다.

II. 환경교육의 개념

환경교육은 환경과 환경 문제에 대한 연구와 문제 해결을 추구하는 교육이다. 환경이란 일반적으로 인간을 둘러싸고 있는 자연환경과 생활환경 모두를 지칭한다. 자연환경이란 지하·지표(해양 포함) 및 지상의 모든 생물과 이들을 둘러싸고 있는 비생물적인 것을 포함한 자연의 상태를 말하며, 생활환경이란 대기, 물, 폐기물, 소음·진동, 악취 등 사람의 일상생활과 관계되는 환경을 말한다. 그런데 최근 자연환경과 생활환경 모두가 악화됨으로써 심각한 문제로 대두되고 있다.

이러한 환경 문제를 해결하기 위하여 국가, 사회는 환경행정적, 과학·기술적, 사회계몽적, 그리고 교육적 접근 등의 노력을 기울이고 있다. 특히 교육을 통하여 일반주민은 물론 미래의 주역인 청소년들에게 환경에 대한 올바른 인식을 갖게 함으로써 그들의 건전한 인격 형성은 물론, 우리가 당면하고 있는 현재의 환경 문제를 해결하고, 나아가 미래에 더욱 심각해질 환경 문제를 미연에 방지하여 쾌적한 환경을 누릴 수 있도록 하는 데 목적을 두는 환경교육의 중요성이 부각되고 있다.

환경교육은 지속적인 경제·사회개발로 환경 문제가 더욱 심화되는 산업사회에서 국민의 "쾌적한 환경"에 대한 욕구를 충족시켜 주는 "생존을 위한 교육", "삶의 질을 유지하는 교육"이면서, 현재의 환경 문제와 미래에 도래할 환경 문제의 해결을 추구하는 미래지향적, 목표지향적, 가치지향적, 행동지향적인 전인교육의 일환이다.

환경교육은 국가·사회적 기대에 부응하고, 소기의 교육 목적을 달성하기 위해서 이루어지는 교육이다.

첫째, 환경교육은 학생의 지적, 정의적, 심체적 교육 목표를 균형 있게 고려하여야 한다. 환경교육은 크게 환경에 "관한" 교육, 환경을 "위한" 교육, 환경 "내의" 교육이 균형을 유지하면서 이루어져야 한다는 것이다. 즉, 학습자로 하여금 환경에 관해 아는 것, 느기는 것, 행동하는 것을 균형 있게 학습하도록 해야 한다. 학교 환경교육의 핵심은 환경에 대한 바른 인식과 행동을 배우고, 이것을 실천에 옮기도록 하는 것이라 할 수 있다.

그러나 한 가지 명심해야 할 점은 환경에 대한 바른 인식 활동은 환경교육을 통해 습득되는 지식과 기능에 기초를 두고 있기 때문에 환경교육의 중요한 목표로서 환경에 관한 기초 지식의 습득과 신장을 빼놓을 수 없다. 따라서 환경교육에서는 환경인식, 가치관, 태도, 참여 등은 물론 지식과 기능을 서로 균형되게 교육할 수 있는 방안이 모색되어야 한다.

둘째, 환경교육은 통합교육의 특성을 갖는다. 환경 문제는 일반적으로 상호 관련성, 시·공간적 광범위성 및 자기중심성 등의 속성을 지니고 있다. 따라서 환경을 총체적 시각에서 파악하고 환경 문제를 예방, 극복 및 해결하는 데에는 범교과적 지식, 방법, 기술이 필요하기 때문에 환경교육의 목표, 내용, 방법도 각각 통합적인 것이어야 한다.

통합성의 원칙을 목표의 측면에서 보면 환경교육은 지식의 전수에 그칠 것이 아니라 의식의 변화, 습관과 기능의 개발, 가치관의 함양, 문제 해결 능력 및 의사 결정 능력을 배양하는 목표를 동시에 강조하여야 한다.

셋째, 환경교육은 전인교육 및 평생교육과 밀접한 관계를 갖는다. 환경교육은 "계속성의 원칙"에 의해 모든 연령집단, 모든 국민을 교육대상으로 하여야 한다. 특정 시점을 기준으로 볼 때에는 환경교육은 전국민 즉, 모든 연령집단인 취학전 아동, 초·중등학생, 대학생, 직장인, 가정 주부 그리고 노인에 이르기까지 전국민에게 동시에 실시되어야 한다. 또한, 국민 개개인의 입장에서 보면 태어나서부터 죽을 때까지 연령에 관계없이 가정, 학교, 사회를 통해 평생교육의 일환으로 계속적이며 지속적으로 환경교육을 받아야 한다는 점이다.

넷째, 일상성의 원칙이다. 환경교육은 교실에서 딱딱하게 이루어지는 교실수업이나 가끔 지방의 자연환경을 찾아 떠나는 한가한 여행 이상의 의미를 갖는 것이다. 즉, 수업이나 단순한 여행을 통해서는 우리가 살아가는 장소에서 매일 접촉하는 직접 느낌으로써 얻어지는, 계속적인 경험을 통한 직접적인 지식과 친밀감을 얻을 수 없다. 오히려 우리가 무심코 지나쳐 보리기 쉬운 평범한 도시공간(경관)이 환경교육을 위한 소재로 사용될 수 있다.

일상생활 주변에서 좀 더 많은 자연학습을 할 수 있도록 다양한 환경 및 자연 교육자료를 제공할 필요가 있다. 여기에서 우리는 환경교육의 일상성이라는 원칙이 필요함을 알 수가 있다. 거창한 구호나 자극적인 선동보다는 생활 주변에서 가장 많은 경험과 깨달음을 얻을 수 있는 방법을 선택함으로써 오랫동안 파지될 수 있는 교육효과를 달성할 수 있을 것이다.

일상성의 원치은 자주 볼 수 있고 가까이 있는 환경교육자원의 활용과 필요성, 환경 문제에 대한 인식은 각자의 자연스럽고 반복적인 생활 속에서 이루어지는 것이 바람직하기 때문에 환경교육에 많은 재원과 기자재가 필요할 것이라고 생각할 필요는 없다는 점을 일깨워주는 것이다.

Ⅲ. 환경교육의 목적과 목표

1. 환경교육의 목적

환경교육의 목적은 여러 학자에 의해서 다양하게 논의되고 있다. 미국의 "환경교육법"(제353조 (a)항)에 의하면, 환경교육이란 인간과 지구와의 관계와 인간이 지구에 미치는 영향, 그리고 인간과 자연적, 인공적 환경과의 관계를 다루는 교육의 과정(process)으로서, 에너지, 인구, 오염, 자원의 분배와 고갈, 보전, 수송, 기술, 경제적 충격, 그리고 도시· 농촌의 개발계획이 인간의 총체적 환경에 대해 가지는 관계를 포함한다. 또한, UNESCO 보고서에 나타난 견해에 의하면, 환경교육은 인류로 하여금 생물적, 지리적, 사회적, 경제적 및 문화적 제요소들 간의 복잡한 상호 관련성을 이해하게 하고, 동시에 환경 문제를 발견하고 해결하며 환경의 질을 관리할 수 있는 지식, 가치관, 태도 및 기능을 습득하게 하는 것이다(UNESCO, 1980).

2. 환경교육의 목표

이러한 환경교육의 목적을 달성하기 위한 구체적인 목표를 열거하면 다음과 같다(UNESCO, 1985).

① 인식 : 개인과 사회집단으로 하여금 전체 환경과 이에 관련된 문제에 대한 인식과 감수성을 갖도록 도와준다.

② 지식 : 개인과 사회집단으로 하여금 전체 환경과 이에 관련된 문제에 대한 다양한 경험과 기본적인 이해를 얻도록 도와준다.

③ 태도 : 개인과 사회집단으로 하여금 환경의 보호와 개선에 능동적으로 참여하려는 동기 및 환경에 대한 가치와 관심을 갖도록 도와준다.

④ 기능 : 개인과 사회집단으로 하여금 환경 문제를 확인하고 해결하는 기능을 습득하는 것을 도와준다.

⑤ 참여 : 개인과 사회집단으로 하여금 환경 문제의 해결 과정에 능동적이며 책임 있게 참여할 수 있는 기회를 제공한다.

요약한다면, 환경교육의 목적은 모든 사람들로 하여금 환경 문제의 예방과 해결에 필요한 인식, 지식, 태도, 기능 등을 갖도록 함은 물론, 나아가 환경 문제의 해결 과정에 적극적으로 참여할 수 있는 기회를 제공하는 것이라고 정의할 수 있다. 궁극적으로 환경문제의 심각성에 대한 인식의 고양을 통하여 환경적으로 바람직한 의사 결정과 실천적 활동을 이끌어 내려는 것이 환경교육의 목적이며, 환경교육은 이러한 인식의 심화, 확산에 효과적으로 기여할 수 있을 것이다. 특히 환경 문제를 해결해 가는 과정에는 극복해야 할 많은 장애들과 관련하여, 각 단계별로 환경교육이 기여할 수 있는 부분은 대략 다음과 같이 정리될 수 있다.

① 1단계 : 환경 문제의 심각성을 일깨우고, 환경오염의 원인이 어디에 있는지에 대해 일치된 여론을 형성한다.

② 2단계 : 환경오염과 피해 실태에 대해서 구체적이고 신뢰할 만한 정보를 제공함으로써 환경에 대한 국민의 지식수준을 향상시킨다.

③ 3단계 : 오염원의 감소와 피해지역의 처리, 복구와 관련된 실질적이고 적용 가능한 기술적 대안을 도입하거나 적용하게 한다.

④ 4단계 : 환경정책의 수립과 실행에 큰 영향을 미치는 정치적, 경제적, 사회적 상황을 고려한 실천 전략을 구성하고 조직한다.

⑤ 5단계 : 환경교육을 포함한 일련의 환경 문제 해결을 위한 노력들을 총체적으로 평가하고 보완할 수 있는 방안을 모색한다.

Ⅳ. 환경교육의 추진 방향

앞으로 우리나라 환경교육이 해결하고 지향할 바를 다음 몇 가지로 요약하여 제시하고자 한다. 현재 우리나라의 환경교육에 관한 체계적 연구나 자료가 미흡한 형편인데, 마침 본인이 1986년에 유네스코 한국 대표로 참가한 'UNESCO-UNEP Congress; Environmental Education and Training'(Mascow, 소련) 회의에서 논의되었던 사항 등을 참고하여 제기해 본다.

1. 환경교육 실천 전략의 수립

환경 문제와 환경교육에 관한 세계적인 지침이 되는 자료, 회의, 선언 등은 많다 (Stokholm, 1972 ; Beograd, 1975 ; Tbilisi, 1977 ; Nairobi, 1982 ; Moscow, 1987 등). 이러한 것들을 참고하여 한국적인 환경 문제와 환경교육, 환경교육의 목적·목표·기본 원리·성격과 대상, 내용 등에 관한 범위(scope)와 주제(sequence)·방법 등의 전략이 구체적으로 수립되어야 한다.

2. 기존체제에 환경교육을 수용

국가의 정책, 법률, 행정지도 등에 환경교육을 보다 구체적으로 수용·반영토록 해야 한다. 우리나라는 일부 선진국처럼 환경교육이 법률로 명시되어 있지 않을 뿐 아니라, 추진의 주체도 불명확하다. 환경교육 주관 부서가 교육부인지, 환경처인지도 불분명하고 또 양쪽 부처에도 전담자가 없는 것으로 알고 있다. 따라서 계획 수립에서 추진에 이르기까지 미흡할 수 밖에 없다.

환경교육을 교육과정에 반영하는 일은 매우 중요한 일인데, 필요성을 역설하는 사람은 있으나, 누가 추진할 것인가도 문제이다.

기존의 사회체제나 국민 의식에 환경 문제의 심각성을 인식시키고, 환경교육을 수용하기 위해서는 많은 노력이 필요하다. 불특정 다수인들이 각종 정보에 보다 접근도를 높이기 위한 노력과 통로의 개척 등으로 정치, 경제와 생태학적 관계의 이해 및 각자의 책임인식으로 환경 문제 해결에 기여토록 해야 할 것이다.

3. 연구와 실험의 강화

환경교육에 관한 연구, 실험, 평가 등이 보다 활발히 진행되어 그 결과가 환경정책과 교육정책자의 의사 결정에 반영되어야 한다.

환경교육 연구와 실험에는 다음 사항이 중요시 된다.

① 전체적인 환경 영역과 환경교육의 관련성

② 환경교육과 연관된 부수적 관점(예: 인조환경, 인구교육, 건강, 영양, 국제 이해 및 평화교육 등)

③ 태도, 가치 등 정의적 문제에 대한 접근 방법

④ 변화하는 지식의 수용, 새롭게 추구해야 할 환경지각의 계발, 새로운 자료 분석과 활용법, 시대에 따라 변하는 인구 문제와 같은 새로운 가치관에 대한 관점의 개발 등에 대한 전략

⑤ 환경 문제와 환경교육 구성 요소들 각각에 대한 비교 및 평가 연구(예: 환경 process, 교수법과 지역적, 국내·국제적 방법 등)

4. 교수 프로그램과 자료의 개발

환경교육 교수 프로그램과 자료의 개발은 기존의 일반 교육체제를 통해서 환경교육의 성과를 올릴 수 있는 것과 별도의 환경교육용으로 따로 개발할 수 있다.

환경교육 프로그램과 자료개발에는 교육과정의 모델 및 새 내용과 교수-학습 자료 등과 개발과 평가 같은 것들이 중요한 비중을 차지한다.

5. 환경교육 담당 인력개발과 훈련

환경교육 실시에 가장 우선하는 것은 담당 인력이다. 일반적인 환경교육 담당자 및 환경기능사와 같은 환경전문인력 양성 교육과 훈련이 조직적으로 이루어져야 한다. 이를 위해서는 다음과 같은 점이 고려되고 추진되어야 할 것이다.

1) 일반적인 환경교육 담당자 교육 훈련

① 학교와 사회 등에서 환경교육을 담당할 인력들을 양성함에 있어 직업전 교육훈련(pre-service training)과 현직교육 훈련(in-service training)으로 나누어 별개의 교육과정, 교육 내용, 교육 자료가 확보·추진되어야 한다.

② 전문가, 행정가, 교사, 사회단체, 일반인 등 분야별 교육이 필요하다.

③ 다양한 교육 방법이 사용되어야 한다. 일반적 교육 방법 외에도 회의 및 회합

(meeting), 세미나, 워크샵, 관련 코스(course) 등이 교육대상과 상황에 맞도록 지역적, 국가적, 국제적으로 실시되고, 참가하도록 함으로써 소기의 목표를 달성할 수 있을 것이다.

2) 환경전문인력 양성 교육

행정기관이나 기업체 등에서 환경교육을 담당할 전문인력 양성교육이 환경관리나 대학 등에서 보다 효율적으로 이루어져야 한다. 이를 위해서는,

① 환경영역 담당자 및 전문가를 위해 초기 단계 교육체제가 보다 보완되어야 한다. 즉, 지역수준, 국가수준의 기구와 제도 등이 확충되어야 한다.

② 고위정책자, 행정가, 의사결정자를 포함한 담당자와 관련 인사들의 현직교육이 강화되어야 한다.

③ '연구를 통한 훈련'과 '훈련을 통한 연구'를 확대한다. 환경교육 강화 프로그램 개발 연구나 기존의 연구를 보다 생산적인 것이 되도록 유도한다.

④ 특히 환경오염을 줄일 수 있는 경제성 향상과 효율성이 높은 과학 기술 및 제도적 역량 증대에 노력한다.

⑤ 각 학문 영역에 알맞은 연구 프로그램을 개발한다. '환경과 경제', '환경과 지역개발', '환경과 문화' 등은 그 예이다. 이러한 프로그램은 장·단기, 질과 양, 개인과 단체(연구소, 대학 등), 지역의 특성 등을 고려하고 지원이 강화되어야 한다.

⑥ 관련 인력이 활동할 생태, 공간(예 : 자연보존지구, 자연 공간 등)의 확대와 이용을 장려토록 한다.

⑦ 지역별 교육 훈련을 특성화하고 강화한다. 이를 위한 환경교육센터의 운영과 조직망(network)의 형성이 필요하다.

6. 기술·직업교육의 강화

환경교육 영역과 기술·직업교육의 영역과는 대단히 밀접한 관계가 있으므로 상호 협력 내지는 통합해서 추진하는 것이 바람직하다. 이를 위해서는,

① 교육 훈련 프로그램과 자료의 개발

② 직업별, 분야별 전문가와 기술·직업 교사들의 환경에 대한 인식 제고와 환경교육 실시를 위한 교육 훈련의 강화

③ 관광, 레저 등 서비스 산업 및 문화 활동 분야 종사자와 교육 훈련 강화

7. 공공 정보의 이용과 교육

각종 공공 정보와 매체, 새로운 기술정보 등을 이용·제공하며, 해당 기관의 종사자에게 교육 훈련을 실시토록 한다. 이를 위해서는,

① 환경교육 내용을 담은 각종 공공 정보 및 매체와 사료 등을 체계적으로 정리하여 필요한 곳에 제공한다.

② 전시회, 박물관, 강좌(이들은 환경 문제를 통합적, 다문학적, 간문학적으로 이해하는데 유용하다) 등을 이용토록 한다. 생태계의 아름다움을 인식시키도록 하는 것도 환경교육에서는 효과가 크다.

③ 대중매체와 각종 교과서, 교재, 프로그램에 환경교육 내용의 정보를 체계적, 지속적으로 개발·공급한다. 신문, 방송, 각종 교재와 프로그램 교과서 등에 환경 관련 내용을 개발하여 제공한다. 교과서에서는 환경 관련 영역이 많은 사회과, 과학과를 비롯하여, 국어과에는 좋은 문장으로, 음악과에는 노래로, 미술과에는 그림 등으로 제공하여 게재·활용토록 한다.

④ 환경교육 관련의 새 정보 및 매체의 사용과 교수법을 개발·보급한다. 상관성·효율성·저렴성이 더 높은 교육 방법과 자료의 꾸준한 개발과 활용, 새 정보의 이수 등이 필요하다.

⑤ 자료 은행의 설치와 이용이 바람직하며, UNESCO-UNEP 등을 비롯한 국제적 정보와 자료의 활용 및 교환이 필요하다.

8. 일반 대학교육의 강화

일반 대학교육에도 환경 문제와 환경교육정책을 보다 많이 소개하고 강좌 등을 확보토록 해야 한다. 그를 위해,

① 대학의 교수요원 및 연구요원들에게 학문적 수준에서 환경 인식을 계발하도록 지원한다.

② 연구-학습 프로그램을 개발한다. 일반 교육 과정이나 교양 과정 코스에 환경교육과정이나 강좌, 코스 등을 실시한다.

③ 장차 교사 후보자들에게 환경교육 관련의 직업전 교육(pre-service training)과정을 제공한다.
④ 대학 내에서 제도적 협동체제를 개발한다. 인문사회 분야, 자연과학 분야, 환경관련분야 등이 서로 유기적 관계를 가지고 협동·개발하도록 한다.
⑤ 환경교육을 초·중등 교육 뿐만 아니라 고등교육과의 연계성을 파악, 연구한다. 즉, 학교 급별 환경교육 내용의 중복성, 체계성, 위계 등을 연구·개발한다.

9. 지역 간 및 국제 협력의 강화

국내의 지역 간 및 국제적 협조체제 증진으로 환경교육을 보다 효율적으로 실시하고 강화할 수 있을 것이다.

환경 관련의 많은 국제기구(예 : UNESCO, UNEP을 비롯하여 UNCN, IEEP, FAO 등)와 정보 및 인력의 교류를 늘리도록 한다.

UN은 '1990~2000년'을 '환경교육의 10년(World Decade for Environmental Education)'으로 정하고 여러 가지 노력을 하고 있는데, UNEP의 'System-wide Medium Term Environmental Program(1990~1995)'의 내용은 우리에게 많은 시사점을 주리라고 본다.

V. 환경교육의 전략

일반적으로 폭 넓게 쓰이고 있는 사회교육과 학교교육을 포함한 환경교육의 전략은 다음과 같다.

1. 참여 프로그램

참여 프로그램은 일반적으로 건강, 농업, 삼림의 질을 개선하기 위한 방법으로 주로 성인을 교육하기 위해 고안된 것이며, 교육자는 각 가정과 단체, 학교 등에 정보를 전달한다. 참여 프로그램은 성인에게 환경에 관한 실질적인 정보를 효과적으로 전달하려는 목적에 한하여 유용한 경우가 많다.

① 목표집단 : 일반적인 관심을 가진 성인이나 단체
② 적합한 경우 : 특별한 상황에 대한 정보를 필요로 할 때 또는 목표집단과 개인적인 접촉을 통해 시범을 보일 때
③ 장점 : 전달하고자 하는 정보의 양이 많거나 매우 구체적일 때 유리하다. 또한 대중매체를 이용하여 농약에 의한 토양오염 등 쟁점이 되고 있는 부분에 대해서 특정인(농부)에게 교육할 때 적합하다. 농부에게 계단식 농법의 이로운 점, 독극물 사용의 위험성, 성장이 빠른 나무의 식재 방법 등을 알려준다.
④ 단점 : 목표집단과 회합할 시간을 매번 조정해야 하므로 제한적이고 비용이 많이 들며, 접촉할 수 있는 사람의 수가 한정되어 있다. 또한 그 분야의 전문가를 확보해야 한다.

2. 학교 프로그램

학교 프로그램은 학교 밖에 프로그램과 연결되는 경우가 자주 있다. 또한 많은 지역에서 학교는 지역사회의 중심이 되고 학생 뿐만 아니라 성인들의 의사소통을 촉진할 수 있다. 폐쇄적인 영역을 갖고 있는 것처럼 보이는 것이 사실이지만 학교는 많은 가능성을 가진 공간이다. 또한 특별한 과제에 대해서는 교사가 준비하는 데 한계가 있기 때문에 지역의 전문가가 프로그램에 초대될 수도 있다.

① 목표집단 : 모든 연령의 아동과 그 가족
② 적합한 경우 : 학생들이 즉시 어떤 환경과 관련된 활동을 하려고 할 때, 전문적인 훈련이 되어 있지 않더라도, 교사가 쉽게 가르칠 수 있고 학생들도 배우기 쉬운 교재가 있을 때, 학교가 지역사회의 나머지 부분을 포함할 때
③ 장점 : 수년에 걸쳐 많은 학생들에게 적용될 수 있다. 학생들이 자신의 태도와 가치를 형성하지 못했다 하더라도 환경윤리를 가지고 있을 수는 있다. 학교는 성인들도 이용한다.
④ 단점 : 학생들은 환경문제를 해결하기에는 너무 어리다. 당장 문제를 해결해야 할 필요를 느끼면 학생들에 대한 교육은 우선순위에서 쳐질 가능성이 높다. 학생들이 배우는 시간과 실천해 볼 수 있는 시간 사이의 간격이 길다. 외부의 프로그램이나 시설과 결합되어야 효과적이다. 프로그램을 준비하는 데 많은 노력이 필요하다.

3. 비형식적 교육 기관

비형식적 교육 기관, 전문가 집단, 성인과 아동들의 집단은 나무심기, 쓰레기 안버리기 캠페인, 환경 문제 연구, 대안의 제시, 책임 있는 대중을 기르기 위한 교육 등 매우 다양한 주제를 다룬다.

① 목표집단 : 관심, 목적, 능력의 다양한 범위에 걸친 모든 연령의 구성원
② 적합한 경우 : 어떤 인식이 특별한 집단에 이해 이끌어질 수 있을 때
③ 장점 : 구성원의 특성과 목적에 따라 다양하다. 구성원의 자발적인 참여에 의해 운영되므로 능동적인 참여의지를 기초로 하고 있다. 환경 문제를 일으키는 사회적, 문화적인 요소에 대한 검토와 대안 수립이 가능하다.
④ 단점 : 재원이 항상 제한적이다. 문제가 단기간에 해결되지 않거나 성과가 확인되지 않으면 자발성이 지속적으로 유지되기 어렵다. 구성원들 간에 갈등이 생기면 프로그램 운영에 장애가 발생한다. 제시하는 대안이 집단의 이익에 관계되어 적절하지 못할 수도 있다.

4. 대중매체

환경교육은 기꺼이 교육 프로그램에 참여하려고 하는 신문이나 라디오, 텔레비전에서 종종 발견되기도 한다. 농촌지역을 대상으로 하는 라디오와 신문에서는 건강, 아동의 보호, 가정 경제, 농업 기술과 같은 주제들이 등장하고 사회교육의 일환으로 이루어지기도 한다. 또한 신문은 기존의 교육자료가 부족할 때 학교에서 유용하게 이용할 수 있는 매체중의 하나이다. 그리고 대중매체에서는 환경보전과 관련하여 사진, 그림, 글짓기 등의 공모가 이루어진다.

대중매체를 환경교육 전략으로 이용하고자 할 때는 전달되는 정보는 얼마나 자세하고 복잡한가? 얼마나 자주 반복되어야 하는가? 사람들이 그 정보를 기꺼이 받으려고 하는가? 목표하는 집단에 도달하기에 가장 접합한 매체는 무엇인가? 신문은 누가 사는가? 그들은 텔레비전과 라디오를 가지고 있으며 자주 이용하는가? 등의 사항을 고려하여야 한다.

① 목표집단 : 매체가 도달하는 거리에 있는 많은 수의 대중

② 적합한 경우 : 사람들의 인식을 높이기 위한 일반적인 정보를 전달할 때 유용하며 전문적인 부분을 특집으로 다룰 수도 있다.
③ 장점 : 값싸게 많은 사람에게 전달할 수 있다.
④ 단점 : 많은 사람들에게 전달되지만 불특정한 대중을 대상으로 하기 때문에 꺼버리거나 거부하지 않는다는 보장이 없다. 수동적이다. 복잡한 정보는 단순하게 천천히 전달되어야 한다.

5. 주제 중심의 인쇄물

주제 중심의 인쇄물을 이용하면 학교, 사회단체, 사람들이 모이는 곳과 그 밖의 다양한 상황에서 효과적으로 의사소통할 수 있다.

① 목표집단 : 잘 만들어지면 문장 이해 능력과 무관하게 모든 연령층을 대상으로 할 수 있다.
② 적합한 경우 : 많은 사람에게 간단하고 명확한 주제나 개념을 전달하고자 할 때 또는 기존 프로그램과 결합하여 이용될 수 있다.
③ 장점 : 비용이 적게 드는 의사소통 매체이다. 반복적으로 참고할 수 있다. 상대적으로 적은 규모의 특정집단을 대상으로 하면 효과적이며 판매할 수도 있다.
④ 단점 : 독자의 자발적 의지에 의존하며, 특정인을 대상으로 하면 다른 매체에 비해 일인당 비용이 많이 드는 경우도 있다. 만화가, 기술자, 사진사 등 다양한 전문인력이 필요하다.

6. 전시, 시범, 공연

어떤 지역의 문화적 환경은 어떤 의사 전달 방식이 효과적일 것인가를 결정하는 데 많은 점을 시사한다. 전시나 공연은 환경보전이 필요한 지역에서 직접 이루어질 수 있으며, 참여자의 주의를 집중적으로 끌 수 있고, 전통적인 전달 방법(인쇄물 등)에 비해 흥미를 오래 지속시킬 수 있다. 공연이나 전시가 끝난 다음에 토론과 같은 심도를 높이는 다른 프로그램과 결합하면 효과가 있다.

① 목표집단 : 공연이 진행되고 있는 곳에 모인 사람
② 적합한 경우 : 간단한 메시지를 전달하는 데 유리하고, 학교나 사회단체의 프로

그램과 결합하면 효과적이다.

③ 장점 : 사람들은 시각적으로 재미있고 간단명료한 정보를 더 선호하는 경향이 있다. 따라서 교육자는 대상에 맞게 전시장과 내용을 선정하여야 한다. 이동성만 좋다면 사람들에게 쉽게 접근할 수 있다.

④ 단점 : 사람들이 일단 한 번은 보러 와야 하고, 더 많은 이해를 위해서는 남아서 다른 활동에 참여하도록 유도해야 한다. 또 교육자가 집단을 조절하기가 어렵다. 단순히 어떤 느낌만을 가지고 돌아가기 쉬우며, 비용이 비싸고, 여러 가지 시설이 필요하여 관리하기가 어렵다.

7. 특별한 행사

식목일, 동물의 날, 쓰레기 안버리는 날 등 특별한 행사와 캠페인은 인상적으로 사람들의 환경인식을 높일 수 있다. 특별한 행사는 하나의 주제에 초점을 맞춘다. 시의 적절하고, 그 일이 중요하다는 공감이 이루어져 있다면 사람들의 참여를 효과적으로 유도할 수 있을 것이다.

① 목표집단 : 일반대중

② 적합한 경우 : 일반대중의 환경에 대한 인식을 높이려고 할 때

③ 장점 : 대중의 자발적인 참여가 있다면 가장 효과적이다. 선택된 환경 쟁점에 초점을 맞출 수 있다.

④ 단점 : 오래 지속되지 않는다. 일시적인 활동이 끝나고 나면 지원자들의 의욕과 열정이 식기 쉽다. 사람들의 행위를 변화시키는 시작에 불과하다. 후속작업이 지속적으로 이루어져야만 성과를 거둘 수 있을 것이다.

8. 간단한 물품 제작

환경교육자는 때로 티셔츠, 배지 등 간단한 메시지를 담고 있는 물품을 만들어 효과적으로 특정한 개념과 쟁점을 전달할 수 있다. 활동비를 마련하기 위해 이용되기도 한다.

① 목표집단 : 일반대중

② 적합한 경우 : 일반대중에게 간단한 메시지를 전달할 때

③ 장점 : 환경 문제에 관심이 적은 사람들에게 접근하기 쉽다. 비용의 일부를 회수할 수 있다.
④ 단점 : 너무 간단해서 환경인식을 높이리라고 기대하기 어렵다.

9. 일대일 의사소통

환경교육자가 집단보다는 신중하게 선택된 특정인을 상대로 행하는 교육 전략으로서 주로 정책결정자나 집단의 지도자 등 파급 효과가 큰 사람을 대상으로 한다. 목적을 달성하기 위해서는 몇 개월에 걸쳐 지속적인 노력이 요구되기도 한다. 또한 목표대상이 처해있는 상황이 제각기 다르므로 상당한 사전준비와 연구가 필요하다.
① 목표집단 : 집단의 지도자와 의사 결정자
② 적합한 경우 : 필요한 변화를 좌우하는 개인
③ 장점 : 행동을 변화시키는 데 효과적으로 영향을 줄 수 있다. 물질적인 부담은 없지만 많은 시간을 투자해야 한다.
④ 단점 : 성공여부가 한 사람의 반응에 달려 있다. 만약 대상자가 거부하면 많은 시간을 낭비하게 된다. 어떤 집단이 한 사람에 의해서 전적으로 움직이는 경우는 상대적으로 적기 때문에 결과를 예측하기 어렵다.

VI. 학교 환경교육

1. 학교 환경교육의 방향

학교 환경교육은 기존의 교육에서 새로운 방향으로 전환할 필요가 있다.

1) 공해교육에서 환경교육으로의 전환

환경교육이 지나치게 환경오염에 대한 정보의 전달에 한정되어 있다. 오염되고 파괴된 환경을 보여 준다고 해서 문제의식이 높아지리라고 기대할 수는 없으며, 학생들을 무감각하게 만들 뿐이라는 우려가 커지고 있다.

또한 공해교육은 오염사건이 발생한 후에 뒤를 쫓아가며 설명하는 방식(after the fact repair of damage)이 대부분이어서 피교육자를 무기력한 상태로 빠뜨리는 반면, 환경교육은 자신의 행위를 돌이켜 보고 반성하는 과정을 포함하고 있으며, 미래를 전망하고 준비하는 과정을 더 중요하게 다루어 현재 우리가 추구하는 교육의 목표가 부합된다.

2) 모순된 충격요법식 교육방법의 탈피

또 하나의 우려되는 경향은 충격요법을 통한 단기적인 효과에 집착한다는 점이다. 페놀 방출사건 이후 많은 사회환경단체, 학교 그리고 심지어는 교회에서까지 합성세제를 푼 물에 물고기를 죽이는 실험을 하였다. 이러한 실험 역시 생명의 중요성을 이해시키기 위해 생명을 죽이는 모순된 교육을 범한 것이다. 1년도 채 안된 지금 그러한 경험을 한 학생들은 무엇을 기억하고 있을 것인지 다시 물어보지 않을 수 없다.

문제의 성격은 조금 다르지만, 수업시간 중 생명을 죽여야 하는 상황도 마찬가지이다. 학생들이 개구리를 해부하면서 장난감으로 생각하고, 단지 흥미만을 느낀다면, 우리는 생물학의 교육 내용 중 하나로서의 양서류의 내장기관 이해와 환경교육 영역의 일부로서의 생물에 대한 생명윤리 사이의 갈등을 보게 된다. 지금 우리의 교육에서 더욱 필요한 것은 생명을 존중하고 환경을 사랑하고 보전하려는 심성을 길러주는 일이기 때문이다.

3) 입시위주 교육풍토의 타파

지금까지 성적 지상주의 교육풍토 속에서 입시 준비에만 모든 교육적 노력을 쏟고 있는 고등학교는 물론, 초등학교와 중학교에서도 환경교육은 소홀히 다루어질 수 밖에 없었으며, 앞으로도 큰 변화를 기대하기는 어려울 것 같다. 그나마 기존의 다양한 교과 속에서 분산적으로 다루어져 오고 있는 환경교육의 내용 역시 과학적 원리의 암기와 실생활과 유리된 시민의식 및 환경윤리의 주입에 지나지 않는다.

즉, 환경교육은 '입시를 위한 교육풍토' 속에서 '생존을 위한 교육'을 해야 하는 딜레마에 처해 있다. 지속가능한 개발정책을 수립하는 데 있어서 가장 장애가 되는 것은 '크지만 불확실한 장기적 이익'보다 '작더라도 확실한 단기적 이익'에 더 매달리는 사람들의 태도이다. 교육은 환경 문제를 해결하기 위한 '가장 확실하고 파급 효과도 큰 투자'라고 하지만 현실적으로 학부모, 학생, 교사들은 '눈 앞의 학력고사 성적 몇

점'을 선택하고 있다는 사실이야말로 환경교육 활성화의 가장 큰 장애이다.

4) 문제의 지나친 단순화 배제

환경 문제와 같이 인과 관계가 중층적이고, 과정이 복합적인 대상을 다룰 때, 우리는 '전체는 부분의 합 이상'이며, 전체를 부분 부분으로 나누어 분석하는 것은 전체를 이해하는 과정의 일부에 지나지 않는다는 것을 명확히 해야 한다.

예를 들어 우리나라의 에너지 문제는 에너지 수요 예측, 주거양식, 과소비형 가정용품, 발전 방식 및 발전소의 입지, 산업구조의 변화, 기후특성, 에너지 자원 보유량 등 수많은 문제들이 얽혀 생겨난 것이다. 이러한 상황에서 문제의 원인을 사용자의 부주의에 한정하여 전깃불을 끄지 않는다고 질책하는 것만으로 에너지 문제를 해결할 수는 없을 것이다. 쉽게 가르치는 것과 부분을 전체인 양 가르치는 것과는 별개이다.

5) 이론과 현장학습의 조화

환경교육에서는 환경 문제의 발생 원인과 현황을 설명하기 위해 많은 이론들을 제시한다. 통계 자료를 중심으로 문제의 심각성을 알려주기도 하고, 많은 수식과 표 그리고 그래프를 동원하여 미래를 예측한다. 그러나 그것들이 피교육자의 피부에 와닿지 못하면 통계 수치를 보고 느끼는 문제의 심각성은 그리 오래가지 않는다.

반대로, 감자를 캐어 본 아이는 자신의 손으로 캐낸 감자들을 보면서, 그림책에서 본 것 이상의 살아 있는 세계를 체험하게 될 것이다. 그런 체험을 한 어린이가 만약 환경을 보호해야 한다고 말한다면, 그것은 통계수치에 기초한 것이라기 보다는 자신이 사랑하며 즐거워하고 잃어버리고 싶지 않은 어떤 세계의 손상과 파괴에 대한 아픔 때문일 것이다. 농촌의 환경 문제에 대해 아이는 시험지에 자신의 느낌을 제대로 옮길 수 없을지 모르지만, 감자의 특성에 대해 정답을 선택한 다른 아이들 보다 환경적으로 더 각성되어 있다고 할 수 있다.

6) 학교 옥외환경의 환경교육적 조성

잘 자란 나무 한 그루 없는 좁은 운동장, 소음, 매연 등 학교 옥외환경의 열악함 등이 환경교육의 효과를 높이는 데 큰 장애물이 됨은 분명하다. 이러한 학교 환경실태를 반영하지 못한 환경교육 프로그램과 교재는 사장되기 마련이다.

예를 들어 민들레를 관찰하는 프로그램이 있다고 하면, 학교 주변에 민들레가 있어야만 체험을 통한 학습이 가능하기 때문이다. 다양한 학교교육 프로그램을 수용하기 위해서는 운동장, 담장, 건물 주변, 연못, 꽃밭, 채소원, 쓰레기장 등 학교 옥외환경, 특히 버려진 자투리 땅을 환경교육적으로 조성해야 한다.

7) 교사중심의 교수·학습 활동에서 학생중심의 교수·학습 활동으로

환경교육 프로그램을 구성하기 위한 접근 방법에는 문제해결 중심 접근, 다학문적 접근, 간문학적 접근, 프로젝트 중심 접근, 사회화 과정적 접근, 활동중심의 접근 등이 있다. 이들 6가지 방법은 각각의 장단점을 갖고 있다. 그러나 공통적으로 강조하고 있는 것은 교사가 교과서를 중심으로 일방적으로 강의하는 방식에서 벗어나서 학생들의 자발성에 기초하여 다양한 조사, 실험, 토론, 면담 등을 거치도록 함으로써 문제해결 능력을 키우는 것이다.

따라서 교사의 역할도 달라질 수 밖에 없으며, 환경교육 담당 교사 양성과 교원 연수도 이러한 변화된 역할을 적절히 수행할 수 있는 능력을 갖추도록 해야 할 것이다. 이와 관련하여 기존의 교수·학습 과정과 새로운 교수·학습 과정을 비교·정리하면 그림 2-1과 같다.

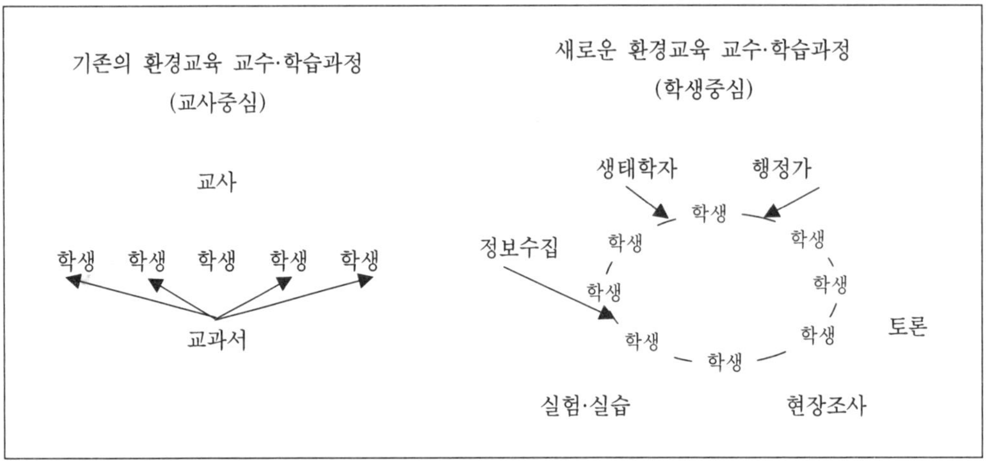

그림 2-1. 기존의 환경교육과 새로운 환경교육의 교수·학습과정의 비교

8) 학교 환경교육과 학교 외 환경교육의 유기적인 연계

환경교육은 지식의 습득 뿐만 아니라 가치관에 대한 사회적 합의와 생활 속에서 환경문제를 해결하기 위한 실천으로 연결되어야 하기 때문에 학교 외 교육을 통해 보완 또는 보강되어야 한다. 또한 학교 환경교육은 피상적이며 실천으로부터 일정한 괴리가 있기 쉬운데, 다양한 학교 외 환경교육을 통해 이러한 문제점을 보완할 수 있다.

따라서 가정생활과 사회생활을 통해 이루어지는 환경교육은 학교 환경교육 못지 않게 중요한 의미를 지닌다. 일상생활의 기본적인 의·식·주를 해결하는 과정에서 야기되는 환경 문제 즉, 자연환경의 파괴, 쓰레기의 발생과 처리, 상하수도 문제, 과대포장과 자원낭비 등의 문제를 교육적으로 다루는 것은 학교 환경교육에서 배운 지식과 태도 및 가치관을 실천과 연결시킬 수 있는 좋은 교육적 기회가 된다.

또한 환경 관련 연구소나 행정기관, 박물관 등과 같은 제도화된 기관 그리고 완전히 제도화 되지는 않았지만 상당한 조직을 갖춘 청소년 단체나 여성단체 등이 개최하는 환경관련 학술회의, 세미나, 전시회 등을 통한 활동에 학교 환경교육이 밀접한 관련을 맺는 것이 필요하다. 특히 학교 외 환경교육에서 큰 비중을 두어야 할 점은 학생들로 하여금 여러 환경 관련단체나 기관에서 실시하는 갖가지 프로그램에 직접

표 2-1. 기존의 환경교육과 새로운 환경교육의 종합 비교

	기존의 환경교육	새로운 환경교육
교육제도적 측면	-묵시적	-명시적
교육과정적 측면	-교과중심 교육과정 -분산조직 접근 -과학, 사회영역 교과중심	-경험중심 교육과정 -절충조직 접근 -모든 교과로 확대
교육목표 측면	-인지적 목표 강조 -문제의 인정과 동의	-인지적, 정의적, 심체적 목표의 조화 -환경보호를 위한 활동/참여와 실천
환경교육 내용	-환경오염이 주가되는 환경 문제 중심 -사후 설명적	-환경개념, 환경문제, 환경대책 등의 전영역 -변화의 예측과 새로운 환경 목표의 모색
교수·학습 내용의 조직	-분과적 조직 -개념체계 중심	-간학문적/다학문적 조직 -문제와 쟁점중심
교수·학습 방법	-집단 강의중심 -교사중심	-개인 또는 소집단 별 조사, 실험, 답사, 토론중심 -학생중심
교수·학습 평가	-지식 습득에 대한 지필평가 중심	-다양한 목표영역(지식, 태도, 가치관 등)에 대한 다양한 평가 방법 적용
교수·학습 장소 및 시설	-학교 내 -전통적 교육시설	-학교 내·외 -다양한 관련 장소와 시설
교수·학습 자료	-교과서중심의 인쇄매체	-다양한 시청각 매체중심 -지역적 특성의 반영

참여하도록 격려하고 지원하는 일이다.

앞서 지적한 기존의 환경교육의 성격을 정리하고, 새로운 환경교육이 나아갈 방향을 비교하여 정리하면 표 2-1과 같다.

2. 환경교육의 영역과 내용

학교 환경교육에서 다루어야 할 내용에 관한 주요 선행 연구(신세호, 1977 ; 신세호 외, 1987 ; 한국교육개발원, 1977)의 결과를 비교·검토하여 보면 "자연보존"과 "자연정화" 그리고 "환경정화"는 "환경보전"의 일부분으로 보아 "환경보전"으로 통합할 수 있음을 알 수 있다(최돈형 외, 1991b). 다음의 표 2-2는 "자연보존"과 "자연정화" 그리고 "환경정화"를 "환경보전"에 통합하고 내용을 첨삭한 학교 환경교육 내용 영역이다.

표 2-2. 학교 환경교육의 영역과 내용

환경교육영역	내 용	
자연환경	1) 자연환경요소 3) 지리적 환경	2) 자연생태계
인조환경	1) 주거와 취락 3) 휴양·오락 시설	2) 교통·통신 시설 4) 토지 이용
인 구	1) 인구의 성장과 구조 3) 인구 문제와 대책	2) 인구의 이동과 분포
산업화와 도시화	1) 산업의 발달 3) 도시화	2) 산업화의 문제 4) 도시화의 문제
자 원	1) 개념과 종류 3) 산업화와 자원 고갈	2) 자원 문제
환경오염	1) 수질오염 3) 소음·진동 5) 식품오염 7) 폐기물 9) 방사능 오염	2) 토양오염 4) 대기오염 6) 악취 8) 농약피해 10) 실내오염
환경보전	1) 자연환경보전 3) 환경보전의 생활화	2) 인조환경보전 4) 환경정화
환경대책	1) 지역 수준의 환경 문제와 대책 3) 국제 수준의 환경 문제와 대책	2) 국가 수준의 환경 문제와 대책
환경위생	1) 자연환경과 건강 3) 환경오염과 질병	2) 인조환경과 건강

제3장

환경위생

제3장 환경위생

I. 환경위생의 개념

1. 환경과 환경위생의 개념

'환경(environment)'이란 개념은 대단히 포괄적인 의미를 가지고 있으며 환경은 우주를 형성하고 있는 요소들의 실체를 말하며, 협의의 의미는 어떤 주체를 둘러싸고 있는 유형 및 무형의 객체로 정의할 수 있다.

인간을 주체로 할 경우 환경이란 인간 주위의 모든 상태를 말하며, 인간과 환경의 상호 작용으로 인한 그 영향은 대단히 복잡하다.

영어로는 environment, 불어로 milieu, 독일어로는 umgebung으로 일반적으로 "생물체에 영향을 미치는 내·외적 조건과 영향의 총체"라고 할 수 있다. 환경의 영역은 크게 자연적 환경(1차적 환경)과 인위적 환경(2차적 환경)으로 나눌 수 있으며 그 분류는 그림 3-1과 같다.

'환경위생학'은 인간과 환경과의 관계에 있어서 인간을 주체로 한 위생 문제를 다루는 학문으로서, 인간을 둘러싸고 있는 모든 환경요인들을 과학적으로 측정하고 연구하여 인간의 생활환경을 쾌적하게 개선해 나가고, 자연환경을 적절하게 보존해 나가며, 인간의 생리적 욕구를 충족시켜 보다 나은 생활을 영위할 수 있도록 하기 위해 연구하는 학문이라고 할 수 있는데, 세계보건기구(WHO) 환경전문위원회는 환경위생을 다음과 같이 정의하였다.

- 환경
  - 물리적 환경
    - 자연환경
      - 생물학적 환경 : 모기, 파리, 박테리아, 바이러스 등
      - 이화학적 환경 : 공기, 물, 토양, 광선, 소리 등
    - 인공환경 —— 의복, 주택, 토지이용, 공업, 수송, 건축 등
  - 사회적 환경 —— 문화, 정치, 경제, 인구, 종교, 교육 등

그림 3-1. 환경의 분류

'Environmental sanitation means the control of all those factors in man's physical environment which exercise or may exercise a deleterious effect on his physical development, health and survival'. 즉 '환경위생이란, 인간의 생체적 발육, 건강 및 생존에 유해한 영향을 미치거나 미칠 가능성이 있는 인간의 이화학적 환경요인 모두를 관리하는 것이다'라고 규정하였다.

2. 환경보건의 영역

정의된 바와 같이 인간의 신체발육, 건강 및 생존에 영향을 미칠 수 있는 모든 환경요소가 연구영역에 포함되어야 하는 것은 물론이며, 일상생활에 직접, 간접으로 영향을 미칠 수 있는 모든 환경요인들도 연구영역에 포함되어야 한다.

따라서 현대 환경위생학의 학문추구의 접근 방법도 다양화되고 세분화되어 가고 있어서 의학적, 생리학적, 생태학적, 위생공학적 연구 등을 통한 연구가 이루어지고 있다.

3. 환경위생의 발달

인간이 질병을 예방하여 건강하게 살고자 하는 노력과 환경을 개선하여 보다 나은 생활을 영위하고자 하는 노력은 인류역사와 함께 시작되어 끊임없이 지속되어 왔고 앞으로도 영원히 계속될 것으로 본다.

환경위생학은 환경에 관한 학문으로서 근대과학의 하나로 확립해 놓은 사람은 19세기의 Max von pettenkofer(1818~1901)라고 할 수 있다.

Munchen 대학 의화학(醫化學) 교수인 그는 Koch나 Pasteur 등이 세균을 발견하기

이전에 유럽 각 도시에 유행하고 있는 전염병을 예방하기 위한 환경위생 상태의 개선을 시도한 바 있으며 오늘의 실험위생학의 기초가 되었다.

이보다 앞서 Padua 대학 교수인 Bernardino Ramazzini(1633~1714)는

① 직장 환경에 있어서 약 40종의 건강장애에 관하여 상세하고 폭넓게 기술하였으며,

② 18세기 말에 독일의 Johann Peter Frank(1754~1821)는 그의 저서를 통해서 사회제도가 인간의 생활에 미치는 양상들을 예시하였다. 그러나 이 연구만을 가지고는 수많은 생명을 앗아가는 전염병을 퇴치할 수는 없었으며, R. Koch나 Pasteur 등이 세균학을 접목시킴으로써 실험위생학(experimental hygiene)이 발달되기 시작하였다.

③ 인간생태학(human ecology)과 생리위생학(physiological hygiene) 및 위생공학(sanitary engineering)적 영역이 발전되어 환경위생학의 학문적 목적을 충족시킬 수 있게 되었다. 20세기부터 미국에서 Massachusetts 공과대학의 Sedwick 교수에 의해 위생공학이 체계화됨으로써 오늘날의 환경위생학(environmental sanitation) 발전의 기초가 마련되었다.

④ 환경위생학은 인간에게 부적합한 환경을 실험위생학적 접근이나 위생공학적 접근을 통하여 인간의 건강, 안전, 편의를 도모할 수 있도록 개선해 가기 위해 연구하는 학문으로 발전되어 왔기 때문에 '환경위생'이라는 말보다는 '환경보건'이 더 잘 어울리는 말일지도 모른다.

II. 환경오염

1. 환경오염의 정의

환경오염이란, 인위적 원인으로 공기, 물, 토양 등이 오염되어 일반 공중 또는 지역사회 주민의 건강, 재산, 경제적 피해 및 자연환경의 악화를 초래하는 생활방해를 의미한다.

환경오염의 종류는 대기오염, 수질오염, 산업폐기물 오염, 식품오염, 소음 및 진동, 일조권 방해, 방사선 오염 등 여러 가지 형태가 있다.

우리나라 환경보전법(법률 제3078호)에 의하면 "환경보전법은 환경오염으로 인한 위해를 예방하고, 자연환경 및 생활환경을 적정하게 관리 보전함으로써 현재와 장래의 모든 국민이 건강하고 쾌적한 환경에서 생활할 수 있게 함을 목적으로 한다"라고 하였다.

2. 환경문제의 악화

생태계를 파괴시키고 인간의 건강과 일상생활에 위협을 줄 수 있는 여러 환경 문제는 날로 그 종류와 정도가 다양화되고 심각해지고 있다.

산업발달로 인한 공장의 증가와 인구집중에 따르는 오염의 누적화, 다발화 현상, 새로운 오염물과 소음이 생겨나고, 도시에서 농어촌까지 퍼져가는 광역화 현상 등의 특징으로 대두되고 있는데 그 근원은 인구증가에 따른 환경악화, 경제성장과 환경자원의 고갈, 기술개발과 환경파괴의 상충, 산업의 집중화와 인구의 도시화, 자원개발과 환경보전의 상충, 환경에 대한 국민의 의식 결여 등 많은 요인들이 있다.

(1) 인구증가와 환경 변화

인구증가는 자연환경을 파괴시키는 원인으로 작용하여 인구와 자연의 불균형을 심화시키고 있을 뿐만 아니라 생태계의 파괴를 가속화하고 있다.

R. L. Heilbroner(1972)는 『The Economic Problem』이라는 책에서 인구증가는 인구밀도의 상승을 가져와 공해의 가속적인 악화를 초래한다고 보고 "환경오염 = 단위면적당공해량 × 인구"가 성립된다고 주장하였다.

(2) 경제성장과 환경자원 고갈

경제성장은 자연자원의 개발과 원료의 채취, 가공, 소비의 증대 과정을 밟게 되며, 결국 환경자원의 파괴와 고갈을 초래하게 된다.

(3) 기술개발과 환경파괴

기술개발은 산업발전을 가속화시켜 잘못하면 지구환경을 황폐화시킬 수 있다. 특히, 환원 불가능의 각종 화학물질의 생산과 방사능오염은 대기와 강을 파괴시키고 토양을 황폐화시키며 생태계의 질서를 파괴함으로써 지구의 생명을 단축시키고 있다.

(4) 산업의 집중화와 인구의 도시화

산업장 운영의 능률화와 효율화를 위해 단지화를 형성하고, 인구증가는 도시화를 이루어 환경악화의 심각성이 커지고 있다. 결국 공장 단지화와 인구의 도시화는 매연, 배기가스에 의한 대기오염과 공장폐수와 하수에 의한 수질오염 및 산업폐기물, 소음 등 환경악화의 근원이 되는 것이다.

(5) 자원개발과 환경보전의 상충

경제성장을 위해 자원개발은 필연적이나 환경을 손상시킨 만큼 보전을 위한 노력이 필요한데 그것이 부족할 때 환경악화의 문제는 해결할 수 없는 상태가 될 수도 있다.

(6) 국민의식의 결여

환경악화는 국민이 지니고 있는 환경보전에 대한 의식과 생활태도 및 환경관계당국의 정책 의지와 실천 그리고 사회적 인식의 수준에 따라 크게 달라질 수 있을 것이다.

3. 환경오염의 대책

환경오염의 근본 원인은 오염원이 날로 늘어나고 다원화될 뿐 아니라 서로 복잡하게 관련되어 있어서 단 시간 내에 시정하기는 어렵다. 더구나 주택, 산업, 교통량 그 밖의 공공시설의 현재의 증가 추세로 보아 오염은 날로 심각해질 것이 예상된다. 따라서 이를 관리하기 위해서는 다음과 같은 환경오염 관리 대책이 필요하게 된다.

(1) 입법 조치

(2) 환경 측정망의 설치와 유지

환경 측정망(environmental monitoring network)은 물리화학적 환경 측정망, 생체오염 측정망 등이 있으며, 이는 오염 현황을 파악할 뿐 아니라 오염원과 그 영향까지도 파악할 수 있어 그 지역의 종합적인 오염 방지 대책을 수립하고 그 대책의 효과를 평가하는 데 필요한 과학적 자료를 제공한다.

(3) 환경 기준의 설정

환경오염을 방지하는 대책의 하나는 환경오염 물질의 환경내 허용기준(許容基準)을 정하는 것이다.

(4) 환경 평가

환경을 보호하고 건강을 유지하기 위해서는 일정한 환경 허용량(環境許容量) 또는 환경 기준치가 정해진다.

어떤 환경이 사람의 건강에 장해를 미치는가 하는 여부는 그 환경의 각 인자(因子)의 양과 이에 대한 사람의 반응(그림 3-2)과의 관계, 즉 양-반응 관계에서 평가된다. 이때 양-반응 관계는

① 불의의 재해나 중독 사고의 증례

② 동물실험

③ 인간집단에 대한 역학적 조사의 자료에서 얻어지는 것이 많다.

이러한 자료를 집약해서 기준치를 정하고, 여기에 안전율을 참작하여 환경 목표가 설정된다. 그리고 기술적 가능성, 비용의 효과 등을 고려하여 실현 가능한 지침을 기본으로 한 법적 규제력이 있는 기준(standard)을 정하게 된다. 이와 같은 일반 환경기준은 노동 환경에 있어서의 허용한계와 비교할 때 낮게 설정되는 것이 대부분이며, 이는 일반 환경이 모든 연령층의 사람에 그 개체의 감수성이나, 건강 상태에 불구하고 공통적으로 적용되어야 하며, 일생 동안 계속 폭로된다는 것을 전제로 하기 때문이다.

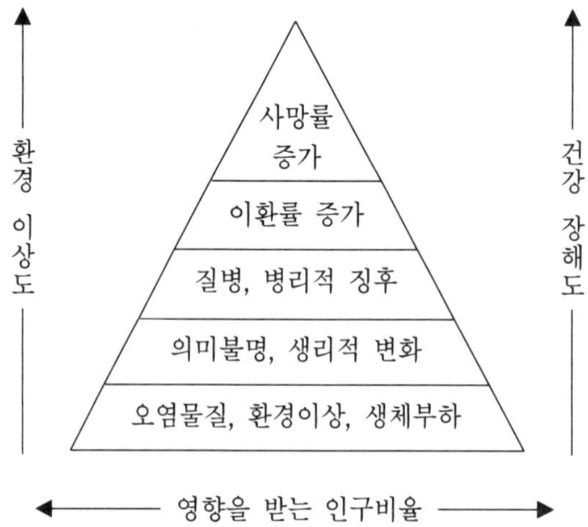

그림 3-2. 환경 이상에 대한 반응

(5) 환경과학 기술의 개발과 전문 인력 양성

(6) 환경오염 방지를 위한 예산 확보

(7) 환경오염 방지에 대한 기업의 자발적 협력 유도 및 재정 부담

(8) 국민의 계몽과 참여 및 환경교육

(9) 인구 조절

4. 국제적 환경보전 노력

20세기부터 각 국가마다 환경 문제의 심각성을 더 절실히 실감하게 되고 선진국은 물론 개도국도 나름의 대책을 강구해야 한다는 인식으로 1972년 113개국의 정상들이 스웨덴의 스톡홀름 회의에 모여 "인간환경선언"을 선포하였다.

이 회의에서 단 하나 뿐(The only one earth)인 지구를 보전하자는 공통 인식을 가졌고, 1973년 UN산하에 국제환경전담기구인 유엔환경계획지구(UN environment planning ; UNEP)가 창설되었다. 인간환경선언의 4대 원칙은 다음과 같다.

① 인간은 좋은 환경에서 쾌적한 생활을 영위할 기본적 권리가 있다.
② 현재와 미래에 있어서 공기, 물 등의 자연생태계를 포함하여 지구의 천연자원이 적절히 계획, 관리되어야 한다.
③ 유해물질의 배출 등으로 생태계가 회복될 수 없는 상태로 악화되지 않도록 한다.
④ 경제개발, 사회개발, 도시화 계획 등의 모든 계획은 환경의 보호와 향상을 고려하여 계획되어야 한다.

그 후, 1982년 세계자연헌장(World Charter for Nature)을 채택하였고, 1983년 환경과 개발에 관한 세계위원회(World Commission on Environment and Development ; WCED)를 구성하였다.

1992년 6월 브라질에서 개최한 환경정상 회담에서 리오환경선언(Rio Declaration)이 선포되었고, 기후변화 협약, 생물다양성 협약 등 행동강령이 채택되었다.

Ⅲ. 공기 및 대기오염

1. 공기와 건강

1) 호흡(respiration)

호흡은 폐포 내에서 공기를 구성하고 있는 화학성분의 분압(partial pressure)현상에 의하여 이루어지는데, 산소(O_2)를 취하고 이산화탄소(CO_2) 및 수증기를 배출함으로써 흡기(吸氣 : inspiration air)와 호기(呼氣 : expiration air)의 공기조성 성분은 변화된다(표 3-1).

호흡을 통해서 취해진 산소는 혈중의 헤모글로빈(Hb)과 결합하여 HbO_2로서 각 세포조직에 운반되고, 조직에서 발생된 CO_2는 폐포로 운반되어 호기로 배출된다.

표 3-1. 흡기와 호기의 공기 조성

구분	산소(%)	탄산가스(%)	질소(%)	수증기
흡기	20.93	0.03	78.10	대기와 동일
호기	16.00	4.00	79.00	포화

2) 산소(O_2)와 건강

대기 중의 산소 변동범위는 15~27%이며 일반적으로 21%인데 인체가 산소의 증감에 적응할 수 있는 위생적 산소 변동범위는 15~50% 정도이다. 산소가 이보다 부족하거나 낮은 산소분압에서는 저산소증(hypoxia)을, 고농도 산소나 높은 산소분압에서는 산소중독(oxygen poisoning)을 일으킬 수 있다.

① 흡기 중의 산소 함유량이 약 14% 이하에서는 생체조직에 공급되는 산소의 절대량이 감소되므로 저산소증이 나타나게 되며, 그 농도가 11% 이하가 되면 호흡곤란과 최면상태에 빠지게 되며, 7% 이하에서는 질식사할 수도 있다(표 3-2).

표 3-2. 산소(O_2)에 의한 생체반응

농도(%)	증 상
14~15	호흡수 증가, 맥박 증가, 중노동 곤란
10~11	호흡곤란, 최면, 작업 동작 지장
7	안면 창백, 정신착란, 감각둔화, 질식, 혼수
6	근육반응실조, 지각 손실
4	1분 이내 졸도

② 산소량은 고공으로 올라갈수록 감소되어 지상 3~4.5km에서는 호흡과 순환 기능의 항진으로 조직에 산소공급 부족 장애가 오지만 고산에 순화된 사람은 5.5km의 고도에서도 생활할 수 있다. 그러나 6~7km에서는 의식상실, 7km 이상에서는 사망하게 되므로 산소마스크가 필요하다.
정상기압 하에서 50% 이상의 산소량에서는 생리적 이상을 초래하게 되는데, 고기압하의 고농도 산소 하에서는 산소중독의 원인이 된다. 즉, 정상기압에서 흡기 중의 산소가 70% 미만인 경우는 수 시간 호흡이 가능하지만 100%이면 5기압 하의 O_2 장력과 같은 수준으로 작용하게 되어 산소중독의 원인이 되며, 3기압 하의 100% 산소는 3시간, 4기압 하의 100% 산소는 30분정도 밖에 견딜 수 없다.

3) 이산화탄소(CO_2)와 건강

이산화탄소는 무색, 무취의 가스로 약산성이며 청량음료, 냉매(dry ice) 등에 사용되고 있다. 성인의 경우 안정 상태에서 1시간에 약 20l의 CO_2를 호출한다. 미량의 CO_2 자체는 인체에 유해하지 않으며, 3% 이하에서는 호흡을 촉진하는 작용을 한다. 그러나 7% 이상에서는 호흡수가 현저히 증가하여 호흡곤란을 초래하고 10% 이상에서는 의식을 상실, 사망할 수 있다(표 3-3).

실내에 여러 사람이 모여 있으면, 호흡에 의하여 배출된 CO_2에 의하여 그 농도가 증가하나 그 자체에 의하여 중독을 일으키거나 신체에 장애를 일으키는 일은 거의 없다. CO_2는 실내공기의 오탁도 판정기준으로 사용되는데, 일반적으로 CO_2의 서한량(恕限量)은 0.1%(1,000ppm)로 하고, 광산에서는 0.1~1.5%로 한다.

4) 질소(N_2)와 건강

공기 중의 질소(N_2)의 구성비는 78%로서 정상기압에서는 인체에 직접적인 피해가 없으나 고기압 환경이나 감압 시에는 영향을 받게 된다. 특히, 3기압 이상에서는 자극 작용이 있으며, 4기압 이상에서는 체내의 지방조직에 용해되어 중추신경계에 영향을 미쳐 환각, 의식소실 등이 나타난다.

표 3-3. 이산화탄소(CO_2) 농도 변화에 따른 인체 증상

농 도(%)	증 상
2.5까지	1시간 호흡에 영향이 없다
3.0	호흡 심도 증가
4.0	국부적 자극, 두부, 중압감, 두통, 이명, 심계항진, 혈압상승, 지맥, 현훈, 실신
6.0	호흡의 급증가, 호흡곤란
8~10	급속한 의식 불명, 청색증, 호흡 정지, 사망
2.0	수초 내 중추 기능 마비, 사망
30.0 이상	즉시 사망

잠함병(decompression sickness) 또는 감압병(caisson disease)은 고기압상태에서 중추신경계에 마취 작용을 하게 되며, 정상기압으로 갑자기 복귀할 때 체액 및 지방조직에 발생되는 질소가스가 주원인이 되어 기포(bubble)를 형성하여 모세혈관에 혈전현상을 일으키게 되는 것을 말하며, 증상으로는 동통성 관절장애를 수반한다. 잠수작업, 잠함작업 등을 하는 사람은 신체검사, 적성검사 등을 받아 위험요소가 있는 사람은 작업을 금하여야 한다.

5) 일산화탄소(CO)와 건강

일산화탄소는 불완전연소 과정에서 주로 발생하는 무색, 무미, 무취의 가스로서 CO_2와 달리 맹독성이 있으며, 비중이 공기와 거의 같으므로 혼합되기 쉽고 호흡을 통하여 혈중에 흡수되면 혈액 중의 헤모글로빈(hemoglobin, Hb)과 결합하여 CO-Hb를 형성하며, CO중독(CO-poisoning)이 된다.

CO가스는 물체의 연소 초기에 많이 발생하고, 작렬할 때는 연소 초기의 1/4로 감소한다. 일산화탄소가 실내공기 중 0.05~0.1%만 존재해도 중독이 일어날 수 있는데, 목탄에서 발생하는 CO는 4~13%, 석탄가스 중에는 7~10%, 담배연기에는 0.5~1.5%의 CO가스가 함유되어 있다.

CO는 혈중의 헤모글로빈(Hb)과의 친화성이 산소에 비해서 250~300배나 강해서 HbO_2의 형성을 방해하여, 혈중의 O_2의 농도를 저하시키므로 결과적으로, 조직세포에 공급할 O_2의 부족을 초래하게 되어 무산소증(anoxia)을 일으키고, 또한 HbO_2의 해리작용을 방해하여 세포에 해리된 산소의 공급을 막는다. 이를 일산화탄소의 이중 작용이라 하는데, 혈중의 COHb포화도는 10%미만이어야 하며, 50%에서는 구토증이 있고, 60%에서는 혼수, 70% 이상에서는 사망하게 된다(표 3-4).

CO의 중독은 비교적 장시간인 경우는 0.02~0.03%가 한도이고 단시간의 경우에는 0.1%를 한도로 하고 있다. 실내공기의 CO의 위생학적 허용한계는 0.01%이다.

중독의 예방은 발생원의 격리 및 환기가 필요하며 중독의 위험이 있을 때는 방독마스크를 착용한다. 중독증을 회복시키는 데는 우선적으로 신선한 공기 중에 안정시켜 머리를 약간 높게 하여야 한다. 필요에 따라 인공호흡 및 5% CO_2를 함유한 고압산소요법을 시행하여야 한다.

표 3-4. CO농도 변화에 따른 인체 증상

CO농도(%)	CO-Hb농도(%)	증 상
0.001	6	판단력 저하, 시력장애
0.010	15	구기, 두통, 현기증
0.025	32	두통, 현기증, 심계항진, 보행장애, 간헐적 결연, 판단력 저하
0.075	60	두통, 현훈, 호흡곤란, 의식상실, 심기능쇠약, 혼수, 수시간 내 사망
0.100	66	2시간내 사망
1.000	90 이상	1~2분내 사망

2. 대기오염과 건강

1) 대기오염의 이해

공기는 인간에 있어서 절대적인 것으로서 태어나면서 죽음에 이를 때까지 매 순간 생존을 위해 반드시 존재하여야 하는 요소이다. 우리에게 공기가 수 분간 결핍되는 상황이 지속되는 경우 뇌손상 혹은 죽음에 이르게 까지 되는 상황이 될 수 있다.

지금까지의 역학 연구결과를 종합해 보면, 대기오염은 사망의 증가, 호흡기계 및 심혈관계 질환으로 인한 환자 수의 증가, 이 밖에도 폐기능 저하, 폐암 발생 및 저체중아 출산이나 영아 사망에 영향을 미치는 것으로 알려져 있으며, 국내에서도 이와 유사한 결과가 도출되고 있다.

(1) 대기오염의 정의

보통 공기란 다양한 화학물질의 복합체로 구성되는데, 대기오염원의 특성 및 대기의 기상조건, 또는 지리적 영향 등에 따라 지엽적으로 매우 다양한 화학적 조성과 농도로 분포하고 있다. 대부분 언급되고 있는 대기오염은 인위적인 과정을 통하여 대기 중에 배출되는 오염이지만 자연적인 조건에서도 기후변동, 지진활동, 산불 등으로 인하여 대기오염의 수준이 일정한 정도 이상으로 존재하게 된다.

보통 대기오염이란 대기 중에 인위적으로 배출된 한 가지 또는 그 이상의 오염물질이 존재하여 불특정 다수에게 불쾌감을 일으키거나 공중보건상 위해를 끼치고, 동식물 등의 활동에 해를 주어 주민 생활과 재산을 향유할 정당한 권리를 방해받는 상태를 말한다.

한편 대기오염은 관리의 측면에서 인위적인 발생원에서 대기 중으로 배출되는 오염물질로 언급되며, 각 물질의 끓는점에 따라 그림 3-3과 마찬가지로 상온 상태에서 가스상 혹은 입자상으로 구분된다.

가스상 오염물질은 화학적 특성이 비교적 안정적이기 때문에 위해도 평가 및 발생량 예측을 통한 오염수준을 예측하기에 용이한 부분이 있으나, 입자상 오염물질은 대기화학 반응 및 화학종의 결합 등이 지속적으로 일어나고, 발생원 특성에 따라 입자의 화학적 조성도 다양하기 때문에 일별하여 위해성을 예측하는 것이 쉽지 않은 특성이 있다.

대기오염

- 가스상 오염물질
  - 오존
  - 아황산가스
  - 이산화질소
  - 일산화탄소
  - 휘발성유기물
  - CFCs, CO_2, methane, nitrous oxide – "greenhouse gases"
- 입자상 오염물질
  - 먼지 (총부유분진, 호흡성 먼지, 미세먼지)
  - 중금속
  - 탄화수소류
  - **Bioaerosols**

그림 3-3. 대기오염의 끓는점에 따른 상온상태에서의 대기오염 구분

(2) 역사적 대기오염 사건

대기오염에 대한 규제는 14세기 초 영국 Edward I세 의해 런던 대기오염 방지를 위해 석탄사용량 제한 조치의 칙령을 최초로 들 수 있다.

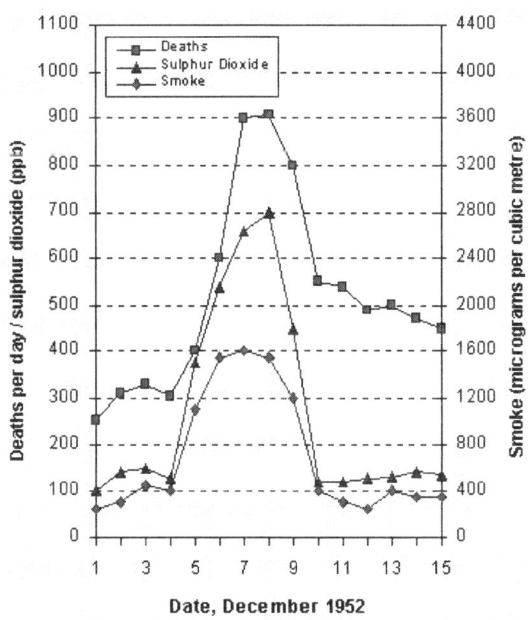

그림 3-4. 1952년 런던스모그 사건 당시 일별 사망자 수와 매연 및 아황산가스 농도변화

대기오염의 역사적 사건으로는 20세기 초반 미국과 유럽의 도시에서 발생한 것이 있으나 가장 눈에 뜨일 만한 사건으로는 1952년 겨울 영국 런던에서 발생하였던 '런던 스모그 사건(London Smog Episode)'이다. 이 사건은 1952년 12월 5일부터 닷새 동안 기온역전 현상이 발생한 런던 시내에서 같은 기간 4,000여명의 초과 사망자와 1,000여 건의 평균 응급환자 발생 건수 보다 약 2.5배 가량 증가된 응급환자 발생이 이루어지면서 전 세계적인 관심을 받게 되었다.

또한 런던스모그 사건 당시에는 그림 3-4에서 알 수 있듯이 이 기간에는 사망 및 입원환자 수의 증가뿐 아니라 매연과 아황산가스의 농도 역시 평소에 비하여 매우 높은 수준으로 증가하였는데, 이 사건을 계기로 영국은 대기오염관련 위원회를 구성하고 1956년 소위 '공기청정법(Clean Air Act)'를 제정하게 된다. 이러한 국가적 관리 필요성은 영국을 시작으로 미국(1957년 공기청정법 제정)을 비롯한 여러 나라에서 대기오염 방지를 위한 행정계획을 수립하도록 하였다.

(3) 대기환경기준

대기환경보전법에 따라 기준안을 마련하여 규제하고 있는데, 현재 아황산가스, 일산화탄소, 이산화질소, 미세먼지, 오존, 및 납 등 6개 항목에 대한 대기환경기준을 제정하여 대기 오염도가 이를 초과하지 않도록 관리하고 있다(표 3-5).

표 3-5. 국내대기환경기준(2003년 작성)

설정항목	기 준
아황산가스(SO_2)	연간 평균치 0.02ppm 이하, 24시간 평균치 0.05ppm 이하 1시간 평균치 0.15ppm 이하
일산화탄소(CO)	8시간 평균치 9ppm 이하, 1시간 평균치 25ppm 이하
이산화질소(NO_2)	연간 평균치 0.05ppm 이하, 24시간 평균치 0.08ppm 이하 1시간 평균치 0.15ppm 이하
미세먼지(PM_{10})	연간 평균치 70$\mu g/m^3$ 이하, 24시간 평균치 150$\mu g/m^3$
오존(O_3)	8시간 평균치 0.06ppm 이하, 1시간 평균치 0.1ppm 이하
납(Pb)	연간 평균치 0.5$\mu g/m^3$ 이하

* 1시간 평균치는 999천분위수의 값이 그 기준을 초과해서는 안되고, 8시간 및 24시간 평균치는 99백분위수의 값이 그 기준을 초과하여서는 안됨.
* 미세먼지는 입자의 크기가 10㎛ 이하인 먼지를 말함.

2010년부터는 위 표 3-5에서 제시된 기준과 비교하여 미세먼지와 이산화질소의 경우 한층 강화된 환경기준이 제시되었으며, 추가로 유해대기물질인 벤젠이 신설포함되는 것으로 사전 예고 되었다(표 3-6).

표 3-6. 2010년부터 적용될 대기환경기준 개정(안)

항목	시간	현행	개정(안)	비 고
PM_{10} ($\mu g/m^3$)	24시간	150	100	50(EU), 100(일본), 150(USA)
	년	70	50	20(EU), 40(영국), 50(USA)
NO2 (ppm)	1시간	0.15	0.10	0.105(WHO, EU)
	24시간	0.08	0.06	0.06(홍콩)
	년	0.05	0.03	0.021(WHO, EU), 0.053(USA)
벤젠($\mu g/m^3$)	년	미설정	5	3(일본), 5(EU), 5(영국)

2) 대기오염 특징

(1) 대기오염 배출원

대기오염은 오염원에서 직접 배출되어 대기권에 유입되거나 대기 내에서 대기화학/광화학 반응에 의해서 형성되는 두 가지 경우가 있는데 1차 오염원은 직접 배출되는 오염물질 혹은 오염원을 지칭하며 2차 오염물질(오염원)은 대기권에 배출된 1차 오염물질이 다양한 물리·화학적 반응의 결과 형성되는 것을 말한다. 그러나 대기오염은 관리차원에서 주로 1차오염물질(오염원)으로 언급하는 것이 일반적이다.

대기오염원의 특성은 발생원의 이동특성에 따라 나누기도 하는데 그림 3-5와 같다.

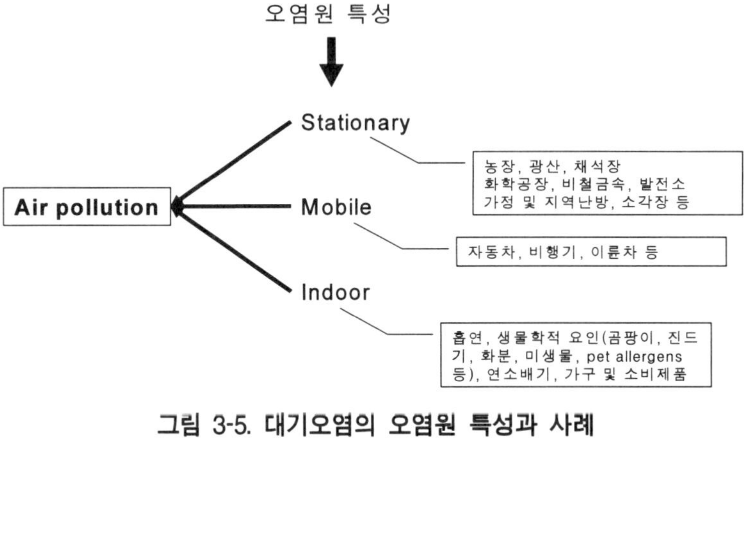

그림 3-5. 대기오염의 오염원 특성과 사례

화산활동, 자연발생의 화재, 생물학적 과정 등에 의한 자연발생적인 오염원이 전체 대기오염의 90% 정도를 차지하는 것으로 추정되며, 나머지가 인위적 발생이 차지한다. 그러나 이러한 오염구성 비율은 최근 인간 활동의 증가와 지역간 경제구조의 차이 등에 의해 많은 영향을 받는다. 인간 활동의 결과 발생되는 오염은 자동차 등의 교통수단에 의한 것이 가장 큰 비율을 차지하고 있으며 그 다음 에너지 및 산업 활동 과정에서 배출되는 것이다(표 3-7).

표 3-7. 인위적 발생에 의한 대기오염의 배출비율*

대기오염원	발생정도(%)
교통수단	50~60
에너지 생산	10~15
산업용 보일러	15~20
가정연료	10
폐자재 소각	5

*발췌) 최영길 등. 환경과 인간. p45

(2) 대기오염도 현황

2005년 현재 대기오염도는 환경기준으로 설정된 6개 항목 중 오존을 제외한 대부

표 3-8. 수도권 및 5대 광역시의 연도별 미세먼지 연평균 오염도

(단위 : $\mu g/m^3$)

연도 \ 도시	서 울	인 천	경기(5대 도시평균)	부 산	대 구	광 주	대 전	울 산
'95년	78	76	83	73	81	49	63	69
'96년	72	67	85	76	87	51	63	51
'97년	68	70	74	68	72	49	69	43
'98년	59	57	59	67	72	49	58	29
'99년	66	53	58	65	66	56	55	29
2000년	65	53	58	62	63	58	51	52
2001년	71	52	74	60	67	57	48	55
2002년	76	57	74	69	71	52	53	54
2003년	69	61	67	55	59	36	43	40
2004년	61	62	67	60	58	46	49	50
2005년	58	61	65	58	55	49	48	50

분의 항목이 전년도에 비하여 개선되었거나 비슷한 수준을 보이고 있는 것으로 평가되었다. 오존의 경우 수도권에서 발령된 오존주의보가 전국 발령횟수 84회의 75%인 63회로서 수도권 지역의 오존오염도 관리에 대한 관심이 필요한 것으로 평가되었다.

3) 대기오염물질과 건강영향

(1) 일산화탄소(Carbon Monoxide, CO)

일산화탄소(CO)는 화석연료의 불완전연소 시 주로 발생하는 무색, 무취의 가스상 오염물질이다. 기본적으로 공기 중 CO 농도가 증가하여 인체유입량이 많아지면 혈액 내 산소 수송을 분담하는 헤모글로빈에 산소 대신 CO 분자가 결합하는 효과로 인하여 저산소증을 유발하게 된다. 일반인의 경우 혈액 내 CO의 양은 1% 내로 유지되지만, 흡연자의 경우 약 3~5%의 CO가 혈액 내 존재하는 것으로 추정된다.

(2) 질소산화물(Nitrogen Oxides, NO_x)

산화질소(NO)는 주로 연소과정에서 발생하며, NO보다 인체에 더 유해한 이산화질소(NO_2)는 화력발전소, 소각장 및 실내 가스 난로 등과 같은 고온발생 시 공기 중 질소분자와 산소분자의 결합 또는 산화질소의 산화결과 발생된다. 이러한 질소산화물은 공기 중 오존발생의 전구물질로서 알려져 있으며, 그 자체로도 인체에 악영향을 미치는 중요한 공기오염물질이다. 또한 질소산화물은 발생원 특성상 주요한 실내 공기오염물질이기도 하다. 질소산화물에 노출되는 경우 어린이와 같은 취약 인구집단에서는 호흡기도 염증을 통한 이차 감염성 질환의 발병률 또는 천식악화와 같은 증상을 증가시키는 것으로 알려져 있다.

(3) 오존(Ozone, O_3)

오존(O_3)은 매우 강한 반응성 가스로 호흡계, 특히 폐의 모세기관지를 자극하고 인체의 중요 방어기전을 악화시키는 오염물질이다. 공기 중 오존은 '이차오염물질'로서 공기 중의 질소산화물과 휘발성 탄화수소류 등이 강한 빛에너지에 의한 광화학반응의 결과 주로 생성된다. 따라서 오존의 농도는 일조량이 많은 낮 동안 가장 높아지고 일조량이 적은 밤에는 매우 낮은 수준을 나타내는 뚜렷한 일간 변이특성과 계절적으로 대기온도가 높은 여름철이 겨울철에 비하여 높은 평균농도를 나타내는 계절적 변동 특성을 나타내는 특징이 있다.

(4) 아황산 가스(Sulfur Dioxide, SO_2)

아황산 가스는 산업화 초기단계에서부터 지속적으로 제기되어온 공기오염물질의 하나이다. 이산화황은 황성분을 함유한 화석연료의 연소과정에서 발생되는 것이 일반적이며, 이와 관련하여 석탄과 같은 화석연료를 주로 사용하는 화력발전소, 제지공장 등이 주 오염원으로 알려져 있으며 이렇게 배출된 아황산가스는 높은 수용성의 특징으로 인해 산성비의 주범이기도 하다. 호흡을 통해 우리 몸에 들어온 아황산가스는 90% 가량이 상기도에서 흡수되어 기관지수축, 기도섬모의 세정작용을 저하시키는 것으로 알려져 있다. 하기도에서의 영향은 천식발작이나 기도저항의 증가, 폐기능 저하로 나타난다.

(5) 입자상 물질(Particulates)

에어로졸을 포함한 대기 중 입자상 물질은 천식 환자군을 비롯한 취약자 집단의 기관지 관련 질환의 발병률과 이로 인한 사망률 증가에 영향을 주는 것으로 파악된다. 입자상물질의 발생은 크게 자연적 발생원(화재, 토양재분진, 꽃가루 등)과 인위적 발생원(자동차 배기가스, 화석연료 연소, 난방, 담배연기 및 그 밖의 연소과정)으로 구분된다. 일반적으로 입자상 물질 중 공기역학적 직경이 10㎛이내의 것을 총칭하여 호흡성먼지(repirable particles, PM_{10})이라 하고 우리나라의 경우를 비롯한 대다수 국가에서 이 호흡성먼지의 농도를 국가관리 항목으로 두어 규제하고 있다. 최근에는 이보다 더 작은 공기역학적 직경이 2.5㎛이내 미세먼지(fine particles, $PM_{2.5}$)를 관리항목으로 두어야 한다는 주장이 제기되고 있는 형편이다. 이러한 근거는 인체호흡기도의 구조적 특성을 고려할 때 입자의 크기가 작을수록 하기도 깊숙이 도달될 확률이 높다는 해부학적 관찰의 결과와 입자의 크기가 작을수록 인체에 유해한 물질이 많이 함유되는 인위적 발생원의 특성 등을 고려한 결과이다.

특히 입자상 물질은 여러 대기오염물질 중에서 가장 많은 역학적 연구와 동물실험 연구 결과가 있으며, 폐기능 저하, 천식과 같은 만성호흡기질환 증세의 악화, 조기사망 및 심혈관 질환발생 등과 관련이 있는 것으로 알려져 있다.

IV. 온열조건

공기의 물리적 성상인 기온, 기습, 기류 및 복사열 등의 온열인자(thermal factor) 또는 4대 온열요소라 하며, 이들 온열인자에 의하여 이루어진 종합적인 상태를 온열조건 혹은 온열 상태라 한다. 인간은 온열인자에 의하여 덥고 추운 감각을 느끼게 되며, 이에 따라 체온을 조절하게 된다.

1. 기온(Air temperature)

보통 기온이라 하면 지상 1.5m에서의 건구온도를 말한다. 하루 중에도 일출 30분 전에 최저 기온을, 오후 2시경에 최고 기온을 나타낸다.

인간이 의복에 의하여 체온을 조절할 수 있는 기온의 범위는 대략 10~26℃이다. 이상적인 지적온도(optimum temperature)는 여름에는 21~22℃, 겨울에는 18~21℃인데, 겨울의 지적온도가 여름보다 낮은 것은 인체의 순응현상 때문이다.

기온은 ℃ 또는 °F로 나타내는데, ℃=5/9(°F-32)의 관계로 표시할 수 있으며, 기온의 측정은 수은온도계(2분), 최고최저 온도계(3분), 아스만통풍온·습도계(5분), 자기온도계 등을 이용한다.

① **대기권의 기온** : 지상 12km 이하의 대기권에서는 지상 100m마다 0.6~1.0℃정도 낮아지며, 성층권에서는 고도가 높을수록 온도가 상승한다.

② **실내 온도** : 실내의 적정온도 및 활동에 적합한 온도는 18±2℃이고, 침실은 15±1℃이며, 병실의 최적 온도는 21±2℃이다.

③ **일교차(diurnal range)** : 하루의 최고 기온과 최저 기온의 차이를 일교차라 하는데, 최저 기온은 일출 30분 전, 최고 기온은 오후 2시 전후이다. 일교차는 산악의 분지에서는 크고 수목이 우거진 곳에서 작으며, 해안보다 내륙이 저위도보다는 고위도가 일교차가 크다.

연교차(annual range)는 1년 동안의 최고 기온과 최저 기온의 차이를 말하는데 해안보다는 내륙이, 지위도보다는 고위도에서 크다. 적도지방에서는 춘분과 추분 때 최고 온도,

동지와 하지일 때 최저 온도이며, 한대지방은 7월이 최고 온도, 1월이 최저 온도이다.

2. 기습(Air humidity)

공기는 약 4%의 수증기를 함유하고 있으며, 공기 중에 포함될 수 있는 수증기의 양은 기온이 상승함에 따라 증가한다. 기습은 낮에는 태양의 복사열을 흡수하고 지표면의 과열을 막으며 밤에는 지열복사를 차단하여 기후를 완화시키는 작용을 한다.

① **포화습도** : 일정 공기가 함유할 수 있는 수증기량에는 한계가 있는데, 이 한계에 달했을 때를 포화상태라고 하고, 이때의 공기 중의 수증기량(g)이나 수증기장력(mmHg)을 그 공기의 포화습도라고 한다.

② **절대습도** : 현재 공기 $1m^3$ 중에 함유한 수증기량 또는 수증기장력을 말한다.

③ **비교습도(상대습도)** : 현재 공기 $1m^3$ 포화 상태에서 함유할 수 있는 수증기량과 현재 그 중에 함유되어 있는 수증기량과의 비를 %로 표시한 것을 말한다.

④ **포차** : 현재 공기 $1m^3$가 포화 상태에서 함유할 수 있는 수증기량과 현재 그 중에 함유한 수증기량과의 차이를 포차라고 한다.

기습의 측정은 Assmann 통풍습도계, August 건습구 한란계, 모발습도계, 자기습도계 등이 이용되고 있다. 쾌적습도는 40~70%의 범위로서 15℃에서는 70~80%, 18~20℃에서는 60~70%, 24℃ 이상에서는 40~60%가 적절하다. 실내의 습도가 너무 건조하면 호흡기계 질병이, 너무 습하면 피부 질환이 발생하기 쉽다.

3. 기류(Air movement)

기류는 기동 또는 바람이라 하는데, 주로 기압의 차와 기온의 차이에 의해서 생성된다. 기류의 강도를 풍속(m/sec)이라 하며, 0.1m/sec는 무풍, 0.5m/sec 이하는 불감기류라 한다. 기류는 신체의 신진대사와 방열 작용을 촉진시키고 가옥내 자연환기의 원동력이 되며, 대기의 확산과 희석에 영향을 미쳐 기후 변화의 원동력이 된다.

체열 방산이 정상적으로 이루어지지 않으면 불쾌감을 느끼게 되며, 심하면 울열증상이 생긴다. 무풍상태에서 고온, 고습하면 체열 방산이 거의 이루어지지 않아서 견딜 수 없는 불쾌감과 울열증이 생길 수 있는데 실내에서 쾌적한 기류는 0.2~0.3m/sec이고, 실외에서는 1m/sec이다.

기류의 측정은 실내 기류에는 Hill(1916)이 고안한 카타온도계(kata thermometer)를 사용하며, 실외 기류에는 풍차속도계, 아네모메타, 피토트튜브를 사용한다.

4. 복사열(Radiation heat)

발열물체 주위에 있거나 모래사장에서 직사광선 하에 있을 때는 실제 기온과는 달리 높은 온감을 느끼게 되는데, 이것은 복사열이 작용하기 때문이다. 복사열은 발열체로부터 거리의 제곱에 비례해서 그 온도는 감소한다.

환경의 온도가 낮을수록 복사열로 손실되는 열은 많아진다. 피부온도는 혈관이 축소하면 하강하고, 혈관이 확장하면 상승하여 방산은 증가하게 된다. 복사열의 측정은 H.M.Vernon에 의하여 고안된 흑구온도계로 측정한다.

5. 온열요소의 종합작용

기온, 기습, 기류 및 복사열 등의 온열인자는 상호 복합적으로 작용하기 때문에 각각을 분리하여 쾌적 조건을 설명하는 데는 한계가 있다. 따라서 이들의 복합적인 작용에 의하여 만들어지는 일정한 온열환경조건을 하나의 객관적인 값으로 하여 이를 수치화한 것을 온열지수라 한다.

1) 쾌감대(Comfort zone)

인간이 쾌감과 불쾌감을 느끼게 되는 것은 기온, 기습, 기류의 상호 작용에 의해서 형성된 미기후(microclimate)에 의해서 결정되지만, 신체적 조건, 의복의 착용 및 활동량, 개인의 감수성 등 여러 가지 여건에 따라 다르게 나타나게 된다. 일반적으로 적당한 착의 상태에서 쾌감을 느낄 수 있는 온열조건은 불감기류, 습도 60~65%, 기온 17~18℃일 때이다. Hill-Shephard는 온도 및 습도의 관계에서 쾌감을 느낄 수 있는 점을 연결하여 쾌감선을 구하고 그 상하의 범위를 쾌감대라 하였다

2) 감각온도(Effective temperature)

감각온도란, 실효온도 또는 체감온도(sensible temperature)라고 하는데 기온, 기습, 기류의 요소를 종합한 체감온도를 말하는 것으로 Yaglou와 Miller(1926)가 고안하였

다. 감각온도는 포화습도(습도 100%), 정지공기(0m/sec : 무풍) 상태에서 동일한 온감(등온감각)을 주는 기온을 말한다. 예로 환경기온이 18℃이고 습도 100%, 무풍(기류 0m/sec)인 경우 감각온도는 18℃이다.

감각온도는 피복, 계절, 성별, 연령 및 기타 조건에 따라 변화한다. 여름철 쾌감 감각온도는 64~79°F(18~26℃)이고, 겨울철은 60~74°F(15.6~23.3℃)이며, 최적 감각온도(optimum effective temperature)는 겨울철이 66°F(18.9℃), 여름철이 71°F(21.7℃)인데 여름보다 겨울이 낮은 것은 계절에 대한 기후순화현상 때문이다.

3) 불쾌지수(Discomfort index ; DI)

불쾌지수는 원래 기온의 변화에 따라 공장, 사무실 등에서 전력 소모를 알기 위하여 사용했던 것으로 E.C. Thom 등에 의해서 제창되어, 미국에서는 1959년 이래 불쾌지수(DI)로 이용되었다.

실내 : DI = (건구온도(℃) + 습구온도(℃)) × 0.72 + 40.6
= (건구온도(°F) + 습구온도(°F)) × 0.4 + 15

실외 : DI = 0.72(건구온도(℃) + 습구온도(℃)) × $7.2\sqrt{v}$ + 2.6J + 40.6

v : 풍속 (m/sec), J : 일사량($cal/cm^2 \cdot min$)

미국에서는 DI=70이면 10% 정도의 사람이 불쾌감을 느끼고, 75이면 50%의 사람이, 80이면 거의 모든 사람이, 85이면 견딜 수 없는 상태에 이른다고 보고되었으며, 일본에서는 DI=75에서 9%, DI=85에서 93%였다는 보고가 있다.

4) 카타 냉각력(Kata Cooling Power)

기온, 기습이 낮고 기류가 클 때는 인체의 체열 방산량이 증대하는데 이때 기온, 기습, 기류의 3인자가 종합하여 인체의 열을 뺏는 힘을 그 공기의 냉각력이라 한다.

Kata(down의 뜻)온도계는 불감기류와 같은 미풍을 정확히 측정할 수 있기 때문에 최근에는 기류측정의 미풍계로도 사용된다.

5) 습구 흑구온도지수(WBGT : Wet Bulb Globe Temperature Index)

2차대전 당시 열대지방에서 작전하는 미군 병사들에 대한 고온장애를 방지하기 위하여 야크로우(Yaglou)와 마이나드(Minard, 1957)에 의해 제안된 것으로 태양복사열의 영향을 받는 옥외환경을 평가하는 데 사용하도록 고안된 것으로 감각온도 대신에 사용한다.

V. 체온조절과 지적온도

1. 체온조절기전

인간이 일정 체온을 유지할 수 있는 것은, ① 음식물의 섭취로 열량을 얻어 열을 생산하는 화학적 조절과, ② 수분증발, 열전도, 열대류, 열복사 등의 열방산에 의한 이학적 조절에 의해서 이루어지는 것이다. 그러나 이런 체온조절은 시상하부의 체온조절 중추에 의해서 조절되는 것이며, 말초 혈관의 수축과 확장, 한선의 발한 작용, 골격근의 열생산 및 각종 호르몬의 작용으로 조절이 이루어진다(표 3-9).

체열 = 열발생 + 흡수열 - 손실열
　　= 발생열 + 전달열이다.

체온의 정상범위는 36.1～37.2℃ 사이이며, 그 범위를 벗어나면 이상을 초래하게 된다. 우리 인체를 구성하는 핵산이나 단백질 및 효소가 37℃에서 가장 안정되기 때문에 체온에 영향을 미치지 않도록 생활환경의 온도조절이 필요한 것인데, 만약 체온이 42℃ 이상이 되면 불가역적인 변화를 일으켜 신경조직의 기능마비가 일어나고 30℃ 이하로 떨어지면 각 기관의 기능이 상실되어 회복불능의 상태가 되며 인체의 항상성(homeostasis)은 파괴된다.

표 3-9. 체온의 생산 및 방산율

체열생산			체열방산		
부위	cal	%	부위	cal	%
골격근	1,000	59.5	피부복사전도	1,792	73.0
간	368	21.9	피부증발	364	14.5
신장	74	4.4	체표증발	182	7.2
심장	60	3.6	호흡	84	3.5
호흡	47	2.8	분뇨	48	1.8
기타	131	7.8			
계	1,680	100.0		2,470	100.0

2. 지적온도(최적온도 ; Optimum temperature)

체온조절에 있어서 가장 적절한 온도를 지적온도라고 하는데, 감각적으로 가장 쾌적하게 느끼는 온도를 주관적 지적온도(쾌적 감각온도), 생산능률을 가장 많이 올릴 수 있는 온도를 생산적 지적온도(최고 생산온도), 최소의 에너지 소모로 최대의 생리적 기능을 발휘할 수 있는 온도를 생리적 지적온도(기능 지적온도)라고 한다.

VI. 기후(Climate)

Hann(1971)이 정의한 개념을 보면 "기후란, 어떤 장소에서 매년 반복되는 정상 상태에 있는 대기현상의 종합된 평균 상태이다"라고 하였다.

기상(atmospheric phenomena)이란, 대기 중에서 일어나는 물리적 자연현상으로서 맑고, 흐리고, 눈, 비, 바람, 고기압, 저기압 등의 대류권 내의 자연현상을 의미하며, 일기란, 하룻 동안의 대기현상을 종합한 것이라고 할 수 있다.

기후를 형성하는 기후요소(climate element)는 기온, 기습, 기류, 기압, 강수, 구름의 양 및 일광의 조사 등이 있다. 기후는 위도, 고도, 지형, 수륙분포, 해류 등의 기후인자(climate factor)가 상호 작용하여 여러 가지 기후 형태를 조성한다.

1. 기후요소(Climate element)

기상현상에 영향을 미치는 기후요소는 기온, 기습, 기류, 기압, 강우, 강설, 구름, 일광, 복사열 등이 있으나 기온, 기습, 기류를 기후의 3대 요소라고 한다. 이들 기후요소에 영향을 미쳐서 기후의 변화를 일으키는 기후인자(climatic factor)는 위도, 해발고도, 수륙분포, 지형 등이 있는데, 이들 기후요소나 기후인자에 따라서 여러 가지 기후의 성질을 만들게 된다.

2. 기후형(Climate type)

대륙권 내에 형성되는 물리·화학적으로 동질의 성질을 가진 기단(air mass)은 온기단과 냉기단으로 구분되며, 온기단은 냉기단으로 이동하면 온난전선, 반대이면 한랭전선이라 하고 한랭전선은 보통 다습하며 가벼운 온난전선을 밀어올려 비를 내리게 한다.

기후요소와 기후인자의 상호 작용에 의하여 만들어지는 기후의 성질은 기후형이라 하는데 대륙성 기후, 해양성 기후, 사막성 기후, 산악성 기후, 산림성 기후 등으로 구분한다.

① 대륙성 기후 : 일교차가 심하고, 여름은 고온, 저기압을 잘 형성하며, 겨울에는 쾌청한 날이 많은 것이 특징이다.

② 해양성 기후 : 대륙성 기후보다는 일교차가 적고, 고습 다우성이며, 자외선량이 많고 오존량이 많은 것이 특징이다.

③ 사막성 기후 : 대륙성 기후의 극단적 현상이 많은 것이 특징이다.

④ 산악성 기후 : 바람이 많고, 자외선과 오존량이 많은 것이 특징이다.

⑤ 산림성 기후 : 기후가 온화하고, 온도 교차가 적으며, 습도가 비교적 적다.

기후대(climatic zone)는 태양의 복사량에 따라 기후대가 구분되는데, 위도 23.5℃를 기준으로 온내와 한대를 나누는 물리석 기후대가 있다. Aristoteles는 기후를 열대, 온대, 한대지역으로 나누었는데, 연평균 기온 20℃의 등온선을 기준으로 열대와 온대로 나누며, 가장 따뜻한 달의 월평균 기온이 10℃인 등온선을 기준으로 온대지역과 한대지역으로 나누게 된다. Köppen(1884)은 월평균 기온을 중심으로 5개의 기후대를 설정하였다.

① 열대 : 모든 달의 평균기온이 20℃ 이상인 지역

② 아열대 : 1년 중 4~11개월이 월평균 20℃ 이상인 지역

③ 온대 : 1년 중 4~12개월이 월평균 10~12℃이고 나머지 달이 10℃ 이하인 지역

④ 한대 : 1년 중 1~4개월이 월평균 10~20℃이고 나머지 달이 10℃ 이하인 지역

⑤ 극대 : 모든 달이 10℃ 이하인 지역을 말한다.

3. 기후와 보건

1) 기후순화(Acclimatization)

지구상에 생존하는 모든 생물들은 기후의 어느 범주까지 적응해 생존하는 순응현상이 생긴다. 생물이 다른 지역으로 이주했을 때 환경의 새로운 조건에 적응하여 이주지역의 기후에 기질적, 기능적 변화를 일으켜 순응하는 현상을 기후순화라고 한다.

기후순화에는 개인의 연령, 성별, 체질에 따라 개인차가 있는 개인적 순응(personal acclimatization)과 특정 종족에 따라 다른 종족적 순응(racial acclimatization)으로 구분되며 기후 변화에 순화해 가는 기전은 순화 대상에 따라서 다음과 같이 구분한다.

① **대상성 순응** : 새로운 환경조건에 세포 또는 기관이 그 기능을 적응시키는 것
② **자극적 순응** : 환경 자극에 의해 저하되었던 기능이 정상적으로 회복되는 것
③ **수동적 순응** : 약한 개체가 자신에 대한 최적의 기능을 찾는 것을 말한다.

2) 기후와 질병

① **풍토병** : 어느 지역의 기후 또는 기후로 인한 조건 때문에 그 지역에 주로 발생하는 질병으로 열대지방의 말라리아, 수면병, 콜레라 등이 있다.
② **계절병** : 계절에 따라 주로 발생하는 질병으로 여름철에는 뇌염, 장티푸스, 이질, 장염, 말라리아 등 소화기계 전염병의 유행이 많고, 겨울철에는 천식, 인플루엔자 등 호흡기계 질병이 많으며, 봄철에는 홍역, 결핵 등이 많다.
③ **기상병** : 기후 상태에 따라 질병이 발생하거나 기존의 질병이 악화되는 것으로 류머티스가 전형적이며, 심근경색, 협심증, 기관지염, 천식 등이 있다.

Ⅶ. 태양광선

일광은 복사선을 방출하는데, 복사선은 원자 내부의 변화에 의하여 방출되는 에너지이며 물리학적으로로는 파장이 서로 다른 전자기파라고 한다(표 3-10).

표 3-10. 복사선의 종류와 파장

복 사 선	파장(Angstrom : Å)
우 주 선	0.0005
γ 선	0.01~1.4
X 선	10~150
자 외 선	1,000~4,000
가 시 광 선	4,000~7,500
적 외 선	$7{,}500 \sim 1.2 \times 10^{7}$
전 파	$2.20 \sim 10^{6}$mm

(1Å = 0.1mμ)

태양광선 중의 전자파는 지구의 대기층을 통과하면서 많은 양이 흡수된다. 자외선은 지상 15~35km의 오존층이나 대기 중의 수증기, 분진, 가스 등에 흡수되거나 산란된다. 적외선은 수증기에 잘 흡수되며, 가시광선도 수증기, 분진 등에 흡수되거나 산란된다. 태양으로부터 지표에 도달하는 태양광선은 주로 2,920~5,000Å의 파장을 갖는 전자파이며, 각 파장에 따라 물리적 성상 및 생물학적 성상이 다르다.

1. 자외선(Ultra violet ray)

태양으로부터 지구에 도달하는 자외선의 파장은 2,920~4,000Å 범위이다. 특히, 2,800~3,150Å 범위의 파장을 가진 자외선을 Dorno선 또는 생명선이라고 하며 살균작용, 비타민 D 형성, 피부의 색소침착 등 생물학적 작용이 강하다. 파장 1,600Å 이하의 자외선을 진공자외선, 2,800Å 이하의 자외선을 원자외선, 2,800~3,200Å 범위를 중자외선, 그리고 3,200~4,000Å 범위를 근자외선이라고 한다.

1) 생물학적 작용(biological reaction)

① 피부에 대한 작용 : 2,600~2,900Å 파장의 자외선은 강한 홍반 작용을 일으키며, 모세혈관을 확장시킨다. 자외선의 조사가 많으면 조직의 부종, 수포형성, 피부박리 및 궤양을 일으킨다. 홍반에 이어 멜라닌 색소가 침착하며, 장기간의 자외선 조사는 피부 비후현상을 일으킨다. 2,800~3,200Å 파장의 자외선은 장시간 폭로 시 피부암을 발생시킬 수 있다.

② 눈에 대한 작용 : 2,950Å 이하의 자외선은 각막과 결막에 흡수되며, 눈물이 흐

르고, 눈이 부시며 동통과 이물감을 동반한 결막염을 일으킨다. 심하면 각막의 궤양, 혼탁, 수포 등의 각막염을 일으킨다. 전기성 안염, 설안염 등도 유발한다.

③ 전신 작용 : 자외선은 자극 작용으로 대사가 항진되고 적혈구, 백혈구, 혈소판이 증가한다. 과량 조사하면 두통, 홍분, 피로, 불면 등을 보일 수 있다(표 3-11).

표 3-11. 자외선의 생물학적 작용

자외선 영역	파장(Å)	생물학적 작용
진공 및 원자외선(UV-C)	2,800 이하	살균, 각막염, 결막염, 피부암
중자외선(UV-B)	2,800~3,200	Vitamin D 형성, 홍반, 색소침착, 피부 비후, 피부암, 각막염, 결막염
근자외선(UV-A)	3,200~4,000	혈액재생, 신진대사 촉진

2) 광화학 작용(photochemical reaction)

3,500~4,000Å의 자외선은 대기 중의 질소산화물(NOx)과 olefin계 탄화수소와 광화학적 반응을 일으켜 오존(O_3), aldehyde 및 PAN(peroxyacetyl nitrate) 등 광화학 산화물을 형성.

2. 가시광선(Visible ray)

가시광선은 눈의 망막을 자극하여 명암과 색채를 구별하게 하는 파장으로 일반적으로 4,000~7,700Å의 파장이며, 5,500Å에서 가장 강한 빛을 느끼게 된다. 물체의 식별은 0.5Lux에서도 가능하지만 가장 적당한 조도는 100~1,000Lux이며, 조도가 낮거나 지나치게 강하면 시력저하를 가져오거나 안정피로의 원인이 되며, 작업능률의 저하와 안구진탕증을 일으킬 수도 있다. 가시광선은 정신 기능에도 작용하는데, 적색광선은 온감을 주고, 청색은 냉감을 주며, 검정색은 압박감을 느끼게 한다.

3. 적외선(Infrared ray)

적외선은 파장이 7,800~30,000Å의 광선으로서 열작용을 하기 때문에 열선이라고도 한다. 지구 표면은 적외선을 흡수하고 방출하여 대기권의 중요한 열에너지 공급작용을 하게 되는데, 복사되는 열에너지는 대류권에서 수증기, 구름 등에 흡수되므로 지표에 가까운 공기를 덥게 하는 열담요(heat blanket)의 역할을 한다.

7,800~13,000Å의 적외선은 인체 피하조직의 1.5~4.0cm까지 투과하여, 열을 전달하므로 피부 온도의 상승, 홍반, 화상, 국소혈관의 확장, 혈액순환의 촉진 등을 초래할 수도 있으며, 두통, 현기증, 열경련, 일사병의 원인이 되기도 한다.

Ⅷ. 실내환경과 건강

1. 정의와 범위

1) 정의

실내환경은 실내오염이 실내에 거주하는 사람의 건강과 안녕에 어떤 영향을 미치는가를 밝히는 분야이다. 실내환경에서 사람이 거주하는데 필요한 기본 조건은 온·습도가 알맞아야 하고, 호흡에 필요한 산소의 농도가 적절히 유지되어야 하며, 오염물질을 건강기준이나 악취 한정치 수준 이하로 유지하는 것이다. 실내 오염물질은 실내환경에 따라 다양하며, 연소산물, 화학물질, 미세먼지, 호흡산물, 생물학적 인자, 방사성물질, 악취 등으로 구분할 수 있다.

2) 범위

인간이 살아가는데 필요한 3가지 기본적인 조건인 의식주 중 하나인 주는 인간이 살아가기 위한 공간으로 생물학적으로 외부의 조건으로부터 보호하기 위해 인위적으로 만든 공간을 말한다. 이런 인위적인 공간의 형성은 자연적인 환경의 조건을 인위적으로 인체에 적합하게 조절함으로써 안락한 생활을 할 수 있게 해 준다. 그러나 이러한 인위적 조절은 인체에 나쁜 영향을 미치는 조건을 만들기도 한다.

실내환경은 외부와 차단된 공간에서 인체에 영향을 미칠 수 있는 물리적, 화학적, 생물학적 환경조건을 일컫는다. 실내환경문제는 다음 3가지 조건을 모두 갖춘 경우에 성립되는데 첫째가 실내공간이다. 실내는 외부와 벽과 천장 같은 시설물에 의해 외부와 분리된 경우를 말하는데 예로 집, 건물, 지하시설 등이 있다. 둘째는 실내에 존재하는 유해 인자이다. 실내유해인자는 외부에서 유입이 되기도 하고 실내에서 생성이 되기도 한다. 실내에서의 생성은 실내시설로부터 방출되거나 인간의 활동에 의해 발생되기도 한다. 셋째는 실내에서 거주하는 사람이다. 사람이 거주하지 않는 실내환경은 실내환경문제를 일으키지 않으며 거주하더라도 거주시간이 짧은 경우 그 영향은 상대적으로 적을 수 있다.

실내공기질 문제는 각종 산업 분야에서 에너지 절약 및 효율을 높이기 위한 노력으로 건물의 단열을 위한 밀폐화와 에너지 절감 장치를 설치하는 건물의 증가로 인하여 공기의 질이 악화되는 것이다.

실제로 에너지 절약형 건물은 외부로부터의 공기 침투(infiltration)를 막는 것에 초점을 맞추어 건축되었고, 건물의 유지 관리비를 줄이기 위해 의도적으로 공기의 유입과 환기량을 감소시키기도 하여 실내공기가 오염되고 있다. 실내공기오염의 주요 원인은 인구의 밀집화, 현대사회의 실내 생활화, 실내공간의 밀폐화 등이며, 도시의 집중화가 증가될수록 심화되고 있다. 실내공기오염은 건물병 증후군(Sick Building Syndrome, SBS), 복합화학물질 과민증(Multi-Chemical Sensitivity, MCS), 새집증후군(Sick House Syndrome, SHS) 등을 유발시켜 인간에게 정신적 고통을 주거나 위해 요소로 작용할 수 있다. 뿐만 아니라, 개인 및 국가에 의료비용 증가라는 경제적 부담을 안긴다는 점에서 그 심각성을 무시하기 어렵다. 즉, 실내에서의 공기오염물질 노출이 실외 대기노출 보다 실제적 건강 영향을 야기할 수 있다. 더욱 중요한 것은 노약자, 유아, 환자들은 실내환경에서 장기간 생활하기 때문에 실내공기 오염물질의 농도가 낮더라도 건강에 미치는 영향이 큰 것으로 알려져 있다.

실내공기 오염이 인간의 건강과 관련하여 대기오염보다 더욱 중요한 이유는 첫째, 인간은 하루 중 80% 이상을 실내에서 생활하여 실내공기 오염물질에 노출되는 시간이 많다는 점이다. 둘째, 대기오염은 자연적인 희석률이 크고 대기오염에 대한 사회적 인식, 각종규제로 인하여 억제되고 있으나, 실내공기는 한정된 공간에서 인공적인 설비를 통하여 오염된 공기가 계속적으로 순환되면서 그 농도가 증가 된다는 점이다. 셋째, 1970년대 이후 다양한 산업기술이 만들어 낸 새로운 건축자재와 생활용품이 공공건물뿐만 아니라 일반주택에도 사용되고 있는데 이와 같은 새로운 건축자재와 생활용품에서 휘발성유기화합물(Volatile Organic Compounds ; VOCs) 및 폼알데하이드(Formaldehyde) 등의 오염물질이 방출된다는 점이다. 마지막으로, 에너지 효율을 높이기 위한 건물의 밀폐화는 실내공기의 환기부족을 유발시켜 건물 내 거주자들이 일시적 또는 만성적인 건강과 관련된 증상을 증가시키고 있다는 점이다.

3) 실내환경의 오염원

실내환경에서 가장 많은 불만의 원인은 온도, 습도, 공기의 움직임과 관계가 있다. 사람은 각자 다른 온도에서 편안함을 느끼며 의복에 따라서도 각자 차이를 보인다. 이러한 요인들은 실내환경에 대한 인식에 많은 영향을 미치기는 하지만 건강에 직접 미치는 영향은 미미한 편이다.

실내공기를 오염시키는 오염물질은 250여종이 있으나 대표적인 것으로 휘발성유기화합물, 폼알데하이드, 라돈, 석면, 이산화질소, 일산화탄소, 이산화탄소, 미세먼지, 담배연기, 미생물성 물질 등이 있다. WHO는 보고서에서 실내공기오염에 의한 사망자는 전체 공기오염 때문에 숨지는 사망자 수의 약 50%에 이르며 특히 개발도상국의 경우 영·유아 사망의 주요 원인 가운데 하나로 지적했다. 또한, 실내에서 방출되는 오염물질이 실외보다 사람의 폐에 전달될 확률이 1,000배가 높으며, 실내공기 오염도를 20%만 줄여도 급성 기관지질환 사망률을 최소한 4~8% 줄일 수 있다고 하였다.

(1) 실내 간접흡연

간접흡연은 실내공기 오염의 가장 큰 원인으로, 50가지 이상의 확인된 발암물질, 돌연변이유도물, 기형발생물질 등을 포함하여 4,000가지 이상의 화학물질들이 포함되어 있다(Jaakkola and Jaakkola, 1997 ; Rothberg et al., 1998 ; Collier and Pritsos, 2003). 실내 간접흡연은 흡연자는 물론 비흡연자에게도 심혈관계질환(He et al., 1999 ; Otsuka et al., 2001 ; Pitsavos et al., 2002), 호흡계질환(Das, 2003 ; Jaakkola, Piipari, Jaakkola, & Jaakkola, 2003 ; Sturm, Yeatts, & Loomis, 2004), 폐암(Brennan et al., 2004)을 일으키는 것으로 알려져 있다. 미국 환경청(U.S. Environmental Protection Agency, U.S. EPA)에서는 미국에서 간접흡연이 비흡연자 중 연간 약 3,000명의 폐암사망자를 발생시킨다고 추정하고 있다(U.S. EPA, 1992). 특히, 민감군인 어린이들이 간접흡연에 노출될 경우 천식이나 유아돌연사증후군의 위험도를 증가시킨다. 또한 6세 미만의 유아 또는 어린이가 정기적으로 간접흡연에 노출될 경우 폐렴과 기관지염 같은 하부기도 감염의 위험도가 증가된다(U.S. EPA, 1992). 어린이들의 단위몸무게당 호흡량은 어른들보다 더 많기 때문에 간접흡연에 더 큰 영향을 받는다. 또한, 지속적으로 성장하는 어린이들은 간접흡연의 영향에 더 민감할 수 있으며, 특히 면역체계나 폐가 발달하는 시기에 더 위험하다.

우리나라는 OECD 국가 가운데 높은 흡연율을 가진 나라 중 하나이다. 2007년 전화 조사된 자료에 의하면 우리나라 전체 인구의 약 23%, 성인 남성의 약 43%가 흡연자로 조사되었으며, 성인여성의 흡연율은 약 4%로 조사되었다(보건복지가족부, 2007). 미국 CDC(Center for Disease Control and Prevention, 질병통제관리국)의 보고서에 따르면, 미국 비흡연자 인구의 약 60%에서 간접흡연 노출의 생물학적 증거 중 하나인 요 중 코티닌(cotinine)이 감지할 수 있을 만한 수준을 나타내었다(CDC, 2008). 우리나라에는 아직 간접흡연 노출에 대한 국가적 통계자료는 없다. 그러나 우리나라의 흡연율로 미루어 보아 미국의 60%보다 더 많은 사람이 그들의 일상생활에서 간접흡연에 노출되었을 것으로 추측된다.

(2) 미세먼지(PM_{10})와 초미세먼지(fine particles)

과거에는 대기 중 입자상물질(Particulate Matter, PM; 이하 미세먼지라 부름)을 규제하는데 입자의 크기나 화학적 조성에 대한 규정 없이 단순히 공기 중 부유 먼지(Total suspended particulate; TSP)로 규제하였다. 그 후 입자의 지름이 10㎛ 이하의 미세먼지를 규제하고 있다.

하버드대학교에서 미국 6개 도시에서 대기 중 미세먼지를 연구한 결과에 의하면 미세먼지 농도가 높은 도시에 사는 인구는 사망률이 26% 높으며 기대수명도 2년이나 짧다고 하였다(Dockery et al., 1993). 이러한 미세먼지의 주된 원인은 산업화와 자동차의 배출물에 의한다고 하였다. 하버드 연구팀은 앞으로 미세먼지와 관련한 연구방향을 미세먼지의 노출과 건강영향 특히 취약그룹인 노인, 어린이, 천식환자와의 상관성 규명으로 잡고 있다.

최신 연구결과에 의하면 미세먼지 중 특히 작은 입자인 2.5㎛ 이하의 초미세먼지가 천식의 악화, 폐기능감소, 호흡기계 질환, 조기사망을 가져오는 것으로 보고되고 있다. 초미세먼지는 호흡기 질환은 물론 심혈관계질환에도 영향을 미치는 것으로 연구되고 있다. 최근까지 이러한 영향의 기전으로서 왜 초미세먼지가 사망률, 유병률의 증가를 초래하는 이유에 대하여 혈액 점도, 폐포의 염증, 감염의 증가 등으로 추측하는 단계에 머물고 있다. 초미세분진이 신체에 미치는 급성영향과 만성영향이 어떠한 것인지에 대한 연구가 진행되고 있다. 미국은 초미세먼지에 대한 규제를 하고 있으나 우리나라는 아직 이에 대한 규제가 이루어지지 않고 있다.

(3) 이산화탄소(CO_2)

이산화탄소는 그 자체는 고농도를 제외하고는 독성이 없는 기체이다. 이산화탄소는 인체가 내 쉬는 숨에 포함되어 있어서 실내농도는 실내인구의 밀도, 환기율에 직접적으로 영향을 받기 때문에 실내환경질의 지표로 흔히 이용되는 물질이다.

(4) 포름알데하이드(HCHO)

포름알데하이드는 건축자재의 제조과정에서 들어가는 물질로 실내에서 장시간에 걸쳐 방출되는 기체상 물질이다. 포름알데하이드는 발암을 일으키며, 최근에는 건축자재 내에 농도를 낮추는 추세이다. 포름알데하이드의 가장 좋은 관리방안은 포름알데하이드가 포함이 되지 않은 건축자재의 사용이다.

(5) 총부유세균과 곰팡이(Mold)

세균과 곰팡이는 자연환경의 일부분으로 대부분의 실내환경에서 존재하며, 종류에 따라서 인체에 미치는 영향이 달라 질 수 있다. 세균은 비교적 짧은 시간 동안 실내공기 중에 존재하나, Bacillus anthraci와 같이 포자를 형성하는 세균은 장기간 공기 중에서 생존할 수 있다. 곰팡이는 포자를 형성하므로 비교적 장기간 생존할 수 있으며, 영양분과 수분이 있으면 번식할 수 있으므로 실내의 수분을 제거할 경우 곰팡이의 번식을 막을 수 있다. 세균은 인체에서 번식을 해서 질병을 일으킬 수 있다. 곰팡이는 직접 질병을 일으키기도 하지만 독소에 의해 영향을 미칠 수 있다.

미생물이 실내에서 번식하기 위해서는 적절한 온도, 습도, 영양물질이 모두 필요한데 대부분의 실내환경은 미생물이 번식하기에 좋은 조건을 가지고 있다. 이 3가지 중 온도와 영양물질의 존재는 실내환경에 필수적인 조건으로 이 조건을 통한 미생물의 조절은 어렵다. 그래서 미생물의 번식을 막기 위해서는 습도의 조절이 가장 중요한 조절인자이다.

(6) 일산화탄소(CO)

일산화탄소는 유기물의 불완전연소에 의해 발생하는 부산물로 인체에 들어오면 혈중 헤모글로빈과 강하게 결합하여 산고가 각 기관에 공급되지 않으므로 인체에 영향을 줄 수 있으며 고농도에 노출되면 사망에 이르기도 한다. 연탄가스 중독은 일산화탄소의 예이다.

(7) 이산화질소(NO_2)

이산화질소는 고온 연소 중 공기 중 질소와 유기물의 탄소가 결합하여 생성되는 기체이다. 이산화질소는 고농도에서 강한 산성으로 폐를 손상시킬 수 있는데 오염원이 없는 대부분의 실내나 외기에서는 상대적으로 낮은 농도이다. 다른 연소 산물과 공존하기 때문에 일반 환경에서 인체에 미치는 영향이 이산화질소 자체에 의한 영향인지 다른 연소산물에 의한 것인지를 분리하기는 쉽지 않다. 실내에 연소원이 있으면 매우 높은 농도로 존재할 수 있으며 인체에 흡입되면 호흡기에 장애를 일으키고 다른 호흡기질환을 일으킬 수 있는 기체이다.

(8) 라돈(Rn)

라돈은 지질적으로 자연 발생하는 물질로 일부 지역에서는 많은 양의 라돈이 흙과 지반에 포함되어 있어서 노출이 될 수 있다. 우리나라의 경우 빌딩의 건축시 포함된 건축자재로부터의 방출이나 지하공간에서의 노출에 대한 연구가 진행되고 있다. 라돈이 흡연과 동시에 노출되면 호흡기계 암 유발이 증가하므로 이 두 가지 인자의 감소가 필요하다.

(9) 휘발성 유기화합물(VOC)

1970년대 이후 많은 국가에서 사무실 근로자와 학생들 사이에서 비특이성 임상증상 즉 건물병증후군을 호소하는 경우가 많이 있었다. 대부분의 경우 원인물질을 찾아내지 못하였으나, 실내공기 중 휘발성 유기화합물과 포름알데하이드 등 미량의 유해화학물질을 주된 요인으로 추측하고 있었다. 그 이유는 휘발성유기화합물의 폭로 후에 보일 수 있는 건강영향이 건물병증후군의 증상과 비슷하다는 점과 실내공기 중의 휘발성 유기화학물의 농도가 외부공기 농도에 비해 2배~8배 가량 높게 나온다는 점이다. 따라서 이러한 문제들에 대한 해결방안의 모색이 시급하다.

(10) 석면(Asbestos)

석면은 석면이 갖는 내연성과 내마모성 때문에 고대 희랍의 기록에 불에 타지 않는 등잔의 심지로 나오는 등, 일찍부터 사용되기 시작하였다. 산업혁명 이후 동력 엔진의 보온에 사용되면서 석면이 본격적으로 채광이 시작되었고, 석면의 성질을 이용한 여러 제품이 개발되면서 20세기에 들어와 그 사용이 기하급수적으로 증가하였다.

석면의 사용에 따른 건강장애에 있어서는 폐암, 석면폐, 중피종이 많이 보고되었고 이런 증상은 석면 취급근로자뿐 아니라, 인근지역, 가족, 기타 석면 포함물질이 있는 건물 거주인에게서도 발견되었다. 석면은 폐암이나 중피종암 이외에도 다른 암들의 발생율을 증가시키는 것으로 알려지고 있다. 후두암, 식도암, 위암, 장암을 비롯한 위장관 계통의 암이 여러 조사에서 석면 폭로자에게서 증가하여 있는 것이 보고되고 있다. 특히 중요한 것은 석면에 노출되어 질병이 발생하기까지의 잠복기는 10년에서 30년까지의 긴 기간이 걸린다는 것이다. 우리나라에서 석면의 유해성이 인식되기는 80년대 후반인데 이전의 건물은 석면이 많이 포함되어 있을 수 있다.

(11) 오존

오존은 주로 외기에서 유기화합물이나 이산화질소가 존재할 때 햇빛에 의해 생성되는 이차적인 오염물질이다. 이런 외기의 오존은 실내로 침투될 수 있는데 비교적 반응률이 높기 때문에 실내 공기 농도는 외기 농도보다 낮다. 레이저 프린터 등 일부 사무기계에서 오존이 발생되나, 최신 기계는 오존 발생률을 낮추고 있는 추세이다. 일부 공기 청정기는 고농도의 오존을 발생하는데 실제로 오존을 이용한 공기 청정력은 매우 미흡하고 이런 고농도의 오존은 인체에 특히 천식환자 등에 심각한 영향을 미칠 수 있다. 오존이 호흡기에 들어가면 산화를 통하여 호흡기관의 세포를 파괴하여 호흡기질환을 일으킬 수 있다. 최근에는 오존과 다른 유기화학물질의 반응에 의한 부산물에 대한 관심이 늘어가고 있다.

(12) 납

20세기 초반에 납의 건강영향에 대한 관심은 주로 직업적인 노출에 의한 건강상의 영향에 초점을 맞추었으나 1970년대부터는 일반 환경 중에서 저농도 수준의 납에 노출된 사람들의 건강영향에 관심을 두고 있으며, 실내환경 중 납농도의 평가를 기초로 하여 어린이들이 위험에 처해 있음을 경고하고 예방 전략에 초점을 두고 있다. 납은 우리 주변환경 어디에서나 발견될 수 있는데 페인트, 가솔린, 납땜, 식품, 물, 먼지, 토양 등은 모두 납을 함유하고 있다.

미국 CDC에 따르면 특히 납이 함유된 페인트가 취학 전 아동들의 가장 위험한, 그리고 가장 일반적인 고농도 납 노출원에 해당된다. 과거에는 안전한 것으로 생각되었던 납은 낮은 농도의 수준에서도 어린이들은 건강에 대한 악영향을 입을 수 있는데 어린이들의 혈중 납 농도가 10ug/dL 정도의 농도에서도 지능지수와 학습 성취도와 행동에 부정적인 영향이 있음이 보고되고 있다.

(13) 우리나라의 실내공기질 기준

우리나라는 전 세계에서 몇 나라밖에 없는 실내공기질 기준을 가지고 있는 나라이다. 우리나라 실내공기질 기준은 유지기준과 권고기준의 두 가지로 나눌 수 있는데 유지기준은 매년 측정하여야 하고 권고기준은 2년에 한번 측정해야 하며 그 측정 결과는 3년간 보존하여야 한다.

표 3-12. 실내공기질 유지기준

<table>
<tr><th>오염물질 항목
다중이용시설</th><th>PM_{10}
($\mu g/m^3$)</th><th>CO_2
(ppm)</th><th>HCHO
($\mu g/m^3$)</th><th>총부유세균
(CFU/m^3)</th><th>CO
(ppm)</th></tr>
<tr><td>지하역사, 지하도상가・여객자동차터미널의 대합실 및 철도역사의 대합실(연면적 2000㎡ 이상), 공항시설중 여객터미널(연면적 1500㎡ 이상), 항만시설중 대합실(연면적 5000㎡ 이상), 도서관・박물관 및 미술관(연면적 3000㎡ 이상), 장례식장 및 찜질방(연면적 1000㎡ 이상), 대규모점포</td><td>150
이하</td><td rowspan="3">1,000
이하</td><td rowspan="3">120
이하</td><td></td><td rowspan="2">10
이하</td></tr>
<tr><td>의료기관(연면적 2000㎡ 이상 또는 병상수 100개 이상), 국공립보육시설(연면적 1000㎡ 이상), 국공립 노인전문요양시설・유료노인전문요양시설 및 노인전문병원(연면적 1000㎡ 이상), 산후조리원(연면적 500㎡ 이상)</td><td>100
이하</td><td>800
이하</td></tr>
<tr><td>실내주차장(연면적 2000㎡ 이상)</td><td>200
이하</td><td></td><td>25
이하</td></tr>
</table>

표 3-13. 실내공기질 권고기준

<table>
<tr><th>오염물질 항목
다중이용시설</th><th>NO_2
(ppm)</th><th>Rn
(pCi/l)</th><th>VOC
($\mu g/m^3$)</th><th>석면
(개/cc)</th><th>오존
(ppm)</th></tr>
<tr><td>지하역사, 지하도상가·여객자동차터미널의 대합실 및 철도역사의 대합실(연면적 2000㎡ 이상), 공항시설중 여객터미널(연면적 1500㎡ 이상), 항만시설중 대합실(연면적 5000㎡ 이상), 도서관·박물관 및 미술관(연면적 3000㎡ 이상), 장례식장 및 찜질방(연면적 1000㎡ 이상), 대규모점포</td><td rowspan="2">0.05
이하</td><td rowspan="3">4.0
이하</td><td>500
이하</td><td rowspan="3">0.01
이하</td><td rowspan="2">0.06
이하</td></tr>
<tr><td>의료기관(연면적 2000㎡ 이상 또는 병상수 100개 이상), 국공립보육시설(연면적 1000㎡ 이상), 국공립 노인전문요양시설・유료노인전문요양시설 및 노인전문병원(연면적 1000㎡ 이상), 산후조리원(연면적 500㎡ 이상)</td><td>400
이하</td></tr>
<tr><td>실내주차장(연면적 2000㎡ 이상)</td><td>0.30
이하</td><td>1,000
이하</td><td>0.08
이하</td></tr>
</table>

비고: 휘발성 유기화합물(VOC)은 총휘발성 유기화합물(TVOC)을 말하며, 총휘발성 유기화합물의 자세한 정의는 법 제4조의 규정에 의한 실내공기질 공정시험방법에서 정한다.

4) 실내환경 유해인자가 건강에 미치는 영향

(1) 실내오염과 건강에 미치는 인자

① 오염물질의 상태

오염물질에 따라 다른 건강 영향을 일으킬 수 있지만, 실내환경의 경우 증상이 특정 오염물질에 의한 것이라고 환자나 의사에게 알려지지 않은 경우가 대부분이다.

② 노출경로

실내환경에서 유해인자에 노출될 수 있는 경로는 크게 세 가지로 호흡을 통한 노출, 섭취로 인한 노출, 피부흡수로 인한 노출이 그것이다. 세 가지 경로 중 가장 건강 장해가 큰 것은 폐를 통해 인체로 유해물질이 들어오는 호흡이고, 납과 같은 중금속 같은 경우는 섭취도 문제가 된다. 피부흡수는 일부 휘발성 물질에 직접 접촉되는 경우로서 일반적으로 실내환경에서 이로 인한 노출 가능성은 적은 편이다.

③ 노출인구

실내환경의 유해인자에 상대적으로 영향을 많이 받는 민감군인 어린이집단은 매우 중요하다. 첫째, 어린이 시설이 급증하고 있다. 보육시설은 여성의 능력개발과 사회참여 및 취업인구의 증가에 따라 1991년 영유아보육법이 제정된 후 점차 그 수가 증가하여 2006년 통계청 자료에 의하면 현재 보육시설의 수는 약 3만개에 이르고 있으며 보육시설에 다니는 어린이는 백만명에 이르고 있다.

둘째, 어린이들은 성인에 비해 다음과 같은 이유로 성인에 비해 환경영향을 더 받기 때문이다.

- 어린이는 신체발달과정에 있음으로 환경의 위험에 더 민감하다. 그들은 성장중에 급격한 변화를 겪으며, 신체 기관, 조직이 덜 발달해 있으며 면역시스템도 약하다.
- 어린이는 성인에 비해 단위 체중당 더 많은 양의 음식과 물, 그리고 공기를 먹고, 마시고 숨쉬게 된다. 따라서 단위 체중당 더 많은 오염물질이 체내에 들어온다.
- 어린이는 스스로의 방어능력이 부족하다. 또한 바닥을 기거나 흙을 갖고 놀이를 함으로서 성인과는 더 많은 다른 노출경로에 접하게 된다.

셋째, 어린이를 유해인자로부터 자유롭게 하는 것은 건강한 어린이가 미래의 기초이기 때문이다. 이들을 건전한 환경에서 자라게 하는 것은 현재 어린이의 건강보호와 건강한 미래세대를 준비하는 기초가 되며 다음 세대의 환경도 보호하는 것이다.

④ 영향이 나타나는 시간

실내오염은 오염물질, 노출경로, 노출시간, 나이, 생활습관 등 개인적인 인자에 따라 급성 또는 만성적 영향을 미칠 수 있는데 실내환경에서는 원인과 영향의 관계가 확정된 연구는 적다. 특히 낮은 농도에서 장기간 노출되고 다양한 오염물질에 노출되기 때문에 원인 규명이 쉽지 않은 문제가 있다.

(2) 인체에 미치는 영향

인체에 미치는 영향은 여러 가지가 알려져 있는데 호흡기계 암, COPD, 전염병, 면역학적 질환, irritation, 악취로 나눌 수 있다. 암은 실내의 여러 가지 물질이 관련되어 있는데, 간접흡연, 라돈, VOC, 석면 등이 잘 알려진 예이다. COPD도 간접흡연, VOC, 석면 같은 섬유물질이 관련이 있다. 다양한 미생물들은 전염병을 일으킬 수 있는데 감염이나 알레르기를 일으킴은 물론 독소를 생성시켜 건강에 영향을 미치기도 한다. 다양한 물질이 알레르기나 천식 등과 같은 면역학적 질환과 관련이 있는 데 한 가지 물질에 의한 경우도 있지만 다양한 물질에 노출되어 생기는 경우도 있다.

Irritation은 VOC, 미세먼지 등과 관련이 있으며 일부 가스물질도 자극을 일으키는 것으로 알려져 있다. 악취는 최근 중요한 부분으로 간주되고 있으며 건강영향에 대한 연구는 없지만 일상생활에 심각한 영향을 미칠 수 있다.

여러 종류의 건강 영향 중 가장 드물게 관찰되는 것은 암이지만 가장 두려워하는 질환이고 악취나 irritation은 가장 많은 사람에게 일어나기는 하지만 가장 두려워하지 않는 질환이다.

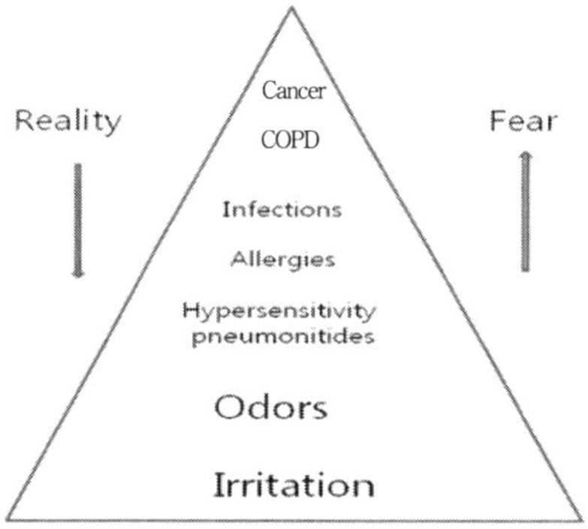

그림 3-6.

그 외에 실내환경이 인체에 미치는 영향은 인과관계가 비교적 잘 알려진 질환(실내환경관련)과 특정한 원인이 알려지지 않은 증상(빌딩 증후군)으로 나눌 수 있다.

① 실내환경 관련질환(Building-related Illness)

Hypersensitivity pneumonitis, Humidifier fever, 레지오넬라병이나 납중독과 같은 질환은 실내에 존재하는 특정 인자에 의해 발생되는 경우로 인과 관계가 잘 정립이 되어 있고 실내에 존재하는 오염원의 제거를 통해 관리할 수 있다.

표 3-14. 실내환경관련질환의 예

병	원인
Pontiac fever 잠복기가 36시간으로 감염율은 95~100%이고 급성 febrile, nonpneumonic illness	Legionella spp.(bacteria)
Legionnaire's disease 잠복기는 2~10일, 감염율은 2~7%이고 치명적인 bronchopneumonia	Legionella pneumophilia(bacteria)
Hypersensitivity pneumonitis 급성, 알레르기성 alveolitis,	Molds, bacteria, organix dusts, organic chemicals, metallic fumes, dusts, animal danders, aerosolized proteins
Hymidifier fever Hypersensitivity pneumonitis characterized by acute febrile attack accompanied by malaise, cough, and dyspnea. 만성적인 경우는 humidifier lung	Fungi, bacteria, protozoa, microbial endotoxin, arthropods

② 빌딩 증후군

빌딩 증후군은 밀폐된 실내 공간에서 오염된 공기로 인해 여러 가지 불특정한 증상이 나타나는 현상으로 거주 인구의 20% 이상에서 증상이 발생하고, 건물 밖으로 나가면 증상이 없어지는 경우에 해당된다. 대부분 원인을 알 수 없으며 흔히 발생하는 증상은 감기와 비슷하고, 목이 따갑고, 피곤하며, 두통, 건조한 피부, 가슴이 답답하고 열이 나는 것 같은 증상을 보인다. 표 3-15는 빌딩 증후군이 있는 건물에서 흔히 볼 수 있는 증상을 보여주는데 빌딩 증후군이 의심이 되는 건물 중에서 눈이 따가움이 발견되는 경우가 가장 많으며 목이 건조하거나 두통 등의 증상이 자주 발견된다.

최근 들어 천식·아토피 등 알러지 질환이 증가하고 있다. 천식의 발생기전은 아직

표 3-15. 빌딩 증후군이 있는 건물에서 흔히 볼 수 있는 증상과 빌딩 증후군이 의심이 되는 건물에서 그 증상이 발견된 비율

Symptom	% of buildings
Eye irritation	81
Dry throat	71
Headache	67
Fatigue	53
Sinus congestion	51
Skin irritation	38
Shortness of breath	33
Cough	24
Dizziness	22
Nausea	15

밝혀지지 않았지만 실내공기질과 밀접한 관계가 있는 것으로 알려져 있다. 실내공기 중 각종 유해물질이 원인으로 기여하고 있으나 예방대책은 아직까지 거의 없는 실정이다. 어린이의 호흡기계 질환의 발생은 일부 유전적인 요인도 있지만 대부분 환경적인 요인에 의한 것으로 알려져 있다. 호흡기계 질환을 초래하는 주요 원인은 간접흡연 등 화학적 요인과 곰팡이, 박테리아, 집진드기, 바퀴벌레 등 생물학적 유해인자가 있는데 어린이가 생활하는 가정은 물론 유아원, 놀이방, 유치원 등 유아교육시설 등에서 모두 노출된다. 특별히 호흡기계 질환 중 천식은 성인에 비해 어린이들에게서 보다 빈번하게 발생하는 것으로 알려져 있다.

IX. 물과 수질

1. 물과 건강

1) 물의 순환과 이용

물은 무한한 자원인 것 같지만 사실 물을 풍부하게 쓸 수 있는 지역도 한정되어 있다.

인공위성에서 찍은 지구의 사진을 보면, 지구가 아니라 수구라고 해야 할 만큼 온통 물바다이다. 지구의 수자원 총량은 약 1,44×10[18]ton으로 추정된다고 하며, 그중 97%가 지구 표면의 70%를 차지하는 바다에 있고, 3%만이 민물이다. 그 민물의 69%가 주로 남극의 얼음에, 30%가 지하수로 있고, 겨우 1%가 강, 호수, 대수층(帶水層, aquifer) 등을 이룬다. 그러므로 지구 전체 수자원의 0.03%만이 모든 육상 및 수중생물의 생명과 직결되어 있는 것이다.

지구에서 물의 일부는 대기에 수증기상태로 존재한다. 태양열과 대류로 인하여 매년 지구 표면에서 물의 0.033%가 증발한다. 물론 증발된 수증기는 다시 응축되어 비나 눈으로 떨어져 순환한다(water cycle by solar energy). 지구의 연간 강수량은 4.8×10[14]ton이다. 이러한 물의 순환은 대규모 순환과 소규모 순환으로 나누어진다. 대규모 순환은 해상에서 증발한 수증기가 강수가 되어 육지로 이동하며, 다시 지표수나 지하수를 통해 바다로 돌아가는 순환을 말하며, 육지에서의 증발이나 강수중 승화(sublimation) 등 국지적인 순환을 소규모 순환이라고 한다(그림 3-7).

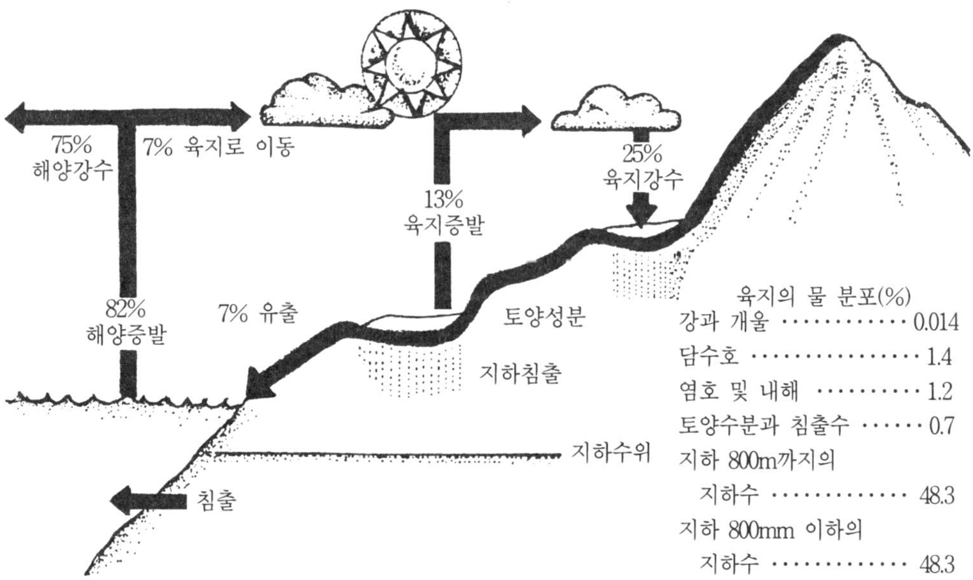

그림 3-7. 자연계에서 물의 순환

인구밀도 때문에 1인당 연간 평균 강수량(2,705m³)은 세계 평균(26,800m³)의 약 10% 밖에 되지 않는다. 사용가능한 수자원에 있어서도 우리나라의 연평균 강수량(1,283mm)은 세계평균(973mm)보다 30%가 많지만, 높은 우리나라는 1인 기준으로 1,550m³에 불과하기 때문에 '93년 국제인구행동연구소(PAI : Population Action International)에서는 물부족 국가군(國家群)으로 분류한 바 있다(표 3-16 참조).

표 3-16. 물 풍요·부족·기근 국가군 분류기준 및 현황

물 기근 국가군	연간 1인당 물 사용 가능량이 1,000m^3 미만 (만성적인 물 부족을 경험)	알제리, 바레인, 바베이도스, 부룬디, 카포베르데, 이집트, 이스라엘, 요르단, 쿠웨이트, 리비아, 몰타, 오만, 카타르, 사우디아라비아, 싱가폴, 튀니지, 아랍에미레이트연방, 예멘
물 부족 국가군	1,000~1,700m^3 (주기적인 물 부족을 경험)	벨기에, 코모로스, 키프러스, 아이티, 케냐, 모르코, 폴란드, 르완다. 소말리아, 남아프리카공화국, 영국, 한국
물 풍요 국가군	1,700m^3 이상 (지역적 물 문제만 경험)	미국, 일본, 캐나다 등 131개국

2) 물과 보건

물은 생명현상에 있어 필수적이다. 신체의 구성요소로서 뿐만 아니라 생리적 작용으로서 중요한 역할을 한다. 물은 체중의 약 60~70%를 차지하고 그중 40%는 세포 내에, 20%는 조직 중에, 5%는 혈액 내에 존재하여 신체 내의 각 세포의 형성과 활동을 유지한다. 또 식품의 소화, 영양의 흡수, 운반, 노폐물의 배설, 순환, 체온조절 등 생리 작용에 없어서는 안 될 중요한 존재로서, 인체 구성량의 10%를 상실하면 생리적 이상을 초래하고, 20%를 상실하면 생명을 잃게 된다.

성인이 생리 작용을 유지하기 위해서는 1일 2~3L(최소 1.5~2.0L)의 물이 필요하다. 따라서 위생적이고 안전한 물을 공급하는 것은 인체의 건강을 유지하는 데 필수적이며, 비위생적인 물은 건강장애를 일으킬 수 있다.

물을 매개로 하여 일어나는 건강 장애는 크게 두 가지 경우로 대별할 수 있다. 하나는 오염된 미생물에 기인하는 것이며, 다른 하나는 화학물질에 기인하는 것이다.

(1) 수인성 질병(waterborne disease)

물에 의해 전염되는 수인성 질병은 주로 소화기계 전염병이 대부분으로 장티푸스, 파라티푸스, 세균성 이질, 콜레라, 유행성 간염 등이 있는데, 물에 오염된 세균이나 바이러스 등이 생존 가능한 음식물을 통해서 인체에 감염되므로 물은 전염원으로 작용하게 된다. 그러나 수인성 질병의 병원체는 수중에서 그 수가 증가하는 것이 아니라 감소하는데, 그 이유는 ① 영양원의 부족, ② 잡균과의 생존경쟁, ③ 일광의 살균

작용, ④ 온도의 부적당 등에 기인한다.

수인성 전염병은 집단적 발생의 양상을 보이며 다음과 같은 특징이 있다.

① 유행지역과 음용수 사용지역이 일치한다.
② 환자가 집단적 또는 폭발적으로 발생한다.
③ 음용수 중에서 동일한 병원체를 검출할 수 있다.
④ 음용수의 사용을 중지하거나 개선하면 환자 발생률이 감소 내지는 중단된다.
⑤ 비교적 잠복기가 길고 치명률과 2차 김염률이 낮다.
⑥ 일반적으로 성별, 직업 및 연령에 차이가 없다.
⑦ 계절에 관계없이 발생하나 여름에 많다.

· 수도열(water fever)

수도열이라는 말은 Hannover fever라고도 하는데 이 말의 기원은 독일 Hannover시(1926년)에서 장티푸스 환자 2,500명이 발생하기 전에 그의 10배에 달하는 발열, 설사 환자가 발생했었는데, 이것은 장티푸스와 관계없이 대장균 및 잡균에 의해서 발생한 것으로 보며, 이와 같이 잡균이나 대장균에 의한 발열현상을 수도열이라 하였다.

(2) 기생충 질병

물과 관계되는 기생충 질병은 간디스토마, 폐디스토마, 주혈흡충 등과 회충, 편충 등도 수질오염으로 전파될 수 있다.

(3) 화학물질에 의한 중독

살충제나 제초제 등의 농약과 공업생산에 따른 유해물질 및 광산이나 토양 중에 함유되어 있는 각종 유독물질의 오염에 의한 건강장애가 최근에 와서 심각한 문제가 되고 있다. 유독물질로 중요한 것은 유기인이나 카바마이트계 농약, 페놀 등의 유기물질, 납, 수은, 카드뮴, 구리, 비소, 6가크롬 등의 중금속 및 도금폐수 중의 시안, 기타 방사성 물질 등이 있다. 또한 불소에 의한 반상치, 요오드 결핍이나 과다에 의한 갑상선 이상 등은 접촉 토양의 특성에 기인하여 발생한다.

특히, 최근에 물의 염소소독에 의하여 발생하는 THM(trihalomethane)은 발암물질이라는 점에서 문제가 되고 있다.

(4) 불소의 함량

음용수에 불소의 함량이 과다(1.5ppm 이상)할 때는 치아가 다갈색 또는 흑색 반점으로 되어 법랑질이 침식되는 반상치가 될 수 있고, 불소의 함량이 너무 적을 때(불소 기준 : 0.7~1.0ppm)는 치아우식증(충치)의 우려가 있으며 이러한 현상은 어린이에게 많이 발생한다.

(5) 기 타

그 밖에 수질오염은 생활환경의 악화, 음용수와 공업용수로서의 활용에 영향을 주고, 악취 및 가스발생, 해충의 서식 및 질병 발생원으로 작용한다.

· Mills-Reincke 현상 : 1893년 미국의 Mills는 강물을 그대로 음용수로 급수하고 있던 Massachusetts주의 Lawrence시의 수도에 여과지를 만들어 정화하여 급수한 결과 장티푸스의 발생이 감소할 뿐만 아니라 일반사망률이 격감하는 것을 보았고, 또 동년 Reincke도 Hamburg시의 수도로 사용된 Elbe강의 물을 콜레라 예방의 목적으로 여과 급수한 결과 일반사망률이 격감하는 것을 확인하였다. 그 후 Sedwick과 Mac Nutt에 의해서 Mills-Reincke 현상이라고 불리워졌다.

3) 수원(source of water)

용수량은 그 나라의 문화수준을 가늠하는 지표로 사용될 수 있다. 풍부한 수량, 양호한 수질 및 적당한 수압을 가진 수원은 용수를 공급하는데 필수적이다. 우리가 일상적으로 이용하는 물은 담수로서 우수, 지표수, 지하수 및 복류수 등으로 구분할 수 있으며 각각의 물리・화학적 성상은 약간씩 다를 수 있다.

(1) 우수(rain water)

우수는 지표나 해양 등에서 증발한 수증기가 응결하여 떨어진 것이다. 이 물 자체는 일종의 증류수로 불순물을 함유하지 않아 순수하며, 광물성 물질이 용해되어 있지 않은 연수로 세탁, 목욕 등에 좋다. 그러나 강하하는 도중에 공기 중의 여러 가지 불순물을 함유하거나 불용성의 먼지, 미생물 등을 함유하게 된다.

(2) 지표수(surface water)

지표수는 하천수(river water), 호수(lake water), 저수지수(reservoir water) 등을 말

하며 용수 및 상수원수로 가장 많이 이용되고 있다. 지표를 흐르기 때문에 지하수에 비하여 용존산소가 많으며 특징은 다음과 같다.

① 수온은 계절변화가 크다.

② 탁도, pH 등의 변화가 심하다.

③ Na, Mg, Ca, K 및 CO_2를 함유하고 있다.

④ 지하수에 비해 Mg, Ca 등이 적어 알칼리도 및 경도가 낮다.

⑤ 오염물질의 혼입으로 오염가능성이 크다.

⑥ 유입물질에 따라 각종 유독물질 등이 함유될 가능성이 크다.

특히, 지표수는 병원성 미생물 및 기타 유독물질에 오염되기 쉽기 때문에 수질이 악화되어 위생상의 문제를 발생시킬 우려가 있으므로 그 관리에 특별한 주의를 요한다.

(3) 지하수(ground water)

우수나 지표수가 지하에 침투하여 대수층에 저장된 것을 말한다. 지하수는 지하 7m 이내의 천층수(sub-surface water), 7m 이상의 심층수(ground water) 및 하천의 밑 부분이나 자가, 모래 등에 침투하여 존재한 복류수(river bed water) 등으로 나눌 수 있다.

지하수는 지표수에 비하여 유기물질이나 세균에 오염될 기회가 적기 때문에 수질이 양호하나 지하에 용존될 수 있는 무기물질을 많이 함유하게 되어 경도와 알칼리도가 높다.

복류수는 하천의 밑 부분이나 옆 부분이 자갈이나 모래인 경우, 그 부근 지층 내에 침투하여 존재하는 물인데, 지표수와 지하수의 성질을 모두 갖고 있으며, 지표수에 비해서 탁도가 낮고 수질이 양호하여 수원으로 이용되는 일이 많다.

(4) 해수(海水, sea water)

해수는 3%의 식염을 함유하고 있어 화학작용을 이용하여 음용수로 사용할 수 있으나 경비가 많이 든다. 선박, 군함 등에서 이용하고 있다.

4) 물의 자정작용

자연에 존재하는 모든 물은 각종 유기물이나 무기물, 그리고 각종 생물들에 의하여 오염되어 있다. 우수는 지상으로 내려오는 동안에 대기 중에 오염되어 있는 기체나 먼지 등에 의해 오염되고, 지표에 도달하면 인간의 생활용수, 공장폐수, 하수 등에 오염되며, 지하에 스며들면 각종 광물질이나 유기물, 무기물에 오염된다.

하수, 공장폐수 등 오염된 물은 방치하여 두면 일반적으로 점차 침전 분해하여 자연히 안정화된 자연수로 환원되는데, 이것을 물의 자정작용(self-purification)이라고 한다. 이것은 여러 현상이 복잡하게 작용하여 수행되는 것으로서 다음과 같은 작용으로 대별할 수 있다.

(1) 물리적 작용

물리적 작용 중 중요한 것으로는 희석, 침전, 폭기, 여과, 흡착 등의 물리적인 작용과 태양광선의 자외선에 의한 살균 작용 등이 있다.

(2) 화학적 작용

화학적 작용은 산화 작용과 환원 작용이 있으며, 그 외 응집 작용도 추가된다. 산화·환원 작용도 순수 화학적으로 수행되는 것이 아니고 대부분이 생물학적 산화·환원 작용으로 이루어진다.

(3) 생물학적 작용

하천수, 호수 등의 자정 작용을 보면 그 변화가 생물에 기인하는 것이 많다. 여러 가지 생물의 생존을 위한 호흡, 식균 작용 등을 통하여 수중의 물질이 산화·환원을 거쳐 안정된 물질이 되는데, 이것은 다시 생물체에 이용된다.

5) 먹는물 수질기준

우리나라 환경부령 제 261호로 개정 공포·시행하고 있는 「먹는물 수질기준 및 검사 등에 관한 규칙」에 의한 먹는물 수질기준 등은 다음과 같다.

(1) 미생물에 관한 기준

① 일반세균은 1mL 중 100CFU(Colony Forming Unit)를 넘지 아니할 것. 다만, 샘물의 경우에는 저온일반세균은 20CFU/mL, 중온일반세균은 5CFU/mL를 넘지 아니하여야 하며, 먹는샘물의 경우에는 병에 넣은 후 4℃를 유지한 상태에서 12시간 이내에 검사하여 저온일반세균은 100CFU/m를 넘지 아니할 것

② 총 대장균군은 100mL(샘물 및 먹는샘물의 경우에는 250mL)에서 검출되지 아니할 것.

③ 대장균·분원성 대장균군은 100mL에서 검출되지 아니할 것. 다만, 샘물 및 먹

는샘물의 경우에는 적용하지 아니한다.

④ 분원성 연쇄상구균·녹농균·살모넬라 및 쉬겔라는 250mL에서 검출되지 아니할 것(샘물 및 먹는샘물의 경우에만 적용한다)

⑤ 아황산환원혐기성포자형성균은 50mL에서 검출되지 아니할 것(샘물 및 먹는샘물의 경우에만 적용한다)

⑥ 여시니아균은 2L에서 검출되지 아니할 것(먹는물공동시설의 경우에만 적용한다)

(2) 건강상 유해영향 무기물질에 관한 기준

① 납은 0.01㎎/L를 넘지 아니할 것

② 불소는 1.5㎎/L(샘물 및 먹는샘물의 경우에는 2.0㎎/L)를 넘지 아니할 것

③ 비소는 0.01㎎/L(샘물의 경우에는 0.05㎎/L)를 넘지 아니할 것

④ 셀레늄은 0.01㎎/L를 넘지 아니할 것

⑤ 수은은 0.001㎎/L를 넘지 아니할 것

⑥ 시안은 0.01㎎/L를 넘지 아니할 것

⑦ 크롬은 0.05㎎/L를 넘지 아니할 것

⑧ 암모니아성 질소는 0.5㎎/L를 넘지 아니할 것

⑨ 질산성 질소는 10㎎/L를 넘지 아니할 것

⑩ 카드뮴은 0.005㎎/L를 넘지 아니할 것

⑪ 보론은 1.0㎎/L를 넘지 아니할 것

(3) 건강상 유해영향 유기물질에 관한 기준

① 페놀은 0.005㎎/L를 넘지 아니할 것

② 다이아지논은 0.02㎎/L를 넘지 아니할 것

③ 파라티온은 0.06㎎/L를 넘지 아니할 것

④ 페니트로티온은 0.04㎎/L를 넘지 아니할 것

⑤ 카바릴은 0.07㎎/L를 넘지 아니할 것

⑥ 1,1,1-트리클로로에탄은 0.1㎎/L를 넘지 아니할 것

⑦ 테트라클로로에틸렌은 0.01㎎/L를 넘지 아니할 것

⑧ 트리클로로에틸렌은 0.03㎎/L를 넘지 아니할 것

⑨ 디클로로메탄은 0.02㎎/L를 넘지 아니할 것

⑩ 벤젠은 0.01㎎/L를 넘지 아니할 것

⑪ 톨루엔은 0.7㎎/L를 넘지 아니할 것
⑫ 에틸벤젠은 0.3㎎/L를 넘지 아니할 것
⑬ 크실렌은 0.5㎎/L를 넘지 아니할 것
⑭ 1,1-디클로로에틸렌은 0.03㎎/L를 넘지 아니할 것
⑮ 사염화탄소는 0.002㎎/L를 넘지 아니할 것
⑯ 1,2-디브로모-3-클로로프로판은 0.003㎎/L를 넘지 아니할 것
⑰ 1,4-다이옥산은 0.05㎎/L를 넘지 아니할 것

(4) 소독제 및 소독부산물질에 관한 기준(샘물·먹는샘물·먹는해양심층수 및 먹는물 공동시설의 물의 경우에는 적용하지 아니한다)

① 잔류염소(유리잔류염소를 말한다)는 4.0㎎/L를 넘지 아니할 것
② 총트리할로메탄은 0.1㎎/L를 넘지 아니할 것
③ 클로로포름은 0.08㎎/L를 넘지 아니할 것
④ 브로모디클로로메탄은 0.03㎎/L를 넘지 아니할 것
⑤ 디브로모클로로메탄은 0.1㎎/L를 넘지 아니할 것
⑥ 클로랄하이드레이트는 0.03㎎/L를 넘지 아니할 것
⑦ 디브로모아세토니트릴은 0.1㎎/L를 넘지 아니할 것
⑧ 디클로로아세토니트릴은 0.09㎎/L를 넘지 아니할 것
⑨ 트리클로로아세토니트릴은 0.004㎎/L를 넘지 아니할 것
⑩ 할로아세틱에시드(디클로로아세틱에시드와 트리클로로아세틱에시드의 합으로 한다)는 0.1㎎/L를 넘지 아니할 것

(5) 심미적 영향물질에 관한 기준

① 경도(硬度)는 300㎎/L(먹는샘물의 경우 500㎎/L)를 넘지 아니할 것. 다만, 샘물의 경우에는 적용하지 아니한다.
② 과망간산칼륨 소비량은 10㎎/L를 넘지 아니할 것
③ 냄새와 맛은 소독으로 인한 냄새와 맛 이외의 냄새와 맛이 있어서는 아니될 것
④ 동은 1㎎/L를 넘지 아니할 것
⑤ 색도는 5도를 넘지 아니할 것
⑥ 세제(음이온 계면활성제)는 0.5㎎/L를 넘지 아니할 것. 다만, 샘물 및 먹는샘물의 경우에는 검출되지 아니하여야 한다.

⑦ 수소이온 농도는 pH 5.8 이상 pH 8.5 이하이어야 할 것
⑧ 아연은 3㎎/L를 넘지 아니할 것
⑨ 염소이온은 250㎎/L를 넘지 아니할 것
⑩ 증발잔류물은 500㎎/L를 넘지 아니할 것. 다만, 샘물의 경우에는 적용하지 아니하며, 먹는샘물의 경우에는 미네랄 등 무해성분을 제외한 증발잔류물이 500㎎/L를 넘지 아니하여야 한다.
⑪ 철은 0.3㎎/L를 넘지 아니할 것. 다만, 샘물의 경우에는 적용하지 아니한다.
⑫ 망간은 0.3㎎/L(수돗물의 경우 0.05㎎/L)를 넘지 아니할 것. 다만, 샘물의 경우에는 적용하지 아니한다.
⑬ 탁도는 1NTU(Nephelometric Turbidity Unit)를 넘지 아니할 것. 다만, 수돗물의 경우에는 0.5NTU를 넘지 아니하여야 한다.
⑭ 황산이온은 200㎎/L를 넘지 아니할 것
⑮ 알루미늄은 0.2㎎/L를 넘지 아니할 것

(6) 수질검사의 횟수

광역상수도 및 지방상수도의 경우, 정수장에서 다음 기준에 의한 수질검사를 실시하여야 한다.

① 별표 1 중 냄새, 맛, 색도, 탁도(濁度), 수소이온 농도 및 잔류염소에 관한 검사: 매일 1회 이상
② 별표 1 중 일반세균, 총 대장균군, 대장균 또는 분원성 대장균군, 암모니아성 질소, 질산성 질소, 과망간산칼륨 소비량 및 증발잔류물에 관한 검사: 매주 1회 이상. 다만, 일반세균, 총 대장균군, 대장균 또는 분원성 대장균군을 제외한 항목에 대하여 지난 1년간 수질검사를 실시한 결과 별표 1에 따른 수질기준의 10퍼센트[정량한계치(「환경분야 시험·검사 등에 관한 법률」 제6조 제1항 제6호에 따른 환경오염공정 시험기준으로 검출할 수 있는 최저농도를 말한다. 이하 같다)가 수질 기준의 10퍼센트를 넘는 항목의 경우에는 그 항목의 정량한계치]를 초과한 적이 없는 항목에 대하여는 매월 1회 이상
③ 별표 1의 제1호부터 제3호까지 및 제5호에 관한 검사: 매월 1회 이상. 다만, 일반 세균, 총 대장균군, 대장균 또는 분원성 대장균군, 암모니아성 질소, 질산성 질소, 과망간산칼륨 소비량, 냄새, 맛, 색도, 수소이온 농도, 염소이온, 망간, 탁

도 및 알루미늄을 제외한 항목에 대하여 지난 3년간 수질검사를 실시한 결과 별표 1에 따른 수질기준의 10퍼센트(정량한계치가 수질기준의 10퍼센트를 넘는 항목의 경우에는 그 항목의 정량한계치)를 초과한 적이 없는 항목에 대하여는 매 분기 1회 이상

④ 별표 1의 제4호에 관한 검사 : 매 분기 1회 이상. 다만, 총 트리할로메탄, 클로로포름, 브로모디클로로메탄 및 디브로모클로로메탄은 매월 1회 이상

(7) 상수의 수질기준(허용량) 및 위생학적 의의

① **색도** : 물의 색은 미생물이나 플랑크톤의 번식, 용해성 물질, 콜로이드성 물질, 오수, 공장 폐수의 혼입에 의해서 나타난다. 상수도의 경우는 철, 아연, 동 등의 금속이 용입되는 수가 많다. 색도란 물의 색의 정도를 표시하는 것으로, 증류수 1l중에 염화백금 표준원액 1ml(백금 1mg을 함유한다)를 함유할 때에 나타나는 색도를 1도(ppm)라 한다.

② **탁도** : 물이 탁하게 되는 것은 토사(土砂) 등의 부유 물질이나 용존 물질의 화학적 변화에 의한 것이다. 탁도란 물의 탁한 정도를 표시하는 것으로 증류수 1l 중에 백도토(kaolin) 1mg을 함유할 때의 탁도를 1도라 한다.

③ **취기** : 물의 냄새는 오수・공장폐수 등의 혼입, 철관 내면의 도장과 녹, 이끼・플랑크톤의 번식과 세균류의 이상 발생, 접촉 토양의 특성, 염소 소독처리 등에 기인한다.

물의 취기의 종류에는 방향(芳香), 토취(土臭), 어취(魚臭), 오니취(汚泥臭), 황화수소취 그 밖에 특수한 물질에 의한 냄새 등으로 되어 있다.

이러한 취기는 대개 물의 저온에서는 취기가 적거나 없으며, 온도가 높아졌을 때 비로소 취기를 느끼는 것이 보통이다. 따라서 물의 취기는 실온(15~20℃)에 있어서의 취기와 40~50℃로 데워졌을 때의 취기와의 양측을 검사하는 것이다. 즉, 검수 약 100ml를 유리병에 넣어 가볍게 마개를 막고 40~50℃로 가온한 다음 뚜껑을 열면서 즉시 냄새를 맡았을 때 냄새(염소 냄새는 제외)가 나서는 안된다.

④ **맛** : 물의 이미(異味)는 접촉 토양의 특성이나 염분에 의한 경우도 있지만 오수 및 공장폐수의 혼입, 플랑크톤의 번식, 세균류의 이상 발생, 철판 내면의 녹 등에 의할 때도 있다. 너무 저온에서는 정확한 물의 미각을 알 수 없으므로 검수

100ml를 취하여 실온(15~20℃)에 두었다가 그 맛을 보며, 다음에 40~50℃로 가온하여 맛의 유무를 검사한다. 물맛의 종류는 단맛, 신맛, 짠맛, 쓴맛 등으로 구별된다.

물론 물맛의 시험은 병원균이 존재할 우려가 없는 물에 대해서 실시하는 것이며, 세균이 존재할 우려가 있을 때에는 10분간 끓인 시료에 대해서 시행한다.

⑤ pH값 : 물의 pH는 일반적으로 용존하고 있는 유리탄산과 탄산염과의 농도에 따라서 산성, 중성, 알칼리성으로 정해진다. 지표수는 CO_2가 적으므로 알칼리성이고 지하수는 CO_2가 많이 함유되어 약산성이 되는 수가 많아 pH는 보통 7.0(6.0~8.0) 전후이다.

⑥ 용존산소(dissolved oxygen, DO) : 수중에도 산소가 있다. 즉, 용존산소란 수중에 용해되어 있는 산소를 말한다. 용존산소의 양은 기압이나 수온에 따라서도 차이가 생긴다. 예컨대 기압 760mmHg(1기압)인 대기 중 산소가 20.9%일 때, 수중의 포화용존 산소량은 0℃에서 14.62ppm, 25℃에서 8.38ppm, 30℃에서 7.63ppm이다. 즉, DO량은 수온이 하강함에 따라 증가한다. 또한 오염된 수중에서는 미생물 등으로 인해서 그 산소 소비량이 많아지므로 산소의 함유량이 적어지고 물이 청순할수록 그 온도에 있어서의 산소는 포화량에 가깝게 함유된다. 즉 물이 청순할수록 산소의 함유량이 많아지고 오염이 없다.

⑦ 생물화학적 산소요구량(biochemical oxygen demand, BOD) : 수중의 오염원이 될 수 있는 유기물질이 여러 가지 미생물에 의해 산화분해(주로 무기성의 산화물과 가스체가 된다)되어 보다 안정된 물질로 이행한다. 이때에 소비되는 산소의 양을 BOD라고 하며 mg/l(ppm)으로 표시한다.

⑧ 암모니아성 질소(ammonia nitrogen, NH_3-N) : 암모니아성 질소는 암모늄염을 그 질소량을 가지고 표시한 것이다. 수중의 유기성 물질(하수, 공장폐수, 분뇨 등)이 분해할 때 미생물에 의해 단백질의 분해가 촉진되어 NH_3가 형성되는 것으로서, 물의 오염을 추정하는 유력한 지표의 하나로 삼는다. NH_3가 검출되었을 때의 위생학적 의의는 유기성 물질이 오염된 지 시간이 얼마 경과되지 않았다는 것을 의미하여, 분변 오염을 의심할 수 있기 때문이다. 그러나 단순히 접촉토양의 특성 때문인 경우도 있다.

⑨ 아질산성 질소(nitrite nitrogen, NO_2-N) : 아질산성 질소는 아질산염을 그 질소량을 가지고 표시한 것이다. 수중의 아질산성 질소는 수로 분뇨 하수 등의 혼

입에 의한 NH_3-N의 산화 등에 의하여 생기는 것으로 NH_3-N과 같이 오염 감식의 유력한 지표의 하나가 된다. NO_2-N의 발생은 분뇨, 동물의 시체 기타의 오염에 의한 것이다.

⑩ **질산성 질소**(nitrate nitrogen, NO_3-N) : 질산성 질소는 질산염을 그 질소량을 가지고 표시한 것이다 수중의 NO_3-N은 여러 가지 질소화합물이 산화되어 생긴 최종 산화물이므로 오염된지 오래 동안 경과됨을 의미하며, NO_3-N이 다량 존재한다는 것은 그 원인인 암모니아성 질소, 아질산성 질소, 유기성 질소화합물과 관련되어 있어 위생학상 주의를 요한다. 즉, 질산성 질소를 많이 함유한 물 또는 음식을 먹으면 영유아에 메트헤모글로빈혈증(methemoglobinemia)을 일으켜 이른바 blue baby(청색증 아이)질환이 발생되는 수도 있으며 때로는 사망을 초래하기도 한다.

상술한 각종의 유기성 질소가 음료수에 검출되었을 때의 위생학적 의의는 그 성분 자체의 유독성보다 음료수 오염의 지표가 된다는 점이다.

⑪ **염소이온**(chloride ion, Cl^-) : 수중에 녹아 있는 염화물 중에 염소를 말한다. 자연수는 대체로 염소이온을 함유하고 있는데 이것은 대부분이 접촉 토양의 특성에 의한 것이다. 특히, 해안지대는 해수의 영향이 크다. 이 밖에 하수, 공장폐수, 분뇨 등의 혼입에 의해서 염소이온이 증가하므로 오염의 한 지표가 된다.

⑫ **과망간산칼륨 소비량** : 수중에서 산회되기 쉬운 유기성 물질에 의해 소비되는 과망간산칼륨의 양을 말한다. 즉, 음용수의 $KMnO_4$ 소비량은 음용수에 유입된 유기성 물질에 좌우되며, $KMnO_4$의 소비량이 많을수록 유기물 오염이 많이 된 것을 의미한다.

산화되기 쉬운 물질은 주로 유기성 물질인데 이 밖에 제1철염, 아질산염, 황하물 등의 환원물질에 의해서도 $KMnO_4$가 소비된다. 따라서 $KMnO_4$ 소비량은 하수, 공장폐수, 분뇨 등 유기성 오염물의 혼입에 의하여 증가되므로 $KMnO_4$ 소비량은 오염의 한 지표가 된다. 그러나 오염되지 않은 물질이라도 접촉토양의 특성으로 $KMnO_4$ 소비량이 많은 것도 있다.

⑬ **잔류염소**(residual cholorine) : 염소 소독하였을 때 수중에 잔존하는 유리 유효염소(유리 잔류염소) 및 Chloramine과 같은 결합형 유효염소(結合形 有效鹽素)를 말한다. 살균력은 유리 유효염소가 결합형 유효염소보다 강하다. 물의 염소요구량(鹽素要求量, chlorine demand)이란 수중의 유기물질을 산화시키는데 필요한

염소의 양을 말한다. 수중에 잔류염소가 있으므로 해서 수도관의 파손 등으로 오염될 수 있는 미생물을 소독할 수 있고 급수전에서 나온 물에 스며들어 오염되는 미생물도 어느 정도 소독할 수 있다. 따라서 잔류염소의 존재의 의의가 여기에 있다.

보통 급수전에서 유리 잔류염소가 0.2ppm(0.2mg/l), 또는 결합 잔류염소가 0.4ppm이면 일반 세균은 대부분 사멸되나, 병원성 미생물의 오염 또는 오염의 의심이 있을 때는 유리 잔류염소가 0.4ppm 혹은 결합 잔류염소가 0.8ppm 이상이어야 사멸된다. 따라서 우리가 음용하고 있는 물은 보통 급수전에서 유리 잔류염소가 최소한 0.2ppm이 되도록 함을 원칙으로 한다. *Entameba histolytica*의 Cyst와 epidemic hepatitis를 일으키는 virus는 유리 잔류염소가 50~100ppm이어야 사멸되나 사실상 이 농도의 염소량은 인체에 위험하므로 사용하지 못한다.

⑭ 경도(hardness) : 물이 경(硬)하면 물맛이 나쁘고, 비누의 거품이 일어나지 않으며, boiler pipe의 내측에 결석(sacle)이 생겨 폭발사고가 발생하는 수도 있어 공업용수로서의 피해가 막대하다.

경도에는 물이 석회암 내로 흐를 때 용입된 Ca과 Mg이 주로 작용을 하는데, 일반적으로 Ca, Mg의 중탄산염[$Ca(HCO_3)_2$, $Mg(HCO_3)_2$], 탄산염($CaCO_3$, $MgCO_3$), 황산염($CaSO_4$, $MgSO_4$)의 형식으로 유입되는 것이 보통이다.

Ca 또는 Mg의 중탄산염과 같은 것을 함유하는 경수는 끓이면 경도가 저하되어 연수(軟水)로 되는 까닭에 이것을 일시적 경수라 하고, Ca 또는 Mg의 황산염, 질산염, 염화물 등을 함유하는 물은 끓여도 경도가 저하되지 않는 까닭에 영구적 경수라고 한다. 이 양자의 경도를 총칭하여 총경도 또는 단순히 경도라고 부른다. 경도는 나라에 따라서 단위가 다른데, 우리나라에서는 일반적으로 독일 단위가 사용되다. 즉, 물 100ml 중에 CaO 1mg이 함유될 때의 경도를 1도라고 한다. 바꾸어 말하면 10ppm(10mg/l)의 CaO량이 경도 1도이다. 따라서 물의 경도 결정은 산화칼슘(CaO)으로 한다.

⑮ 철(iron, Fe) : 철은 수중에 중탄산염으로 되어 있을 때가 많다. 따라서 수산화철, 산화철로서 존재하는 일도 많다.

수중의 철은 주로 접촉토양의 특성에 의하지만 그 밖에 철광 광산 및 공장폐수 등의 그 원인이 되는 수도 있어 오염의 지표가 되는 것이다. 수중에 함유된 철분을 제거하는 방법으로는 침전시에 의한 폭기법이 적당하나.

⑯ 유기인(organic phosphoric compounds) : 유기인의 대표적인 것이 Parathion(diethyl-p-thiophosphate)인데, 이것은 벼, 보리, 과실, 야채 등 농산물의 해충 구제에 사용되는 농약의 일종이다. 또한 유제(乳劑), 분제(粉劑), 수화제(水和劑) 등으로 제조하여 사용하며, 살포한 지역의 수중에서 검출되는 수가 있다.

Parathion은 체중 1kg당 5~10mg을 섭취하면 중독을 일으킬 수 있다. 인체 1일 허용 섭취량은 동물에 있어서의 50% 치사량(LD_{50})의 1/100 이하로 규정되어 있으므로, 성인(50kg 체중) 1일 섭취량은 5mg×50×1/1,000=0.25mg 이하라야 한다. 하루에 물의 섭취량이 2.5l라 한다면 허용 한도는 0.1ppm이다. 그러나 현행 수질기준은 0.06ppm으로 정해져 있다.

⑰ 일반 세균수 : 물의 일반 세균수란, 검수 1ml 중에 함유된 균수로서 보통 한천배지에 집락을 형성할 수 있는 세균의 총수를 말한다. 오염을 받은 물은 일반 세균수가 증대되나 일반 세균 자체가 유해한 것은 아니다. 즉, 일반 세균수가 많다고 해서 보건학상 의의가 큰 것은 아니며 항상 대장균군의 존재가 중요시되고 있다.

⑱ **대장균군** : 대장균군은 그람 음성의 무아포성의 단간균(短桿菌)으로 유당을 분해하여 산과 가스를 형성하는 모든 호기성 또는 통성혐기성의 균을 말한다. 즉, 여기에서의 대장균군은 coli-aerogenes group인데 *Escherichia coli*와 *Aerobacter aerogenes*가 여기에 포함되어 있다. *Escherichia coli*와 흡사한 성상(성질)을 가진 것인데, 장관 내에서도 볼 수 있지만 장관 외의 곡물, 토양 중에도 많이 볼 수 있기 때문에 그 유래를 감별하기 어렵다. 하여튼 대장균군은 인축의 장관 내에 생존하고 있는 균이므로 분변성 오염의 지표가 되는 것이다. 즉, 대장균군의 시험법은 물의 분변성 오염의 유무를 아는 직접적인 시험법으로 실시하는 것이며 위생학적 수질 시험법(음용수 오염의 지표로 하는 세균) 중 가장 중요한 것이다. 따라서 이를 시험하는 중요한 이유(의의)는 대장균 자체가 직접 유해한 것은 아니지만 대장균을 저항성이 병원균과 동등 또는 그 이상으로 강하고, 그 분포가 언제나 오염원 특히 인축의 분변과 공존하며, 검출법이 간편하고 확실하며, 아울러 대장균이 검출이 다른 유독 병원균의 존재 가능성을 시사해 주기 때문이다.

대장균지수(coli index)는 그 물에서 대장균 군을 검출할 수 있는 최소검수량의 역수로서 표시된다. 예컨대 10ml 양성이라 함을 대장균지수 0.1을 말하는 것이다.

대장균군의 정량시험은 검수의 동일 희석도의 것을 여러 개씩 유당 부이용 발효관에 이식하여 각각에 대한 추정·확정 완전 시험을 하여 대장균군의 유무를 정하고 이것에 따라 확률론적으로 대장균군의 수치를 산출하여 이것을 최확수(最確數, most probable number, MPN)로 표시한다. 즉, MPN이란 점수 100ml 중에 대장균군 수가 몇인지 이론상 가장 가능성이 있는 수치를 말한다. 예컨대 대상균군의 MPN지가 100이라면 물 100ml 중에 대장균군이 100이 있다는 것을 의미한다.

대장균 검사에 있어서는 검수 100ml씩의 5본이 전부 음성이어야 하는데, 만일 5본 중 1본이 양성일 때에는 연속 10회(5본×10=50본) 이상의 검사성적 중 양성률이 10%(예컨대 50본 중 5본)를 넘지 않을 경우 음용으로서 지장이 없다고 본다. 상수 중에 세균 특히 대장균을 검사하는 데는 membrane fillter법을 사용하면 쉽게 정량할 수 있다.

⑲ **오염성 생물**: 물이 오염되면 유기성 물질, 세균 등이 증가하는 까닭에 이것을 영양원으로 하는 생물, 즉 분해적 역할을 하는 원생동물이 증가한다. 이에 반하여 합성적인 역할을 하는 식물계에는 오염에 따라서 감소하게 된다. 이러한 염수 생물계에 존재하는 경향을 이용하여 생물학적 오염도(biological index of water pollution, BIP)가 확립되었다(물의 자정작용 참조).

따라서 BIP가 증가하면 유기물질, 세균이 많다고 할 수 있으므로 오염의 지표가 되는 것이다. 물의 오염도가 커질수록 유엽록체 생물(A치)은 감소하고 무엽록체 생물(B치)은 증가하는 관계로 B/(A+B)×100치는 오염의 증대와 더불어 커져서 오염도를 잘 표현한다. 정량에는 1ml 중의 생물수를 구한다. BIP치와 오염도와의 관계는 표 3-17과 같다.

표 3-17. BIP와 오염도의 관계

BIP	오염도
0~8	청수
8~20	오염 의심
20~60	오염수
60~100	현저한 오염수

2. 상수처리 및 수영장 위생

1) 상수처리

19세기가 되어서야 본격적인 물의 처리 방법이 도입되었으며 일부 도시에서 공공용수의 공급을 위한 물의 처리 시설이 나오게 되었고, 19세기 말에 이르러서는 공공용수의 여과처리가 실시되었다. 20세기에 들어와서 전염병의 세균이론(germ theory)이 받아들여짐에 따라 공공용수의 살균이 실시되었다. 초기에는 표백분과 차아염소산이 살균에 이용되었고, 1910년경부터 염소를 이용한 본격적인 처리가 시행되었다.

(1) 급수시설

① 도 수

수원이 멀리 떨어져 있을 때, 물을 정수지까지 도수로에 의해 끌어오는 것을 말한다.

② 정 수

정수장에서 물을 깨끗하게 하는 과정이며 침전, 폭기, 여과, 소독의 순서로 실시한다.

침전(보통침전, 약품침전) → 폭기(CO_2, CH_4, H_2S 등과 O_2의 교환) → 여과(완속사여과, 급속사여과) → 소독(세균제거)

③ 송수, 배수, 급수

정수장에서 송수로를 통해 배수지까지 끌어가고, 배수지에서 각 가정으로 송수, 배수 또는 급수한다. 배수는 공도하(公道下)의 상수도까지를 말하고, 각 가정 부담의 관으로 보내는 과정을 급수라고 한다(그림 3-8).

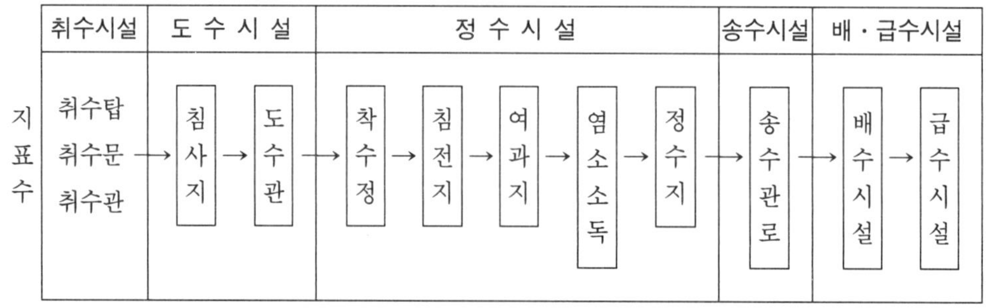

그림 3-8. 지표수를 수원으로 한 상수도의 일반적 계통

(2) 물의 정수

물의 정수작용은 자정작용에 의해서도 일어나지만 인공적인 정수법은 침전(sedimentation), 여과(filtration), 소독(disinfection)의 순서로 실시한다. 그러나 수원의 종류와 목적에 따라 경수연화법, 생물제거법, 철제거법, 망간제거법 등의 특수 정수법에 의한 처리가 필요할 때도 있다.

① 침전(sedimentation)

침전에는 응집제를 가하지 않고 수중 미생물의 flock현상을 이용한 보통침전(plain sedimentation)과 화학적 응집제를 이용하여 응집한 후에 침전하는 약품침전(chemical sedimentation)이 있다. 보통침전은 침전 시간이 많이 소요되는 반면에 약품침전을 시간이 짧으므로 대도시에서는 주로 약품침전이 이용된다.

㉠ **보통침전법** : 완속사 여과지를 가진 정수장에서 이용되는 것으로 유속을 느리게 하거나 침전지 내에서 정지 상태로 두면, 물보다 비중이 무거운 부유물은 전부 침전되어 색도, 탁도, 세균 등의 감소가 일어나도록 한 것이다.

㉡ **약품침전법** : 급속사 여과지를 가진 정수장에서 사용되는 것으로 물에 응집제를 주입하여 부유물을 불용성 응집물인 flock을 형성하게 하여 침전효과를 높인다. 응집제로서는 황산반토, 염화제이철, 황산제일철, 황산제이철, 알루미늄산소오다 등이 사용되며, 약품의 양은 보통 5~35ppm으로서 오니 제거장치가 있을 때는 4~5시간 처리하고, 오니 제거장치가 없으면 6~9시간이 필요하다.

② 여과(filtration)

㉠ 완속사 여과법(slow sand filtration)

영국의 James Simpson이 런던에서 Thames 강물을 완속사 여과법에 의해서 최초로(1829) 처리하였기 때문에 영국식 여과법이라고도 한다.

ⓐ **완속사 여과지** : 여과지 제일 윗층에 모래(직경 : 0.25~0.3mm)를 60~90cm 깔고, 굵은 모래, 작은 자갈, 큰 자갈을 각각 10~15cm 두께로 깔며, 최하층에는 둥근 돌을 20~30cm 빈틈없이 깐다.

ⓑ **생물막(여과막)** : 원수를 여과하면 부유물이 세사층 상부에 남게 되어 colloid상의 막이 되는데. 이 막은 주로 생물이기 때문에 여과막(dirt cover)이라고도 한다. 이 여과막은 두꺼울수록 좋은 여과효과를 가져오며 여과속도는 떨어지게 된다.

ⓒ **여과막의 제거** : 여과막이 너무 두꺼워져 여과 속도가 떨어지면 1~2cm 의 사면을 대치하는 작업에 의하여 여과막을 제거하게 되는데, 계속적인 여과 작업을 위하여 여분의 여과지가 필요하다.

ⓓ **여과속도와 사용일수** : 여과 속도는 일반적으로 3m(6~7m)/일이며, 1회 사용 일수는 1~2개월이지만, 원수가 깨끗하면 5~6개월까지도 사용할 수 있다(그림 3-9).

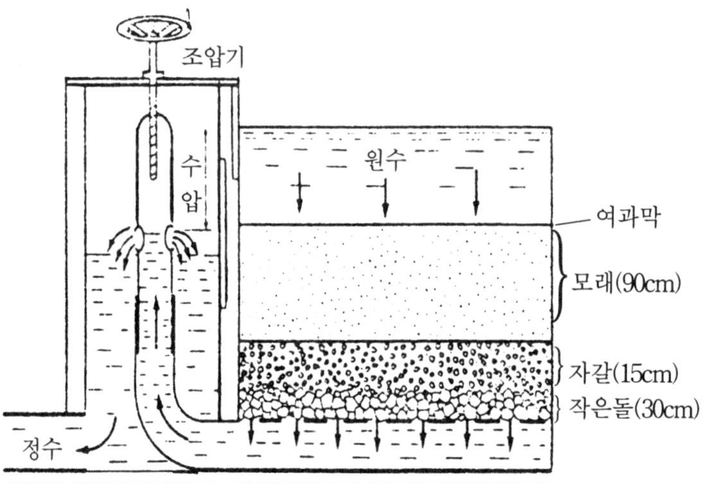

그림 3-9. 완속사여과지

ⓛ 급속사 여과법(rapid sand filtration)

1872년 미국에서 처음으로 시작된 것이기 때문에 미국식 여과법이라고도 한다.

ⓐ **급속여과지** : 완속여과지보다 큰 유효경 0.45~0.7mm의 모래를 사용하며 모래층의 두께는 60~70cm가 적당하다. 그리고 그 밑의 자갈층은 모래가 침입하지 않도록 상부에 세립자의 자갈을 깔고 하층으로 갈수록 큰 자갈순으로 깔아준다. 급속여과지는 여과 막이 빨리 두터워지므로 보통 1일 1회 역류 세척(back washing)한다(그림 3-10).

ⓑ **여과 속도** : 여과 속도로 적당한 것은 120~150m/1일로 완속여과의 40배 정도이다.

ⓒ **급속여과의 장점** : 수원의 탁도·색도가 높거나, 조류·철분량 등의 많을 때 적당하며, 추운 지방이나 대도시에서 이용하기 적당하다.

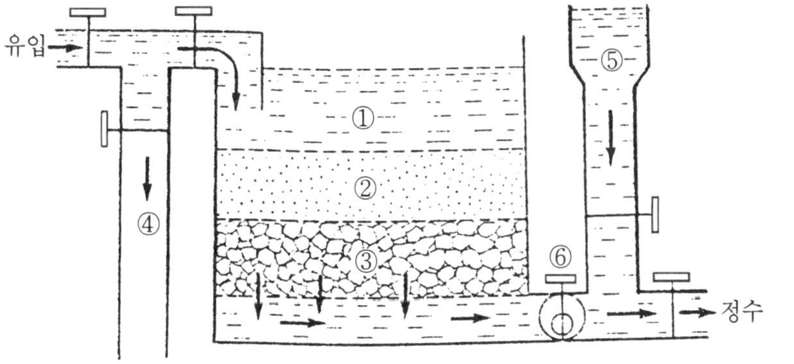

① 원수 ② 모래층 ③ 작은 돌층 ④ 하수 ⑤ 역류세척수 ⑥ 모터

그림 3-10. 급속사여과지

표 3-18. 완속사 여과법과 급속사 여과법의 비교

구분	완속사 여과법	급속사 여과법
침전법	보통침전법	약품침전법
생물막 제거법	사면대치	역류세척
여과 속도	3m(6~7)/day	120m/day
1회 사용 일수	20~60일(1~2개월)	12시간~2일(1일)
탁도, 색도가 높을 때	불리하다	좋 다
이끼류가 발생되기 쉬운 장소	불리하다	좋 다
수면이 동결되기 쉬운 장소	불리하다	좋 다
면 적	광대한 면적이 필요	좁은 면적도 가능
비 용	건설비가 많이 들고, 경상비는 적게 든다	완속사 여과법과 반대
세균 제거율	98~99%	95~98%

③ 소독(disinfection)

상수의 처리 과정 중 원수가 깨끗하면 침전이나 여과를 생략할 수도 있으나 소독을 제외할 수는 없다. 일반적으로 침전지와 여과지를 거치는 동안 원수 중에 세균이 65~99% 제거되지만 소독을 하여야만 한다.

물을 소독하는 방법은 다양해서 열처리법, 자외선소독법, 오존소독법 등이 있지만, 상수 소독에는 염소소독(chlorination)을 주로 하게 된다. 염소소독을 실시하여 수중에 잔류염소(residual chlorine)를 유지시킴으로써 수도관의 누수 또는 불완전한 급배수 시설에 의하여 발생될지도 모르는 오염에 대해서 안전을 확보한다는 의미를 지니게 된다.

㉠ 염소소독(chlorination)

염소는 살균효과가 좋고 잔류효과가 있으며, 조작이 간편하고 경제성이 있으므로 광범위하게 이용되고 있다. 염소계의 소독제로서는 염소, 이산화염소 및 표백분 등이 사용된다. 이 중 상수도에서 가장 많이 사용되는 것은 액체염소(염소를 0℃, 4기압에서 액화시킨 것)이다.

「수도시설의 청소 및 위생관리 등에 관한 규칙(2008, 환경부령 제289호)」에서는 수도꼭지의 먹는물 유리잔류염소가 항상 0.1밀리그램/리터(결합잔류염소는 0.4밀리그램/리터) 이상이 되도록 할 것. 다만, 병원성미생물에 의하여 오염되었거나 오염될 우려가 있는 경우에는 유리잔류염소가 0.4밀리그램/리터(결합잔류염소는 1.8밀리그램/리터) 이상이 되도록 할 것 등을 요구하고 있다. 수도수에는 액화염소 또는 이산화염소(ClO_2)를 사용하고, 공동급수 시설에는 표백분($Ca(OCl)_2$)을 사용한다.

염소의 살균효과는 그 화학반응을 지배하는 요소인 농도, 반응 시간, 온도, pH 및 수량에 따라 좌우된다. 온도, 반응 시간, 염소의 농도가 증가하면 살균효과는 증가한다. 그리고 염소는 수중에서 가수분해하여 염산과 차아염소산(HOCl)이 되고, 이 때 생성된 HOCl과 OCl^-를 유리 유효염소(free available clorine)라 하는데, 살균력을 지배하는 치아염소산은 pH 3~6에서 많고, pH 7 이상에서는 OCl^-가 많다.

$$Cl_2+H_2O \leftrightarrow HCl+HOCl$$

$$HOCl \leftrightarrow H^++OCl^-$$

HOCl이나 OCl^- 모두 살균력은 있으나 HOCl이 살균력이 큰데 pH 10상태에서는 pH 5일 때보다 150배의 염소량을 주입하여야만 살균효과를 볼 수 있다.

㉡ 불연속점 염소처리(break point chlorination)

순수한 물에 염소를 주입하면 그림 3-11에서 a직선과 같이 잔류염소량은 염소주입량에 정비례하여 증가한다. 그러나 물에 ammonia와 같은 것이 함유된 때는 곡선 b와 같이 증가한 잔류염소가 어느 점에서 하강하기 시작하여 잔류염소가 0에 가깝게 내려갔다가 다시 증가하는데 이 곡선 중에서 결합형 잔류염소의 최하강점을 불연속점(不連續點, break point)이라고 한다.

염소가 유기물과 접촉하면 살균력이 소모되므로 계속적인 소독 기능을 위해서는 여분의 잔류염소가 필요하다. 송수, 배수, 급수 및 사용 과정에서 오염될 수 있는 미생물의 소독에 잔류염소가 작용하게 되는데, 불연속점 이상 주입되어 소독 작용을 하는 것을 불연속점 염소처리(break point chlorination)라 한다. 또한 불연속점 이전까지의 소요염소량을 어떤 물에 있어서 그 물의 염소요구량이라 한다.

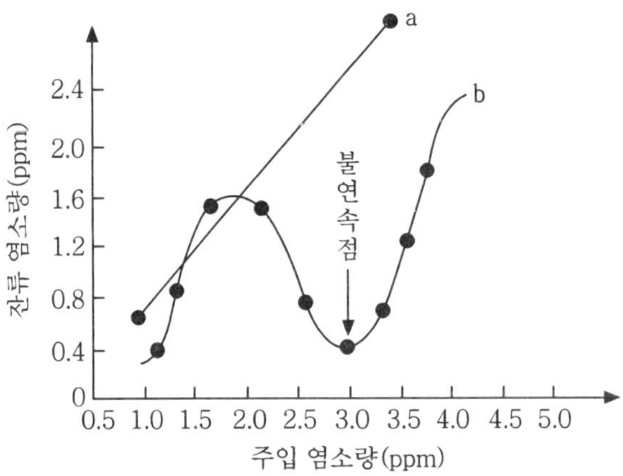

그림 3-11. 잔류염소곡선

㉢ 잔류염소(residual chlorine)

잔류염소는 염소를 주입하였을 때에 염소요구량에 의해 소모되고 남아 있는 염소를 말하는 것으로, 결합형과 유리형의 두 가지가 있다. 결합형 잔류염소(combined residual chlorinc)는 수중에 있는 암모니아가 염소나 차아염소산과 반응하여 chloramine을 생성하는 것을 말하며, 그 화학반응식은 다음과 같다.

NH_3+HOCl → NH_2Cl+H_2O monochloramine : pH 8,5 이상

NH_2Cl+HOCl → $NHCl_2$+H_2O dichloramine : pH 8.5-4.5

$NHCl_2$+HOCl → NCl_3+H_2O trichloramine : pH 4.5 이하

이때 생성된 NH_2Cl과 $NHCl_2$는 살균력이 높으며 염소살균소독에 영향을 미친다. 한편, 유리상태인 차아염소산(HOCl)이나 염소, OCl을 유리잔류염소(free residual chlorine)라 한다. 유리잔류염소는 결합잔류염소에 비해 소독력이 강하므로 유리잔류염소는 0.1mg/l로 가능하지만 결합잔류염소의 경우에는 0.4mg/l 정도가 필요하다. 상수의 유리잔류염소의 규정은 수도전에 0.1mg/l 이상을 유지하도록 되어 있으며, 병원

미생물에 오염되었거나 오염될 우려가 있을 때에는 0.4mg/l(결합형은 1.8mg/l) 이상을 유지하도록 규정하고 있다.

㉣ 부활현상(after growth)

염소에 소독된 물은 세균이 0 또는 0에 가깝도록 감소되는 것이 당연하지만 어떤 경우는 염소처리 얼마 후에 세균이 평상시보다 증가하는 경우가 있는데, 이런 현상을 부활현상이라 한다.

부활현상이 일어나는 기전은:

- 염소소독으로 수중의 식균생물이 전부 사멸되면, 잔존된 세균이 급증한다.
- 염소소독으로 조류(藻類)가 사멸되면, 잔존하던 세균이 조류를 영양원으로 하여 급증한다.
- 염소성분이 소실되면 아포형성균이 발아 증식한다.

㉤ Trihalomethane(THM) 대책

동물실험 결과 트리할로메탄은 발암성 물질로 알려지고 있어 염소소독에서의 트리할로메탄의 생성을 최소화하는 것이 중요하다. THM은 메탄의 유도체인 유기할로겐물질로서, 생성된 트리할로메탄의 활성탄 흡착 등의 대책이 필요하며, 장기적으로는 오존 등의 사용으로 대체하여야 할 것이다.

㉥ Ozone(O_3) 소독

오존은 자극적인 청색의 불안정한 가스로, 강한 산화력과 부식성이 있다. 오존은 강한 산화력이 있으므로 살균, 탈색, 취미의 제거, 철 및 망간의 제거, 시안화합물 및 phenol류의 분해 및 기타 유해 유기물질의 무해화 등의 효과가 타 산화제보다 훨씬 좋다. 또한 오존은 THM의 발생을 억제할 수 있다. 그러나 오존은 잔류성이 없기 때문에 효과의 지속성이 없고, 발생 비용이 많이 들고 주입 설비가 필요하며 수온이 높아지면 오존의 소비량이 증가하는 등의 단점이 있다.

㉦ 기타 소독법

염소계 소독과 오존 소독 이외에 가장 많이 사용하는 소독 방법은 자외선 소독이다. 자외선은 파장 2,600Å의 것이 가장 살균력이 강하다. 수심 120mm까지는 수질에 전혀 변화를 주지 않고 단시간에 강한 살균효과를 낸다. 그러나 투과성이 없어 탁도가 높은 물이나 다량의 물을 소독하는 경우는 부적합하며, 유기물의 분해 능력이 없고 잔류성이 없는 것이 단점이다.

(3) 특수정수법

① 경수연화법(softening of hard water)

경도의 원인이 되는 칼슘, 마그네슘, 철, 망간, 동 등의 이온으로 $Ca(HCO_3)_2$, $Mg(HCO_3)_2$, $CaSO_4$, $MgSO_4$와 같은 Ca, Mg의 탄산염, 황산염의 형태 등이 경수에 많이 함유되어 있다. 경수는 비누거품이 생기지 않는 것이 특징인데, 끓여서 연화되는 물을 일시경수, 끓여도 연화되지 않는 물을 영구경수라 한다.

㉠ 일시경수 : $Ca(HCO_3)_2$를 함유하는 물을 끓이면 물에 불용성인 $CaCO_3$, $Mg(OH)_2$가 생겨 침전되므로 물은 부드럽게 되는데, 이를 일시경수(temporary hard water)라고 한다. 그러나 이러한 일시경수는 boiler stone이 만들어지므로 보일러 용수로서는 부적당한다.

㉡ 영구경수 : $CaSO_3$, $MgSO_3$ 등의 황산염은 끓여도 불변하기 때문에 영구경수(permanent hard water)라 하는데, 경수의 연화는 경도의 원인이 되는 이온을 제거하는 것으로 석회소오다법과 제올라이트(zeolite)법이 이용된다.

② 조류제거법(algae control)

수중의 동물성 생물은 물의 정수 과정에서 큰 문제가 없으나, 조류 등 식물성 생물이 많이 발생하면, 여과막이 빨리 생기므로 수원지에서 미리 제거할 필요가 있다. 조류 제거에는 황산동($CuSO_3 \cdot 5H_2O$)이나 염소(Cl_2)가 이용되는데, 살조제를 드럼통, 바구니 또는 관을 통해서 배를 타고 다니면서 주입한다. 허용농도는 조류 발생량이나 조류의 종류에 따라서 다를 수 있는데 0.6~1.2mg/l가 적당하다.

③ 철 및 망간 제거법

수중에 철이나 망간이 0.3mg/l를 넘으면 세탁, 음료, 식품의 요리 등에 부적당하므로 제거 후에 이용해야 한다. 철분 함유수는 세탁시 옷에 물이 들며, 음료수로서 맛이 나쁘고, 공업용수로서도 부적당하다. 철분은 침전, 여과로서도 제거되지만 폭기(aeration)를 하면, 용해성 철분은 수산화제이철이 되어 응괴를 형성, 침전되며, 여과에 의해서도 제거된다. 폭기는 공기 접촉면을 많게 하는 것으로 분출, 살포, 사면으로 얇게 흘러가게 하는 방법 등이 있다.

망간의 제거도 철의 경우와 마찬가지로 폭기법이 이용되지만 효과가 철분의 경우만큼 높지 않으므로 과망간산칼륨의 주입에 의한 산화법, 망간 zeolite법, 양이온 교환수지에 의한 교환처리법 등이 사용될 수 있다.

④ **불소주입(fluoridation)**

불소가 없는 물의 장기적 음용은 우치가 될 수 있는데, 치아형성기의 어린이에게 불화물을 함유한 상수를 공급한 경우 우치가 60~65%나 감소했다는 보고가 있다. 그러나 과량의 불소 함유수를 장기간 음용하면 반상치의 원인이 될 수 있다. 우식치는 상아질의 손상에 의한 치아의 파괴현상이며, 반상치란 처음에 치아에 백반이 생기고 차츰 크고 추한 다갈색 또는 흑색 반점으로 되어 법랑질이 침식되어 쓸 수 없게 되는 현상이다.

2) 수영장 및 공공욕장

(1) 수영장 위생

수영장은 한 장소에 다수인이 사용하기 때문에 각종 수인성 전염병, 안과 질환, 이비인후과 질환, 피부병 등의 질병에 대한 위험도가 크다고 할 수 있다.

① **자연수영장**

자연수영장의 오염원은 분뇨의 해양 및 강물투기, 도시하수·공장폐수의 유입, 해수욕장의 영업소로부터의 오염원에 의한 오염, 가축 사육장으로부터의 오물의 유입 등을 들 수 있으며, 사람들의 과밀 수영에 의한 오염도 문제가 될 수 있다.

자연수영장의 등급은 100cc당 대장균수(MPN)로 정하는데(A급 : 50 이하, B급 : 51~100, C급 : 501~1,000, D급 : 1,000 이상) D급은 수영장으로 부적합하며, 일반 세균수는 200/ml 이상이면 부적합하다.

② **인공수영장**

인공수영장의 종류에는 수영장 내의 물의 처리 방법에 따라 환수식(fill and draft type), 익수식(over flow type), 순환식(recirculation)이 있다.

인공수영장의 위생적 관리는 다음과 같다.

㉠ 입영자의 관리로서 결핵, 피부병, 안질환, 이비인후과 질환, 방광염 등의 환자는 입욕을 제한하여야 하며, 입욕자 자신의 건강을 위하여 당뇨병, 심장병, 뇌빈혈 등의 환자는 입욕을 금하도록 관리해야 한다.

㉡ 수용복은 깨끗한 것을 착용하도록 하여야 하며, 입욕 한계 인원은 1인/2.5m^2 이하로 하는 것이 좋다.

㉢ 수영장 주변의 환경관리를 철저히 하여야 하며, 해충 서식처를 제거하고 늘 청

결을 유지할 수 있도록 하여야 한다.

㉣ 수영장 관리 시설로서는 세족장, 세면장, 샤워장, 통과식 소독조, 탈의실, 보건실, 화장실 등의 설비가 완비되어야 한다.

㉤ 계속적인 수질검사를 실시하여야 하며, 잔류염소는 0.4mg/l이 유지되도록 소독하여야 한다. 냄새를 발생하는 조류가 번식할 때는 잔류염소 10mg/l으로 10~20시간 처리 후 환수하여야 하며, 수온은 22℃, PH:5.8~8.6, 탁도:5도 이하, 일반세균수:검수 10본 1ml당 200 이상 검출된 것이 15% 이내, 대장균:10ml 5본 중 음성이 3개 이상을 유지하도록 한다.

(2) 공공욕장 위생

공중목욕탕은 다수인이 한정된 수조를 이용함으로써 오염이 되기 쉽고, 성병, 피부병, 트리코모나스 등이 전염되기 쉬우며, 대장균이나 일반 세균도 전염될 수 있다.

공중목욕탕의 위생관리는 입욕 인원의 증가에 따라 탁도, 과망간산칼륨 소비량, 대장균 등이 증가하며, 탈의실의 불결로 인한 질병의 전파도 발생할 수 있다. 물의 소독은 표백분 간헐 투입보다는 적정 잔류염소의 연속주입법이 바람직하다.

① 목욕탕 원수의 수질기준

㉠ 온도 42℃, ㉡ 탁도 2도, ㉢ 과망간산칼륨 소비량 10mg/l, ㉣ 대장균 1개/50ml을 초과해서는 안 된다. 온천은 지하에서 솟아나는 온수, 광천수 등을 이용하는 것으로 일반적으로 34~42℃이며, 고온 온천은 42℃ 이상이다.

3. 하수(下水)

1) 하수와 보건

하수(sewage)라 함은 우수(雨水)와 우리들의 생활환경에서 배출되는 오수(汚水)를 총칭하는 것이며 가정하수, 산업폐수, 우수, 지하수 등으로 이루어지는데, 이중 보건학상 특히 주의를 요하는 것은 가정하수와 산업폐수이다. 가정하수는 전염병과 수질의 오염으로, 산업폐수는 주로 수질오염 면에서 매우 중요한 것이다. 상수를 도시의 동맥이라 하면, 하수는 정맥이라 할 수 있다. 공장폐수, 분뇨 등을 자체 처리나 공공 처리들을 거치지 않고 방류하면 하수는 심한 오염으로 가스발생, 악취발생, 세균의 번식, 해충 및 쥐의 서식 등 여러 가지 보건 위생적 문제를 야기할 수 있으며, 하천수, 해수의 오염으로 어류의 서식을 어렵게 하여 수산업 등의 경제적 손실의 원인이 되기도 한다.

하수도(sewerage)는 오수 또는 우수를 배제 또는 처리하기 위하여 설치되는 도관 또는 공작물과 시설의 총체라고 하수도법에 정의되어 있으며, 통상적으로 하수를 운반하는 시설이라고 할 수 있다. 하수도에는 오수 및 우수 등 모든 하수를 운반하는 것을 합류식(combined system)이라 하고, 하수 중 우수를 별도로 운반하도록 되어 있는 것을 분류식(separate system)이라 하며, 우수와 사용수의 일부를 함께 운반하는 것을 혼합식(mixed system)이라 한다.

합류식 하수도의 장점은 ① 건설비가 적게 들며, ② 빗물에 의해 하수관이 자연히 청소되고, ③ 하수관이 크기 때문에 수리, 점검, 청소하는데 간단하며, ④ 빗물에 의해 하수가 희석되므로 하수처리가 용이하다.

그러나 합류식의 단점은 ① 건기가 계속되면 빗물이 적기 때문에 하수관에 침전물이 부패되어 악취를 생성하며, ② 빗물이 너무 많을 때는 하수처리 능력보다 하수량이 많아 하수가 역류하게 되므로 환경오염 및 악취발생 등 보건위생상의 문제가 있으며, ③ 우수를 별도로 이용할 수 없다.

2) 하수처리

하수처리는 하수의 성격이나 하수처리 시설에 따라서 각각 다르지만 일반적인 도시 하수처리 과정은 예비처리, 본처리, 오니처리의 순서로 이루어진다(그림 3-12).

(1) 예비처리(pre-treatment)

하수의 예비처리는 제진망이나 침사지에서 부유물과 모래를 제거하게 되는데, 본격적인 예비처리는 침전지에서 보통침전이나 약품침전에 의해 이루어진다.

- 하수처리
  - 예비처리
    - screening
    - 침사법
    - 침전법 : 보통침전, 약물침전
  - 본처리
    - 혐기성 처리 : 부패조, Imhoff tank
    - 호기성 처리 : 활성오니법, 살수여상법 등
  - 오니처리 : 건조법, 소화법, 소각법, 퇴비법 등

그림 3-12. 하수처리 과정

① 보통 침전법(plain sedimentation)

보통침전은 하수의 흐름이 완만하거나 정지되어서 고형물질이 침전되도록 고안된 것으로 예비처리 또는 희석처리에 사용된다.

침전지는 연속적으로 운전되어야 하는데, 하수의 체류시간은 하수의 질에 따라서 다르며, 하수의 침전시간은 보통침전지의 경우 12시간 전후이며, 약품침전지에서는 3~5시간이다.

② 약품 침전법(chemical sedimentation)

하수가 침전조로 흘러 들어가기 전에 어떤 약품을 주입하면 그 약품이 하수와 작용하여 침강하기 쉬운 젤라틴(gelatine)상의 플록(floc)을 형성하여, 그것이 주위의 부유물질을 동시에 침강시키는 것이다. 약품으로서는 석회, 황산, 알루미늄, 황산철 및 염화제이철이 상용되는데, 석회는 주로 하수에 알칼리분을 가하기 위하여 사용되고 있다. 약품침전의 효과는 크지만 가격이 비싸고, pH의 조정 등 세심한 화학적 관리가 필요하며, 다량의 오니를 형성하는 단점이 있다. 따라서 약품침전은 공장폐수의 처리에 많이 사용되고 있는 반면, 일반 도시하수에서는 거의 사용되고 있지 않다.

(2) 본 처리(main-treatment)

본처리는 호기성 미생물을 이용한 호기성 분해처리와 혐기성 미생물을 이용한 혐기성 분해처리의 방법이 있다. 이들은 모두 미생물을 이용해서 유기물을 분해 처리하는 방법이기 때문에 생물학적 처리라고도 한다.

① 호기성 분해처리(aerobic treatment)

호기성균이나 통성 혐기성 균은 공기 또는 물속에 녹아 있는 산소를 흡수하여 호기성 분해를 하는데, 대개 호기성 분해의 초기에는 먼저 가수분해에 의해 쉽게 분해 가능한 물질이 분해된 다음에 활동적인 미생물의 호흡으로 이산화탄소가 더욱 형성되며, 직접 산화가 일어나고 암모니아, 아질산염, 황이 생겼다가 후에 질산염과 황산염으로 산화된다.

호기성 처리는 생물산화법이라고도 하며, 여과법과 활성오니법, 산화지법, 관개법 등이 있다.

㉠ 살수 여상법(撒水濾床法, trickling filter process)

하수의 호기성 처리법 중 여과법은 폭기여상법, 접촉여상법 및 살수여상법의 3가지로 구분할 수 있으며, 가장 많이 이용되고 있는 것은 살수여상법이다.

살수여상법은 접촉여상법의 진보된 방법이라고 할 수 있는데, 큰 돌을 겹쳐서 여과조로 하되, 여기에 사용되는 돌은 2.5~10cm 크기로 하고, 돌층의 두께는 1.8~3m로 하는 것이 좋다. 여기에 하수를 살포하면 돌에 증식되는 미생물과 더불어 생물막을 형성하게 하는데, 표면의 미생물은 호기적 활동을 하며, 막의 저부에서는 산소의 공급이 단절되므로 혐기성 미생물의 증식에 의한 혐기성 작용이 진행된다(그림 3-13).

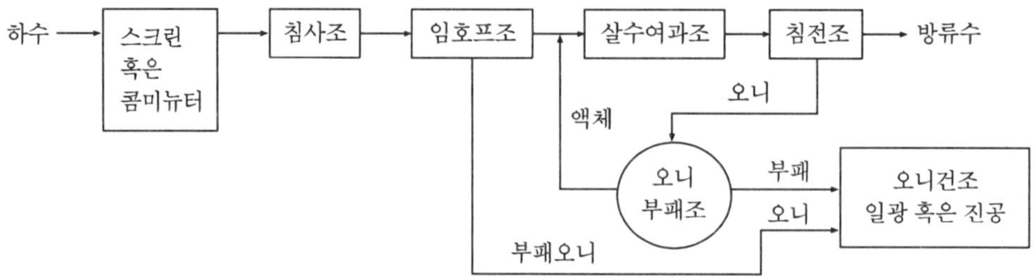

그림 3-13. 살수여상법

㉡ 활성오니법(activated sludge pocess)

활성오니법은 도시의 하수처리법으로 이용되고 있는 방법으로 1912년 영국에서 시작하였으며, 살수여상법과 함께 하수처리의 2대 방법이라고 할 수 있는 가장 현대적인 처리 방법이며, 가장 많이 이용되고 있는데, 호기성균이 풍부한 활성오니를 하수량의 20~30%를 넣어 충분한 산소를 공급하여 하수 중의 유기물을 호기성균의 산화작용으로 산화시켜 상층에 안정 하수를 얻는 진보된 방법이다(그림 3-14).

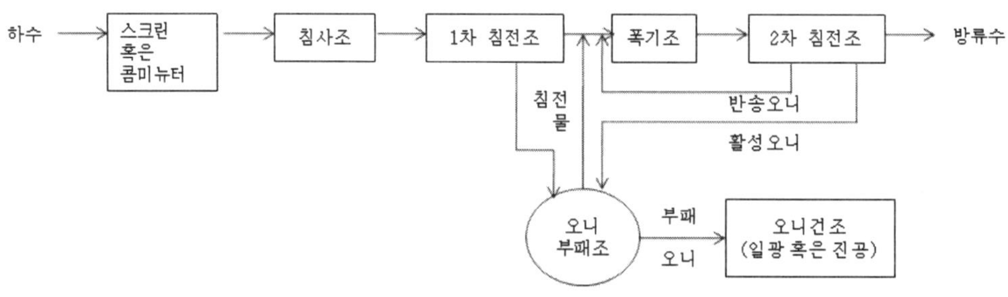

그림 3-14. 활성오니법에 의한 하수처리

활성오니법과 살수여상법을 비교하면 활성오니법은 살수여상법에 비하여 경제적이며, 처리면적이 적어도 가능하나, 고도로 숙련된 기술을 필요로 하는 방법으로 근래

도시하수의 처리에 가장 많이 이용되고 있다. 반면에 살수여상법은 주로 산업폐수처리나 분뇨의 소화처리 후 탈리액(脫離液)의 처리에 이용되는 방법으로 수량이 갑자기 바뀌어도 조치가 가능한 장점이 있으나, 여름철에 위생 해충의 발생 및 악취가 심하며 높은 수압이 필요하며, 겨울에는 얼어붙는 단점이 있다.

㉢ 산화지법(oxidation pond)

안정지(stabilization pond)라고도 하며 하수를 장시간 연못이나 웅덩이에 저장하는 동안에 정화를 하여 부패를 막는 것이다. 이 변화는 호기성 세균에 의해서 이루어지는 것이며, 호기성 세균은 수중에 용해한 산소나 수중의 조류(algae)의 작용에 의해서 생긴 산소를 이용한다. 호기성균에 의하여 유기물이 분해되고, 조류는 영양을 취해서 증식하며 광합성 작용으로 산소를 방출하여 세균의 유기물 분해를 돕는다.

㉣ 관개법(irrigation field)

하수의 처분 방법 중에서 가장 오래된 방법의 하나로서 하수를 논밭에 간헐적으로 공급하여 토양미생물에 의해 처리하는 방법인데(토양경작법 ; land farming), 비료효과가 있는 질소성분을 준다는 점에서 중요하게 여겨져 왔다. 강우량이 적은 미국의 서부에서는 상당한 지역에 하수가 관개에 이용되었으며, 식물의 성장에 필요한 질소성분을 공급하였다. 그러나 하수 중에 포함되는 질소성분은 그 절대량이 적어 주로 논밭에 물을 공급하는데 주안점을 두었다.

② 혐기성 분해처리(anaerobic treatment)

혐기성 분해처리란, 무산소상태에서 혐기성 균이 증식함으로써 탄소계 물질을 분해하여 이산화탄소, 메탄, 유기산을 생성하고, 단백질 등 질소계 물질을 분해하여 아미노산 등을 생성하며, 황화물을 분해하여 황화수소 등의 화합물을 만드는 과정을 말한다. 혐기성 처리는 호기성 처리에 비하여 유기물질의 제거율이 다소 낮은 반면에 산소 공급이 불필요하며 오니의 발생량이 적다.

혐기성 처리에는 부패조와 임호프조를 이용하는 방법이 있다.

㉠ 부패조(septic tank)

부패조는 단순한 탱크로서, 하수의 부유물인 부사(浮渣, Scum)를 형성, 무산소상태로 만들어 혐기성 균의 분해 작용을 촉진시킴으로써 처리하는 방법인데, 부사를 뚫고 올라온 가스로 악취가 나는 것이 결점이다.

㉡ 임호프조(imhoff tank, two-story tank)

Imhoff tank는 1907년 Karl Imhoff가 고안한 것으로, 부패조의 결점을 보완하여 침전실과 오니 소화실로 나누어 처리되도록 한 것인데, 가스 출구에서는 검은 거품이 생기고 불쾌한 냄새가 난다(그림 3-15).

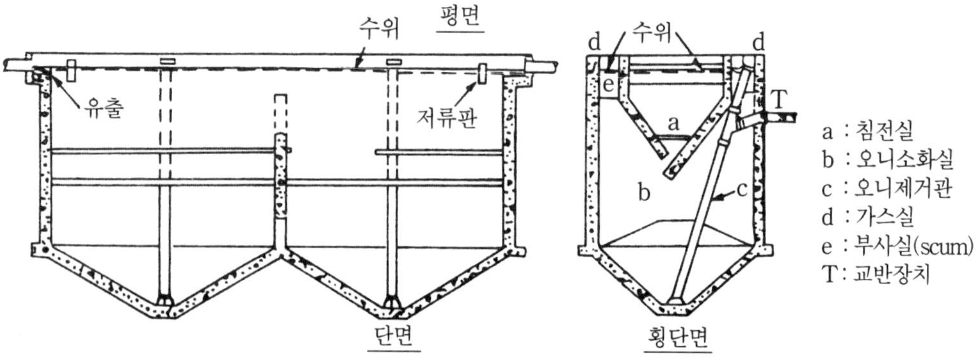

그림 3-15. 임호프조

(3) 오니처리(sludge disposal)

오니처리는 하수처리 과정 중 오니의 종류에 따라서 처리 방법에 차이가 있을 수 있으나, 보통 육상투기, 해양투기, 소각처리, 사상건조법, 소화법 등이 적용된다.

일반적인 처리공정은 농축, 개량, 탈수, 건조 후 퇴비화 또는 소각공정을 거치게 한다.

사상건조법이란, 오니를 모래위에 말려서 이용하는 방법으로 비료 등으로 이용할 수있으며, 소화법이란, 소화탱크에 오니를 넣어서 혐기성 부패를 일으키게 하여 유기물을 분해 안정화시키고 병원미생물을 사멸시키는 방법으로서 충분히 소화된 오니는 사상건조법과 마찬가지로 비료화 할 수 있으며, 소화법은 가장 진보된 오니처리 방법이라고 할 수 있다.

3) 산업폐수 처리

일반적으로 폐수란 "물에 액체성 또는 고체성의 폐기물이 혼입되어 그대로 상용할 수 없는 물"을 말한다.

최근 고도의 산업 발달로 인하여 그 생산 과정에서 배출되는 폐수량은 도시하수를 능가할 정도로 증가하고 있다. 이러한 폐수의 양과 질은 산업의 종류와 공정에 따라서 차가 있으나 일반적으로 도시 가정하수에 비하여 오염도과 높을 뿐만 아니라 때로는 중금속인 비소·카드늄·수은·납과 기타의 유독화합물·산·알칼리 등이 대량으로 함유되어 있다.

이러한 유독물의 폐수는 하천이나 해수에 유입되어 대개 희석 확산되지만 특수한 경우에는 음용수원을 침범하여 많은 중독자를 발생시키고, 독작용으로 연안 또는 하천의 어족을 멸종시키며, 농작물이 고사(枯死)하는 등 막대한 경제적 피해를 초래한 예가 있다.

미국의 E. E. Eldrge는 100개의 사탕무우 공장에서의 폐수 방류에 의한 오염이 500명의 사람에 의하여 일어나는 오염과 같다고 하였다. 일본에서는 공장폐수 중의 phenol이 우물에 스며들어 많은 발진성 중독 환자를 발생시켰던 일이 있었고, 또 유기수은, 카드뮴이 연안의 어패류를 오염시켜, 이것을 섭취한 사람들이 중독된 예가 있다. 즉, 소위 미나마타병*이나 이타이이타이병으로 많은 환자와 사망자를 발생시킨 바가 있다.

(1) 폐수로 인한 장해

① 직접 음료수 중에 각종의 유독·유해물질이 혼입하여 장해를 주는 외에 수산생물에 축적되어 최종 단계로서 인체 내에 들어가 여러 가지 장해를 준다.

② 산업폐수의 방류로 하천수의 용존산소를 희박하게 함으로써 그의 산화력을 상실시켜 자정작용에 악영향을 준다. 펄프공장, 전분공장, 양조공장 등은 전형적인 예이다.

③ 악취를 발산하고, 물을 착색시키며 미관상 나쁘게 하여 주거 지역의 불쾌 원인이 된다. 그 예로서 화학공장, 전분공장, 직물공장 등을 들 수 있다.

④ 경제상의 영향으로는 직접 어독 또는 용존산소의 부족으로 어류가 사멸하거나 어류의 서식을 불가능하게 하여 수산업에 큰 영향을 준다.

---

* 미나마타병 : 미나마타병이란 유기 수은의 만성 중독으로 1952~1953년 일본 구주의 미나마타만에서 잡은 생선, 조개를 먹은 어민들에게서 나타난 신경증상으로 말초신경이 마비되어 목숨을 잃게 되었다. 그 당시 111명의 환자 중 50명이 죽고, 나머지 61명은 모두 폐인이 되었다. 이 같은 병은 일본 구주의 미나마타강 상류에 있는 일본 질소주식회사에서 아세트알데히드 합성시에 촉매로 사용했던 수은이 강을 통해 바다로 흘러나와 플랑크톤에 흡수되어 생선에 오염되거나 직접 조개에 오염되어 발생한 병이다.

(2) 폐수 처리법

폐수 처리에는 도시 하수 또는 공장 등의 폐수와 우수(雨水)를 합류하는 합류식 하수거(combined sewers)에 의한 합류처리법과 분리식 하수거(seperate sewers)에 의한 분리처리법이 있다. 즉, 합류식은 가정하수·공장폐수 등과 우수를 통합 처리하는 방법이며, 분리식은 하수·공장폐수 등과 우수를 분리 처리하는 방법을 말한다. 합류식 하수거의 특징으로는 시설비가 절약되고, 하수거(管)가 크므로 수리·검사·청소가 편리하며, 하수의 희석도가 높은 점 등을 들 수 있으며 폭우시 범람할 우려가 있다.

폐수의 오니용량 및 지표는 BOD로써 표시한다. 폐수의 종류에 따라 처리 방법도 다른데, 대개는 하수 처리 방식에 준한다.

① 희석법

폐수를 하천, 호수, 바다 등에 그대로 방류하여 자연 정화작용을 이용하는 방법 또는 침전 2~3시간 후 상징액(上澄液)을 방류하는 방법 등의 희석법에 속한다. 이때는 당연히 생물에 유독·유해한 물질이 없도록 하여야 하며, 심한 취기나 색상이 하천이나 바다에 영향을 주지 않도록 하는 것이 필요하다. 또 방류 폐수의 수질 기준은 BOD가 20ppm 이하로 되어 있으나, 방류 후 상수원의 BOD는 5ppm이어야 하며, DO가 5ppm 이상으로 유지되어야 한다.

규제방식으로서 농도 규제 시에는 희석법이 사용될 수 있었으나, 총량규제방식을 적용할 때에는 바람직스럽지 못한 방법이다.

② 침전법(일차 처리)

침전법의 원리는 상수 및 하수 때와 같다.

㉠ **보통침전법** : 폐수의 흐름을 극히 느리게 하거나 완전히 정지시켜서 부유물을 침전제거하는 방법이다. 이때 표면에 부상한 가벼운 고체나 유류는 스크린바(Screen Bar)에 의해 분리할 수가 있다.

㉡ **약품침전법** : 화학적 침전법을 말한다. 침전 약제로서 주로 석회를 단독으로 또는 석회와 황산철을 병행하여 사용하며, 이밖에 소오다회, 명반, 철염(염화철) 등을 병행하여 사용하는 수도 있다.

석회는 오수중의 탄산과 화합하여 탄산칼슘을 생성하며, 이것이 하강할 때 부유물질을 응집한다.

$$Ca(OH)_2 + H_2CO_3 = CaCO_3 + 2H_2O$$

또한 석회는 오수중의 철 알루미늄 등과 결합하여 수산화물을 생성하며, 이것이 부유물질을 응집시켜 다음과 같이 침전한다.

$Ca(OH)_2 \rightleftarrows Ca^{++} + 2OH^-$

$Ca^{++} + 2OH- + Fe^{++} = Ca^{++} + Fe(OH)_2\downarrow$

산이나 알칼리의 폐수 처리는 석회·소오다회 또는 황산 등을 가하여 중화시키는데, 이것도 일종의 화학적 처리이다.

③ 생물학적 처리법(이차 처리)

생물학적 처리에는 다음과 같이 호기성, 혐기성 처리가 있다.

㉠ 호기성 처리 : 안정지에 의한 처리
활성오니에 의한 처리
살수여상에 의한 처리

㉡ 혐기성 처리 : 부패조에 의한 처리
Imhoff조에 의한 처리

이상의 처리법은 하수처리 때와 같으며, 일반적으로 호기성, 혐기성 양 처리법을 병용하는 수가 많다.

특히 유기물 오염이 심한 폐수의 경우에 먼저 혐기성 처리를 거친 후, 다시 호기성 처리를 하게 된다.

어느 것이든 간에 수질 내용에 따라 예비 처리를 하여야 하며, 특히 산업폐수 중에는 미생물 또는 유해성분이 함유되기 쉽고, 또 매우 농후하며, 과부하(過負荷)가 되는 때가 있으므로 복잡한 처리가 필요하다. 또한 침전, 생물학적 처리 등으로 생기는 오니의 처리도 문제가 되므로 2차 공해가 발생되지 않도록 적절한 처리가 필요하다.

④ 기타 이화학적 처리법

"하수처리의 정화기전" 때와 같이 산화, 환원 및 소독의 3가지가 있다.

4) 하수오염 측정

수질오염의 지표는 수질오염의 물리적, 화학적, 생물학적 모든 요인을 조사하여 종합적으로 판단하는데 사용하며, 그 일반적인 항목으로서는 수소이온 농도(pH), 용존산소(DO), 생물화학적 산소요구량(BOD), 화학적 산소요구량(COD), 부유물질(SS), 질소화합물, 경도, 대장균군수 등이 있으며, 특수 항목으로서는 페놀(phenol), n-핵산 추출

물질, 망간, 철, 구리, 아연과 유해물질로서 수은(총수은, 알킬수은), 카드뮴, 시안, 납, 비소, 크롬, 유기인, PCB 등이 있다.

(1) 수소이온 농도(PH)

물의 수소이온 농도란, 수중에 존재하는 수소이온 량을 나타내는 지수로서, 수중에서 일어나는 모든 화학 및 생화학 변화에 대한 지배적인 인자이며, 수질 분석에 있어서도 여러 가지 화학반응의 중요한 제약인자이다.

보통 자연수는 여러 가지 염류, 유리탄산, 때로는 강산, 유기산 등을 함유하고 있어 그 함량비에 따라 산성, 중성, 알칼리성을 나타내게 된다. 그러나 대개는 각종 염류가 용해되어 있어도 그들의 해리 이온 간에 화학평형이 생겨 수소이온(H^+)과 수산이온(OH^-)의 균형을 유지하고 있어 pH 7 부근이 되고 있는데, 이러한 작용을 완충 작용이라 한다.

(2) 용존산소량(dissolved oxygen ; DO)

하수 중에 용존된 산소량으로 오염도를 측정하는 방법으로, 용존산소의 부족은 오염도가 높음을 의미한다. 용존산소가 부족하면 혐기성 부패에 의하여 메탄가스가 발생하고, NH_3, H_2S 등의 악취가 나는데, 그 정도는 용존산소나 생화학적 산소요구량의 차이에 따라 달라진다.

일반적으로 DO는 수온이 낮을수록, 기압(산소분압)이 높을수록 증가하며, 순수한 물일 때가 최대이고, 물에 용해되어 있는 염류의 농도가 높을수록 감소하기 때문에 해수나 경수는 산소의 용해도가 매우 낮다. 순수한 물일 경우 1기압 20℃ 이하에서의 산소포화량은 약 9ppm이고, 30℃일 때, 7ppm, 0℃일 때 14ppm이 된다. 따라서 DO가 많고 적음은 물의 오염상태의 정도를 말해 주는데, 수중의 DO가 5ppm 이하가 되면 어류가 생존할 수 없는 오염상태라고 할 수 있기 때문에 환경보존법의 생활환경기준에서 수산용수는 5ppm 이상으로 규정하고 있으나 담수의 경우 6.5ppm 이상, 해수의 경우 5ppm이 되도록 하여야 한다.

(3) 생물화학적 산소요구량(biochemical oxygen demand ; BOD)

생물화학적 산소요구량이란, 물속의 유기물질이 호기성 상태에서 미생물에 의해 분해되어 안정화되는데 소비하는 산소량을 말하며, 보통 20℃에서 5일간 BOD를 mg/l(ppm)으로 표기한 것이다. 물속은 유기물질의 종류가 대단히 많고 그 양을 구하기가 매우 어려우므로 유기물질의 종류를 일일이 분석하지 않고 미생물에 의해 분해될 때 소비하는 산소량을 측정함으로써 간접적으로 유기물질의 양을 추정하는 것이다. 그러므로 BOD치가 높다는 것은 미생물에 의해 분해되기 쉬운 유기물질이 많다는 것을 의미하고, 이러한 수역은 용존산소의 소비가 많아 혐기성 분해가 일어나서 부패현상으로 생물이 사멸되기 쉽기 때문에, 위생상 또는 농수산업에 큰 위해를 줄 수 있다.

BOD는 제1단계 BOD와 제2단계 BOD로 구분되는데, 제1단계 BOD는 주로 불안정하여 분해하기 쉬운 탄소화합물 등의 유기물질이 산화될 때 소비되는 산소량을 말하며, 제1단계 분해가 완료되기까지는 20℃에서 7~10일을 요한다. 제2단계 BOD는 주로 질소화합물의 산화에 소비되는 산소량을 말하는데, 제1단계 분해가 끝나면서부터 시작하여 완료될 때까지는 약 100일이 소요되며, BOD치란 1단계 BOD 중 5일간 BOD(BOD_5)를 말한다.

일반적으로 도시하수의 BOD_5는 약 200mg/l이며, 하천에 있어서의 BOD_5가 10ppm 이상이 되면 혐기성 분해가 일어나 CH_4, CO2, NH_3, H_2S, H2등의 가스가 발생하여, NH3, H2S, CH3SH 등의 악취가 나는데, 수중 생물의 생존을 위해서 BOD는 5ppm 이하이어야 하며, 가정하수 20ppm, 폐수 30ppm 이하이어야 한다.

(4) 화학적 산소요구량(chemical oxygen demand ; COD)

화학적 산소요구량이란, 물속의 피산화성 물질인 유기물질이 산화제에 의해 산화될 때에 소비되는 산소량은 mg/l(ppm) 단위로 나타낸 것으로, 화학적 산소소비량이라고도 한다.

COD측정에 사용되는 산화제로서는 K2Cr2O7, $KMnO_4$ 등이 있는데, K2Cr2O7을 사용하는 경우 짧은 시간(30분)에 측정이 가능하고 유기물 오염에 대한 민감도가 높아서 수질오염 공정시험법에 적용되고 있다. $KMnO_4$를 사용하는 법은 그 시약 자체의 불안정성, 산화의 불완전, 반응조건에 의한 영향이 크다는 결점이 있으나 비교적 짧은 시간(2시간)에 간편하게 측정할 수 있다.

(5) 부유물질(suspended solids ; SS)

부유물질이란, 여과나 원심분리에 의해 분리되는 0.1μ 이상의 입자를 말하며, 현탁물질이라고 한다. 부유물질은 침전이 가능한 물질과 침전이 불가능한 물질로 구분되는데, 침전이 가능한 물질은 크기가 5μ 이상의 입자로서 신선 하수의 경우 선제 부유물질의 50~60% 정도이고, 침전이 불가능한 물질은 현탁물질로서 크기가 3μ 이하의 것이 25% 정도이며, 그중 크기가 0.2μ 이하의 것은 10% 이하이다.

부유물질은 불용해성 물질과 미소물질을 측정한 것으로, 공극의 크기가 약 0.1μ인 여과지로 여과할 때 여과되지 않고 남은 잔류물의 무게를 구한 것이다.

4. 수질오염

1) 수질오염의 정의

수질오염(water pillution)이라 함은, 자연수의 수질이 인간생활 및 산업활동에 의해서 야기된 폐수·하수 및 분뇨 등이 배출되어 물리적·화학적·생물학적으로 변화하는 현상을 말하며, 홍수 등 자연현상으로도 발생될 수 있으나, 일반적으로 각종 폐수량의 증가 또는 용수와 하수량의 증가로 발생된다.

최근 수질오염의 정도가 더욱 심각해지고 있는데, 이는 대도시의 인구집중과 산업장의 과다한 집중으로 대도시 및 공업도시 주변 하천오염이 누적되고 있고, 다양한 산업의 발달과 개발로 인해 오염물질의 종류도 다양해지고 있으며, 생활환경과 토양 및 해양의 오염이 증가하고 있기 때문인데, 이는 건강상 유해할 뿐만 아니라 경제적 손실도 증대시키고 있다.

2) 수질오염원

(1) 오염과 분류

① **점 오염원**(point source) : 한 지점 또는 좁은 구역에서 다량의 오염물질이 하천에 배출되는 오염원으로서 여기에는 생활하수, 공장폐수, 축산폐수 등이 속한다. 점 오염원은 특히 갈수기에 하천의 오염 정도를 심화시키는데, 그 이유는 갈수기에 하천에는 수량이 적어 점 오염원에서 배출되는 오염물질을 희석할 수 있는 수량이 상대적으로 적어서 결국 하천의 오염물 농도는 증가하게 된다.

② **비점 오염원**(non-point source) : 오염원이 한 장소 또는 좁은 구역에 국한되어 있지 않고 넓은 장소에 산재되어 있는 경우로서 도시지역, 농촌지역, 산림지역, 광산지역, 휴양지역 등에 산재되어 있는 오염원들이 여기에 속한다.

도시지역은 강우 강도 등에 따라, 농촌지역은 퇴비나 농약의 종류나 정도 등에 따라, 산림지역은 낙엽이 썩으면서 형성된 유기물층 등에 따라 오염정도가 다르다. 이것은 홍수기 강우에 의하여 넓은 지역에 산재되어 있던 비점 오염원의 오염물질들이 일시에 씻기게 되기 때문이다.

표 3-19. 점오염원과 비점 오염원의 특성비교

구분	점오염원	비점오염원
배출원	공장, 가정하수, 분뇨처리장 가두리양식장, 축산농가 등	논, 밭, 임야, 대지, 도로 대기중의 오염물질 등
특징	- 인위적 - 배출기능만 수행 - 배출지점이 명확 - 한 지점에 집중적으로 배출 - 자연적 요인에 영향을 적게 받아 계절적인 변화 작음 - 차집 용이, 처리효율 높음	- 인위적 및 자연적 - 배출기능과 정화능력의 양면성 - 배출지점이 불명확 - 희석, 확산되면서 넓은 지역으로 배출 - 계절에 따른 변화가 심함 - 차집 곤란, 강우의 영향을 받아 처리효율이 일정치 않음

(2) 수질오염의 원인

① 생활하수(domestic wastewater)

생활하수에는 가정하수와 도시하수가 포함되며, 오염물질로는 다량의 무기물, 유기물 그리고 미생물이 함유되어 있다. 무기 오염물질에는 식염, 인산염, 질산염, 철분 등인데, 이들은 하천과 해수에 유입되어 부영양화(eutrophication)현상과 적조현상의 원인물질로 제공된다. 유기 오염물질에는 세탁 및 세척시에 사용되는 중성세제(alkyl benzene sulfonate ; ABS)와 연성세제(linear alkyl sulfonate ; LAS) 그리고 유류가 있는데, 이들은 하천에서 포막(泡膜) 또는 유막(油膜)을 형성하여 공기 중의 산소가 물 속의 용존산소(dissolved oxygen ; DO)로 용해되는 것을 차단함으로써 물속의 용존산소를 감소시킬 뿐 아니라 이들 물질은 분해도 잘 되지 않아서 자정 작용을 방해하게 된다. 또한 생활하수에는 분뇨가 포함되어 있는데, 분뇨는 유기물의 농도가 매우 높아서 물속의 용존산소(DO)를 감소시킬 뿐 아니라 부패, 악취 그리고 부영양화의 원인물질로 제공되고 있고, 또한 각종 기생충과 수인성 전염병(콜레라, 이질, 장티푸스, 파라티푸스 등)의 원인균들을 함유하고 있어서 집단 유행병의 원인이 되는 사례가 많았다.

② **공장폐수**

공장폐수에는 그 공장의 생산 상품에 따라 각종 유기 및 무기물질과 중금속이 다량 함유되는 경우가 있다. 배출된 유기 및 무기물질이 하천의 BOD와 COD를 증가시키고, DO를 감소시키며, 하천수를 착색시키거나 온도를 증가시키는 원인물질이 된다.

③ **축산폐수**

축산폐수는 가축의 사육으로 인하여 배출되는 액체성 또는 고체성의 오염물질을 말한다. 축산폐수는 대부분 유기물질로 구성되어 있는데, 오염부하량이 매우 크고 점오염원으로 배출되기 때문에 하천의 오염정도를 심화시키게 된다. 또한 축산폐수의 배출자는 대부분 중·소규모의 영세 농가이기 때문에 축산폐수의 처리 시설을 설치하는데 어려움이 많아서 큰 문제로 대두되고 있으며, 특히 질소, 인 등 부영양화 유발 물질(영양염류)을 다량 함유하고 있어서 문제가 되고 있다.

④ **농업하수**

농업하수에는 다량의 농약과 비료를 사용하므로 인하여 주성분인 인과 질소가 유출되어 부영양화현상의 원인물질이 된다. 또한 DDT, PCB, parathion 등은 수중 생물을 폐사시키고 동물과 인체에 피해를 준다.

3) 수질환경기준 및 배출허용기준

우리나라 수질환경기준은 환경정책기본법 시행령에 하천, 호소, 지하수, 해역으로 구분하여 규정되어 있으며 한 예로 하천의 수질환경기준은 표 3-20과 같다.

하천의 생활환경기준으로 볼 때 "매우 좋음"을 나타내는 "Ia 등급"은 pH 6.5~8.5, BOD 1mg/L 이하, 부유물질량 25mg/L 이하, 용존산소량 7.5mg/L이상,총 대장균군 50 MPN/100mL 이하, 분원성 대장균군 10MPN/100mL 이하 이어야 한다.

5. 수질오염의 기전

1) 하천의 오염

하천에 하수가 방류될 경우 하천의 유량에 의하여 희석될 수 있으나 하수 중의 현탁물질이 침전되어 퇴적된다. 퇴적된 침전물은 항상 물과 접촉하고 있는 상태이므로 때로는 침전물이 떠올라 수질을 급격히 오염시키고 하류로 운반되기도 한다. 또 물의 용존산소가 부족할 때에는 퇴적물이 부패되어 수질에 악영향을 미친다.

2) 부영양화현상(eutrophication)

부영양화란, 수중 식물의 영양분이 증가한다는 의미인데, 저수지나 호수가 부영양화 되면 많은 식물성 plankton, 특히 조류(algae)가 증식하기 때문에 수질에 이상이 생긴다. 물속의 영양분 중에서 N이나 P가 가장 부족하기 쉬워 이들 성분이 조금이라도 가해지면 그로인해 현저한 생물번식이 일어나기 때문이다(수화현상, algal blooming). 이와 같이 N, P 등의 영양염류의 유입으로 과도하게 수생 식물이 번식하는 현상을 부영양화라고 한다.

(1) 사람의 건강보호 기준

표 3-20. 우리나라의 수질환경기준(하천)

항 목	기준값(mg/L)
카드뮴(Cd)	0.005 이하
비소(As)	0.05 이하
시안(CN)	검출되어서는 안 됨(검출한계 0.01)
수은(Hg)	검출되어서는 안 됨(검출한계 0.001)
유기인	검출되어서는 안 됨(검출한계 0.0005)
폴리크로리네이티드비페닐(PCB)	검출되어서는 안 됨(검출한계 0.0005)
납(Pb)	0.05 이하
6가크롬(Cr6+)	0.05 이하
음이온계면활성제(ABS)	0.5 이하
사염화탄소	0.004 이하
1,2-디클로로에탄	0.03 이하
테트라클로로에틸렌(PCE)	0.04 이하
디클로로메탄	0.02 이하
벤젠	0.01 이하
클로로포름	0.08 이하
디에틸헥실프탈레이트(DEHP)	0.008 이하
안티몬	0.02 이하

(2) 생활환경 기준

등 급		상 태 (캐릭터)	기 준					
			수소이온농도 (pH)	생물화학 적산소 요구량 (BOD) (mg/L)	부유 물질량 (mg/L)	용존 산소량 (mg/L)	대장균군(군수/100mL)	
							총 대장균군	분원성 대장균군
매우 좋음	Ia	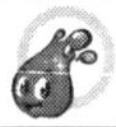	6.5~8.5	1 이하	25 이하	7.5 이상	50 이하	10 이하
좋음	Ib	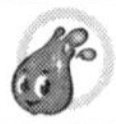	6.5~8.5	2 이하	25 이하	5.0 이상	500 이하	100 이하
약간 좋음	II	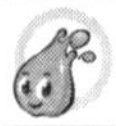	6.5~8.5	3 이하	25 이하	5.0 이상	1,000 이하	200 이하
보통	III	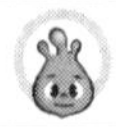	6.5~8.5	5 이하	25 이하	5.0 이상	5,000 이하	1,000 이하
약간 나쁨	IV	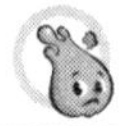	6.0~8.5	8 이하	100 이하	2.0 이상	-	-
나쁨	V	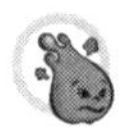	6.0~8.5	10 이하	쓰레기 등이 떠있지 아니할 것	2.0 이상	-	-
매우 나쁨	VI	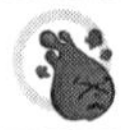	-	10 초과	-	2.0 미만	-	-

(3) 적조현상(red tide)

부유생활을 하고 있는 미소생물군(주로 식물성 플랑크톤)이 단시간 내에 급격히 증식하여 물의 색을 붉게 하는 현상을 적조라고 한다. 질소(N)와 인(P) 등의 영양물질이 풍부하고 일사량, 수온, 염분, pH 등의 생물 성장조건이 유리하게 되며, 물의 이동이 적은 정체수역에서 발생하게 되는데, 플랑크톤의 성장에 필요한 기타 영양소인 Si, Ca, Mg 등 이 외에도 미량 금속, 비타민, 특수한 유기물 등의 존재가 촉진요인이 된다.

적조가 발생하면 다량의 적조 생물의 호흡과 그들의 사멸, 분해로 인하여 다량의 용존산소가 소모되기 때문에, 다른 생물의 생존이 어렵게 되고, 적조생물이 물고기 또는 패류의 아가미에 부착하여 이들 생물을 질식사시키기도 하며, 편모조류의 경우는 치사성이 높은 독소를 분비하여 어패류를 폐사시키기도 한다(독수대). 또한 적조생물이 급격히 사멸, 분해되면서 황화수소와 부패독을 발생시켜 어패류를 폐사시킨다.

(4) 기름오염(oil spill)

원유가 바다에 오염되면 해면에 두께 10^{-7}mm의 분자층이 형성될 때까지 확산이 계속되는데, 이러한 유막은 용존산소를 저하시키고 광선 투과율을 감소시켜 플랑크톤의 1차 생산성을 감소시키며, 생물에 흡착되어 기름 냄새를 유발하고 심한 경우는 수중생물을 폐사시킨다.

기름오염 방지의 최선책은 기름오염이 해양에서 발생하지 않게 하는 것이고, 오염이 발생되면 기계적, 물리화학적, 생물학적 방법에 의하여 처리하는 것이다. 이것이 불가능한 경우에는 연소시키는 방법이 있는데 항구에서 이 방법을 사용할 수는 없다. 따라서 이러한 경우에는 분산시키는 방법을 사용하고, 최종적으로 선택할 수 있는 방법은 침전시키는 방법이다.

① 기계적 유처리 방법

- 폐쇄 방법 : boom 설치, 제방 형성
- 회수 : skimmer 사용, 진공펌프로 흡입
- 트랜스퍼(transfer) : 유조선이 좌초되기 전 다른 배로 옮기는 방법

② 물리화학적 유처리 방법

- 분산
- 흡착 : 합성수지, glass wool, rock wool, 실리콘 화합물 등
- Gel화
- 유화제의 살포
- 응집
- 분리 : 화산재에서 나온 재를 slurry로 주입
- 침전 : 탄화사(carbonized sand), 점토, 화산재, fly ash

③ 생물학적 제제의 살포

석유 속의 탄화수소 계열의 유기화합물을 분해할 수 있는 능력을 가진 세균 등의 살포

(5) 병원균의 오염

배설물에 의한 오염으로 대장균이 검출되고, 이렇게 오염된 물은 각종 수인성 전염병과 기생충 질환의 오염원이 된다.

6. 수질오염의 피해

1) 인체에 대한 피해

오염된 음용수를 음용함으로써 받을 수 있는 직접적인 인체 영향은 수인성 질병의 감염과 기생충 질환의 감염이 있으며, 오염된 어패류나 농작물을 섭취함으로써 오는 간접적인 인체 피해는 오염물질의 종류와 특성에 따라 각각 상이하지만, 축적성 질병을 일으키는 주요 유해물질은 수은, 카드뮴, 불소화합물, 비소, PCB 등을 들 수 있다.

(1) 미나마타병(Minamata disease)

1953년부터 1960년 사이에 일본의 구마모도 미나마타만 연안에 발생한 것으로서, 미나마타 공장의 acetaldehyde 합성 과정에서 나온 methyl 수은 폐수가 어패류에 축적된 것을 장기간 음용한 사람에게서 중독현상이 나타났다. 증상은 중추신경계 질환으로 언어장애, 보행장애, 사지마비증상, 시야협착 등이며, 급성 중독은 구토, 설사, 단백뇨, 구내염 등을 일으킨다.

(2) 이타이이타이병(Itai-itai disease)

1929년경부터 1946년 사이에 일본의 도야마현 미쯔이 아연공장으로부터 배출된 카드뮴(Cd)이 원인이 된 병으로서, Cd이 하천을 오염시키고 이 물을 사용한 농산물(쌀, 대두)에 Cd이 축적되어 이것을 섭취한 사람에게 중독증상이 나타났다. 주증상은 신장 기능장애, 요통, 골연화증, 보행장애 및 전신통증 등이다.

(3) PCB중독(Ganemi 사건)

1968년 일본 키타쿠슈시에 있는 가네미 회사에서 미강유의 탈취공정 중에 열매체로 사용된 PCB(poly chlorinated biphenyl)가 미강유에 혼입되어 그것을 먹고 중독증상을 일으킨 사건으로 증상으로는 식욕부진, 구토, 안질 등이다.

(4) 비소(As)중독

비소의 오염원은 화학공업, 황산제조공업, 비료제조공업 등의 폐수이다.

급성 중독은 구토, 탈수증상 뒤에 복통, 빈혈, 체중감소, 신염 등을 일으킨다.

2) 수생생물에 대한 피해

수중에 유기물 오염이 심한 경우 물속의 DO를 소비하게 되고 DO가 부족하면 수생 생물이 서식할 수 없기 때문에 일반적으로 5ppm 이상이 요구된다. 또 유기물질이 하천이나 호수의 밑바닥에 침전되면 수질이 악화되어 수생생물에 산란장애 등의 피해를 주며, 특히 기름은 미량으로도 어패류에 취기를 주어 식품으로서의 가치와 품질을 저하시킨다.

폐수 중에 유독물질이 존재하면 그 농도에 따라 다르지만 수산 생물에는 만성 또는 급성의 중독을 일으키게 되며, 수생생물 자체에는 크게 유해하지 않더라도 인체에는 유해한 경우도 있다. 메틸 수은에 의한 미나마타병, 카드뮴에 의한 이타이이타이병이 그러한 예이다.

3) 농업 피해

오염된 물에 의해 농업에 미치는 피해는 크게 구분하면, 생산수단인 농지 및 용수에 대한 피해와 농작물에 대한 피해 두 가지가 있다.

생산수단에 대한 피해의 경우는 일종의 간접피해라 볼 수 있고, 농작물에 대한 피해는 직접피해라고 할 수 있다. 간접피해의 경우는 오염수 중의 유해물질이 일단 농지의 토양과 혼합되어 토양성분을 변화시킴으로써 2차적, 3차적으로 농작물에 피해를 주는 경우를 말하고, 직접피해는 오염수가 농작물에 직접 접촉해서 발생하는 피해이다.

4) 공업용수 피해

공업용수로 적당한 수질은 공업의 종류에 따라 각각 다르기 때문에 공통적인 기준을 말하기가 어렵지만, 수질오염이 피해를 준다는 사실에는 별로 다를 바가 없다.

예를 들면, 식품공업에서는 색, 냄새, 미생물이 문제되며, 염색공업에서는 탁도, 경도, 염소이온, 철, 망간, 인산이온 등이 문제가 되고 특히 유기물과 부유물이 높을 경우 품질 저하의 원인이 되며, 사진 감광재료 제조공업이나 제지, 펄프공업에서는 철이나 망간이 치명적인 것이 된다.

7. 수질오염 방지대책

(1) 수질오염원을 격리, 이전, 분산시킨다.
(2) 수질환경기준 및 배출허용기준에 대한 법적인 규제를 강화한다.
(3) 오염물질 배출의 계속적인 감시망 체계를 관리한다.
(4) 하수, 산업폐수의 처리 시설을 완비한다.
(5) 수질오염에 대한 인식, 계몽으로 수질보전사업에 적극 참여하도록 한다.

X. 생활 및 산업폐기물

1. 분 뇨

배설물이 물과 희석되어 하수가 되면 1일 1인당 100~300l로 되며 그중에 포함되어 있는 고형물질은 전체량에 비하여 매우 적은 부분을 차지하지만 부패성 유기물은 대변이 20%, 소변이 2.5% 정도이고 그외 소량의 질소, 인산, 황 등 무기화합물이 포함되어 있다.

분뇨는 소화기계 전염병 및 기생충 질환의 전염원이 되기 때문에 위생적으로 처리되어야 한다. 분뇨의 위생적인 처리는 수세식 변소에서 배출되는 것을 분뇨정화조를 거쳐 처리하는 방법과 흡취변소의 분뇨를 흡취하여 분뇨처리장으로 운반하여 처리하는 방법이 있다. 분뇨 내의 기생충란 특히, 회충란은 외계에 나와서도 저항성이 강하여 농작물이나 토양에서 생존하여 인체에 경구 감염되며, 구충란은 외계에서 부화하여 감염성의 자충이 되어, 물과 야채에 부착하거나 손을 통하여 경구적 또는 경피적으로 인체에 감염된다.

- 분변오염으로 전염 가능한 전염병은 장티푸스, 세균성 이질, 콜레라 등의 세균성 질환과 회충, 구충, 편충, 요충, 촌충, 흡충류 등의 기생충 질환이 있다.
- 분뇨처리시 유의사항은 ① 수원이나 토양에 병원체의 오염이 없도록 하여야 하며, ② 불쾌한 냄새의 발생이 없고, ③ 처리 방법이 경제적이고 간편하며, 도시미

관을 해치지 않도록 해야 한다. ④ 비료화로 인한 토양의 기생충 오염을 줄이기 위해서는 완전부숙(겨울 3개월, 여름 1개월 이상) 후에 사용하거나 분과 분리한 뇨 또는 분뇨처리장에서 처리한 분뇨를 사용하는 것이 바람직하다.

1) 분뇨처리

변소의 종류는 상당히 다양한데, 농촌에서는 주로 콘크리트 변소, 부패조, 분뇨분리 변소, 메탄가스 발생식 변소, 물통식 변소 등이 있으며, 도시에서는 수조 변소, 수세식 변소, 흡취식 콘크리트 변소 등이 있다.

분뇨처리의 기본 목표는 생화학적으로 안정되고, 위생적으로 안전하며, 대중에게 혐오감을 주지 않고, 최종 생산물의 감량화 및 자원으로서 재이용 가치를 향상시키는 데 있다.

분뇨의 종말처리는 변소의 종류, 생활양식, 도시와 농촌에 따라서 다소 다른데 그 방법은 다음과 같다.

① 직접 경작지에 운반하여 비료화하는 방법
② 분뇨저류장에 저류시킨 후 비료화하는 방법
③ 해양투기법
④ 분뇨 소화처리법
⑤ 화학적 처리법
⑥ 정화조를 이용한 수조변소
⑦ 수세식처리법(하수처리장에서의 처리법)
⑧ 습식산화법 등이 있다.

(1) 소화처리법

분뇨는 투입조에서 일정량이 될 때까지 저류시키고, 투입조의 걸음장치(screen)로 고형물을 제거한 후 건조해서 소각시키는 방법인데 scum이 잘 생기므로 이를 분쇄하는 장치가 필요하며, 발생하는 가스 중 메탄, 수소 등은 수조를 가온하는 연료로 사용할 수 있다. 소화조는 가온식(25~35℃)과 무가온식이 있는데, 분뇨를 소화하는 경우에는 가온식은 1개월, 무가온식은 2개월 이상 저류시키는 것이 필요하다.

(2) 화학적 처리법

분뇨의 소화처리법은 넓은 장소가 필요하며, 소화에 요하는 일수가 길고, 고가의 처리 시설 등이 필요하므로 화학적 처리법이 고안되었다.

① **예비처리** : 소화처리의 경우와 동일하다.

② **본처리** : 응집 및 침전효과가 큰 황산제이철, 염화제이철, 석회 등을 이용하여 침전시키고 상징액은 종말처리장에 투입한다.

③ **종말처리** : 상징액 및 여액은 유리 ammonia, 석회 등 때문에 pH 11 이상이 되므로 배출 가스를 이용하여 제1차 중화를 시키고, 여기에 황산을 가하여 제2차 중화를 시켜 pH 7 정도로 한 다음, 활성슬러지법, 살수여상법 등에 의한 생물학적 처리를 거쳐, 소독을 한 후에 방류한다.

(3) 습식산화법(Wet air oxidation, Zimmerman process)

습식산화법이란, 고압(70~80기압) 하에서 고온(200~250℃)의 공기를 가하여 충분한 산소를 공급하여 산화시키는 방법으로 병원균이 완전히 사멸되므로 위생적이고, 슬러지의 발생도 적으나 고압에 의한 처리이므로 주의가 요구되는 방법이다. COD제거율이 낮기 때문에 제거되지 않고 남은 COD는 활성오니법 등의 생물학적 처리로 제거하여야 한다.

2. 고형폐기물(Solid Wastes)

폐기물은 폐기물관리법에 따라 '생활폐기물'과 '사업장폐기물'로 분류된다.

"생활폐기물"이라 함은 사업장 폐기물외의 폐기물을 말하며, "사업장폐기물"은 공업배치 및 공장설립에 관한 법률 제2조 제1호의 규정에 의한 공장으로서 대기환경보전법·수질환경보전법 또는 소음·진동규제법의 규정에 의하여 배출시설을 설치·운영하는 사업장, 그 외에 지정폐기물을 배출하는 사업장, 폐기물을 1일 평균 300㎏ 이상 배출하는 일련의 공사·작업 등으로 인하여 폐기물을 5톤이상 배출하는 사업장에서 발생하는 폐기물을 말한다. 여기에서 "지정폐기물"이라 함은 사업장폐기물중 폐유·폐산 등 주변환경을 오염시킬 수 있는 유해한 물질로서 대통령령이 정하는 폐기물을 말한다.

대표적인 지정폐기물로서는 폐산, 폐알칼리, 폐유기용제, 폐합성고분자화합물, 폐석면, 광재, 분진, 폐주물사, 소각잔재물, 고화처리물, 폐촉매, 폐흡착제, 폐농약, PCB 함유폐기물과 감염성폐기물 등이 있다.

폐기물은 인구의 도시 집중화, 경제의 고도성장에 따른 대량 소비화, 1회용 상품의 증가 및 생활수준의 향상에 따라 그 발생량이 증가하고 있다. 이러한 폐기물의 양적인 증가 및 질적인 변화는 폐기물 처리에 상당한 어려움을 초래하고 있으며, 이를 적절히 처리하여 환경을 개선, 보호하고 국민 건강을 향상시키는 방법을 모색하는 것이 모든 국가 및 도시에서 중요한 과제로 되어 있다.

폐기물로 처분되는 오물은 여러 곳에서 배출되는 여러 종류의 물질을 함유하고 있다. 이들 쓰레기의 양이나 시간·지형 혹은 풍속에 따라서 폐기물처리 방법은 달라신다.

1) 고형폐기물의 분류

(1) 고형폐기물의 출처에 따른 분류

① 음식물류 폐기물(garbage) : 부엌에서 나오는 동식물성 유기물
② 혼합폐기물(rubbish) : 혼합 폐기물은 가연성 및 불연성 폐기물로 구분된다.
③ 재(ash)
④ 가로 폐기물(street refuse)
⑤ 공장 폐기물(industrial refuse)
⑥ 시장 폐기물(market refuse)
⑦ 동물 사체(dead animals)

(2) 소각 가능성에 따른 분류

① 가연성 폐기물(combustible refuse)
② 불연성 폐기물(non-combustible refuse)

(3) 고형폐기물의 품목별 분류

① 음식물류 폐기물 : 동물성 및 식물성 폐기물
② 가연성 폐기물 : 종이, 나무, 풀, 직물류, 고무류, 피혁류 등
③ 불연성 폐기물 : 금속, 도자기, 석기, 초자, 토사류 등
④ 재활용성 폐기물 : 병류, 종이류, 플라스틱류 등

2) 고형폐기물의 처리

고형폐기물의 처리방법에는 투기, 소각, 매립, 위생적 매립, 퇴비화, 사료화, 재사용 및 재활용 방법 등이 있다. 우리나라 생활폐기물의 처리 방법별 처리 비율을 살펴보

면 2005년 현재 재활용이 56%, 매립이 28%, 소각이 16%를 차지하고 있다.

(1) 투기법(dumping)

투기법에는 저지대투기법과 해양투기법이 있다. 투기는 가장 간단한 처리법이나 특별한 경우를 제외하고는 쓰레기의 비산, 악취발생, 위생 해충의 발생 및 번식, 지하수 및 해양오염 등의 문제가 있어 이용되지 않는다. 특히, 지역 주민에게 불쾌감을 주고 비위생적 환경이 되기 때문에 주의를 요한다.

(2) 소각법(incineration)

소각처리법은 감량비가 크고 잔사가 안정화되기 때문에 각종 가연성 쓰레기의 처리에 가장 널리 이용되고 있다. 또한 소각은 위생적이며 소각에서 발생하는 열을 이용할 수도 있다.

① **소각처리의 장점** : 도시 쓰레기의 가장 이상적인 방법이라고 볼 수 있다.

- 설치 소요면적이 적다.
- 도시의 중심부에 설치할 수 있으며 운송비를 줄일 수 있다.
- 잔유물이 적고 매립에 적합하다.
- 기후 및 기상에 영향을 받지 않는다.
- 위생적으로 처리된다.
- 폐열을 이용할 수 있다.

② **소각처리의 단점** : 널리 이용되지 못하는 이유

- 건설비가 많이 든다.
- 대기오염의 우려가 있으며 방지 시설을 하여야 한다.
- 소각 시설 건설부지의 취득에 어려움이 있다.

위와 같은 단점 이외에도 소각처리의 전제 조건으로 쓰레기에 가연성 물질의 함유량이 높아야 하며, 가연성과 비가연성 쓰레기의 분리수거가 선행되어야 한다.

(3) 위생적 매립법(sanitary landfill)

위생적 매립법이란, 저지대에 쓰레기를 버린 후 복토와 침출수 처리를 하는 방법으로, 매립 폐기물은 불연성 폐기물이나 혼합 폐기물이 적당하며, 음식물류 폐기물의 직매립은 금지되어 있다.

폐기물을 묻은 후 복토를 하는 방법으로 ① 지역법(area method), ② 도랑법(trench method), ③ 경사법(ramp method), ④ 계곡매립법(depression method) 등이 있다. 어

는 매립법이든지 매립경사는 30도의 경사가 좋고, 매립 직후에는 반드시 흙 등으로 15~20cm 이상의 복토를 실시하며, 최종 복토는 0.6~1m(폐기물관리법 50cm 이상) 두께로 복토를 한다.

매립장소는 인가와 떨어져 있는 장소이어야 하며, 저지대, 산골짜기 등이 적당하다. 매립장소는 특히, 수질오염이나 화재의 발생이 없도록 하여야 하고, 악취발생이나 쥐 혹은 위생 해충의 서식이 없도록 복토 등 완벽한 처리를 하여야 한다.

매립지의 이용은 도로, 운동장 또는 농장 등으로 사용하는 것이 바람직하며, 주택지로는 지반의 침하, 화재나 폭발의 위험, 쥐나 해충의 서식 등이 우려되어 적합하지 않다.

(4) 퇴비화법(composting)

농촌이나 농촌 주변의 도시에서는 4~5개월 발효시켜서 퇴비로 이용하고 있는데, 최근 고속퇴비화 시설이 설비되어 20~30일이면 좋은 퇴비를 얻게 된다. 특히, 발효 과정에서는 60~70℃의 발열이 생겨서 병원성 미생물이나 기생충을 사멸시킬 수도 있다.

3. 폐기물의 발생과 처리

1) 폐기물의 발생량

일상 생활이나 생산 과정에서 배출되는 폐기물을 그대로 방치하거나 처리가 적정하지 않으면 우리 생활환경을 오염시키는 것 이외에 중금속 등의 함유된 폐기물인 경우에는 우리 건강에 직접 중대한 영향을 주게 된다. 일반폐기물과 산업활동에서 발생하는 산업폐기물 중 국민보건에 유해하지 아니한 산업폐기물은 일반폐기물로 분류하고, 국민보건에 유해한 산업폐기물은 특정 폐기물로 분류하여, 일반폐기물은 지방자치단체가, 특정폐기물은 국가가 책임 관리를 하고 있다(그림 3-16).

연도별 폐기물 발생량 추이는 표 3-21에 제시되어 있는데, 생활폐기물이나 사업장폐기물은 2000년 이후 점진적으로 증가하다가 2005년도에 약간 감소하는 것으로 나타났으며, 지정폐기물의 경우에는 꾸준히 증가하고 있다.

생활폐기물의 1인당 발생량의 변화가 표 3-22에 제시되어 있다. 2000년 이후 2003년까지 꾸준히 증가하다가 2005년 0.99kg/일로 감소하고 있는 것으로 나타났는데, 이는 종량제의 실시와 학교교육 및 관련 기관, 단체 등의 홍보 등에 따른 국민 의식 수준의 향상과 실천에 따른 긍정적 효과라 할 수 있다.

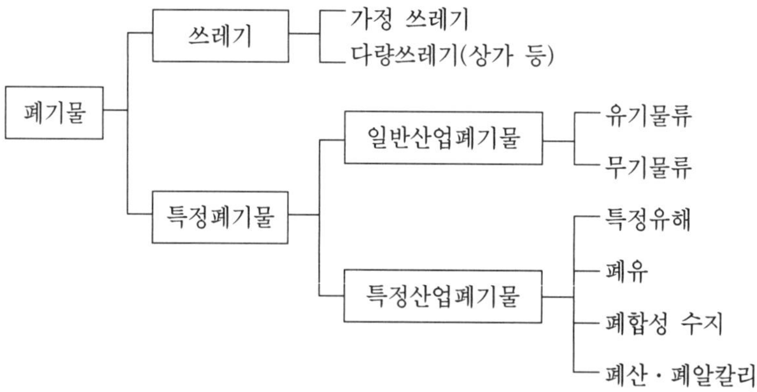

그림 3-16. 폐기물의 분류

표 3-21. 연도별 폐기물 발생량 추이

(단위 : 톤/일)

연도	일 반 폐 기 물			지정폐기물
	계	생활	사업장	
2000	226,668	46,438	180,230	7,615
2001	252,927	48,499	204,428	8,105
2002	269,548	49,902	219,646	7,985
2003	295,047	50,736	244,311	7,982
2004	303,514	50,007	253,507	8,152
2005	290,389	48,398	241,991	8,634

표 3-22. 생활폐기물의 1인당 발생량의 변화

연도	2000	2001	2002	2003	2004	2005
1인당 발생량(kg/일)	0.98	1.01	1.04	1.05	1.03	0.99

처리방법별 일반폐기물의 처리 현황이 표 3-23에 제시되어 있는데, 생활폐기물의 경우 매립은 근래 들어 급격히 감소하고 있는 반면에, 소각과 재활용은 서서히 증가하고 있음을 알 수 있으며, 사업장 폐기물의 경우 매립은 근래 들어 급격히 줄고 있으나 소각은 서서히 감소하고 있으며, 재활용이 크게 증가하였음을 보여주고 있다.

표 3-23. 처리방법별 일반폐기물의 처리 현황

(단위 : 톤/일)

연도	2000	2001	2002	2003	2004	2005
생활폐기물						
합계	46,438	48,499	49,902	50,736	50,007	48,398
매립	21,831	21,000	20,724	20,450	18,195	13,402
소각	5,441	6,577	7,229	7,348	7,224	7,753
재활용	19,166	20,922	21,949	22,938	24,588	27,243
미수집	-	-	-	-	-	-
사업장 폐기물						
합계	180,230	204,428	219,646	244,311	253,507	241,991
매립	28,983	31,436	32,920	27,955	24,622	19,894
소각	10,105	10,299	9,556	9,968	9,993	8,188
재활용	134,199	154,880	167,657	196,185	207,746	202,284
기타	6,943	7,813	9,513	10,203	11,146	11,625

2) 폐기물의 처리 현황

지정폐기물의 처리방법별 처리 현황은 표 3-24에 제시되어 있는데, 재활용은 꾸준히 증가하고 있으며, 2005년도 현재 재활용이 61.1%로 가장 높게 나타났고, 매립이 17.8%, 소각이 17.1%로 나타났다.

표 3-24. 지정폐기물의 처리방법별 처리 현황

(단위 : 톤/년)

년도	2000	2001	2002	2003	2004	2005
합계	2,779,334	2,958,201	2,914,546	2,913,257	2,975,548	3,151,653
재활용	1,398,803	1,446,069	1,701,920	1,695,311	1,818,395	1,924,713
소각	604,350	659,600	488,029	499,879	491,960	537,457
매립	336,059	452,678	505,973	519,197	518,766	561,084
기타	440,122	399,854	218,626	198,859	146,427	128,399

3) 폐기물의 재활용 및 자원회수

(1) 분리수거

폐기물의 재활용은 원자재 및 에너지 사용량의 절감을 통해 국가 경제적으로 큰 도움이 될 뿐만 아니라 처리·처분해야 할 쓰레기양을 감소시킴으로써 환경오염 방지라는 측면에서도 매우 중요하다. 특히, 발생원에서 쓰레기를 계획적으로 분리하여 배출하도록 하는 분리수거제도는 폐기물의 처리 및 재활용을 효과적으로 추진하기 위한 전제조건으로 간주되고 있다. 분리수거는 배출자가 스스로 쓰레기를 각각 별개의 용기에 넣어 배출해야 하는 번거로움을 수반하기 때문에 가능한 한 분리해야 할 쓰레기의 종류를 최소화하도록 해야 한다.

일반적으로 쓰레기 분리수거시 채택할 수 있는 쓰레기 분리 종류는 다음과 같이 5가지를 들 수 있으며, 이들을 적절히 조합함으로써 2원, 3원, 4원, 5원분리까지 실시 가능하다.

① 가연성 쓰레기

② 불연성 쓰레기

③ 재활용성 쓰레기(폐지, 폐플라스틱, 알루미늄 캔 등)

④ 대형 쓰레기(가구, 가전제품 등)

⑤ 유해성 쓰레기(수은전지, 형광등, 체온계, 거울 등)

(2) 재활용 및 자원화 방법

현재 가장 일반적으로 시행되고 있는 도시쓰레기의 재활용 및 자원회수 방법은 분리수거에 의한 에너지 회수이다. 표 3-25에 폐기물로부터 각종 자원회수 방법을 나타내었다.

표 3-25. 각종 자원회수 방법

구 분	자원회수 방법	비 고
가연성	파쇄·퇴비화	유해금속이 함유되지 않도록 엄밀히 선별, 혼합수거보다 양질의 퇴비생산 가능
	메탄가스화	음식물 쓰레기와 하수 슬러지를 혼합하여 혐기성 소화
	소각 여열 이용	온수, 증기, 전력 등으로 에너지 회수
	열분해 (유화, 가스화)	액체 및 기체연료로써 에너지 회수, 최근 기술개발 활발
	고체연료	고열량 연료생산 기능, 연소시 공해대책 필요
불연성	파쇄, 선별	금속, 유리 등 회수

한편, 산업폐기물의 경우 폐기물로부터 물질회수 및 재생 이용 방법과 업체 간에 배출되는 물질을 교환하여 활용하는 폐기물 교환제도가 활성화 되어야 한다.

더욱이 우리나라는 최근의 지가상승과 혐오 시설에 대한 주민의 반대로 폐기물의 최종처분지의 확보가 곤란하게 되어가고 있어, 급격히 증가하고 있는 폐기물의 처리・처분 문제가 심각한 상태이다. 이러한 상황에서 재활용 및 자원회수를 통한 폐기물의 감량화는 우리 국민의 커다란 과제이며, 자원이 빈곤한 우리나라가 취해야 할 자세이다. 이를 위하여 다음과 같은 여러 가지 대책의 예를 들 수 있다.

① 생산이나 유통 과정에서는 폐기물 발생량이 늘지 않는 상품을 소비자에게 제공하고, 가능한 폐기물의 발생이 적은 생산, 유통 방법을 모색한다.
② 소비자는 구입한 물건을 소중히 사용하고 가능한 버리지 않는 생활을 한다.
③ 기업은 가정에서 발생하는 불용품을 생산, 유통의 역순으로 회수하여 재이용한다.
④ 각 가정에서 쓰레기를 배출할 때에는 자원으로서 이용 가능한 것과 불가능한 것을 분리하여 배출하고, 재활용이 가능한 것은 회수 과정을 통하여 수거되도록 협조한다.
⑤ 혼합된 상태로 배출된 쓰레기는 기계나 인력으로 유가물을 선별하고 정제 또는 변화시켜 자원을 회수한다.

4) 폐기물의 처리 방법

(1) 일반폐기물

일반폐기물은 지역별・계절별 발생량 및 특성을 고려하여 적합하게 처리될 수 있도록 정기적으로 수집해야 하며, 수집・운반 과정에서 폐기물이 휘날리거나, 빠져나오거나, 악취가 발산되거나, 오수가 흘러나오지 아니하도록 하여야 한다.

일반폐기물의 처리 방법으로는 매립, 소각, 퇴비화 시설 등이 있다.

① 매 립

위생 매립은 투기 등의 비위생 매립의 단점인 폐기물의 비산, 지하수 오염, 악취발생 등의 문제를 적게 하고, 보완한 매립 방법의 하나로 폐기물을 공학적 이론을 이용하여 위생상 해를 끼치지 않도록 압축 축소한 후 매립하고 복토를 행하고, 침출수를 위생학적으로 처리하는 방법이다. 이 방법은 미국과 영국에서 1910년경 폐기물을 불활성 재료와 혼합하거나 복토를 하는 것에서 시작되어 1930년대에 미국에서 본격적으로 실시하였으며, 지금은 가장 많이 사용하고 있는 방법의 하나이다.

㉠ 매립구조의 종류와 특징

폐기물의 매립처분지를 계획할 때는 인근지역이나 주변 환경에 악영향을 끼치지 않도록 충분한 고려를 하고 있지만, 여전히 매립처분장 주변의 주민과 분쟁이 발생되고 있다. 그래서 매립지를 종래의 폐기물 투입장이라고 보는 개념에서 벗어나, 폐기물의 조기안정화를 꾀하는 처리장으로 간주한다.

㉡ 매립구조

매립구조를 매립층의 내부상태에 따라 분류하면다음 다섯 가지 구조로 나눌 수 있다.

- 혐기성 매립- 노천투기(open dumping)
- 혐기성 위생매립- 일일복토
- 개량형 위생매립- 일일복토, 차수막 설치, 침출수 집배수시설
- 준호기성 매립- 일일복토, 차수막 설치, 침출수 집배수시설, 우수 집배수시설
- 호기성 매립- 일일북토, 차수막 설치, 침출수 집배수시설, 우수 집배수시설, 공기 이송관 설치

㉢ 매립 공법

폐기물을 위생적이고 계획적으로 매립하기 위해서는 소규모 매립의 경우에도 투기방법으로는 안되며, 다음과 같은 방법으로 매립하는 것이 바람직하다.

- Sandwitch 방법- sandwitch형태로 매립해 나아감
- Cell 방법- 복토로 하루 일과를 마감하면서 cell을 형성해 나아감
- Pond 방법- 연못을 메워 나아가는 방식

② 소 각

폐기물을 소각함으로써 위생적인 안전성, 최종 처분량의 감소 및 에너지 회수 등의 장점은 있으나 소각처리 시설에서 발생하는 악취, 매연, 유해가스, 소음, 수질 및 토양오염에 대한 대책이 필요하다. 소각로의 종류는 분류방식에 따라 다음과 같은 여러 가지의 종류로 나누어 볼 수 있다.

㉠ 기능에 따른 분류

- 연속식(continuous type) 소각로
- 준-연속식(semi-continuous type) 소각로

- 회분식(batch type) 소각로

㉡ 연소 공기의 공급 방법에 따른 분류

- 상-향류식(up-flow type)
- 하-향류식(down-flow type)

㉢ 연소방식에 따른 분류

- 화격자 연소식(grate type)
- 로터리 킬른방식(rotary kilm type) 소각로
- 상 연소식(bed type) 소각로
- 유동상식(fluidized bed) 소각로
- 분무연소식 소각로
- 건류가스화식 소각로

이들 외에 폐기물과 연소가스 흐름의 방향에 따라 병류방식(concurrent type) 혹은 향류방식(counter current type)으로 분류하기도 한다.

③ 퇴비화

폐기물 내에는 상당량의 유기물질이 포함되어 있으므로 미생물을 이용한 전환을 통하여 퇴비를 생산할 수 있다. 퇴비화 공법에는 크게 퇴비단 공법과 기계적 공법으로 분류할 수 있다.

㉠ 퇴비단 공법(이랑법, windrow methods)

대체로 4.5m가 일반적인 폭이며, 높이는 1~2m 가량으로 퇴비화에 소요되는 기간은 최소한 2주 이상이다.

㉡ 기계적 공법(in-vessel methods)

기계적 장치에 유기성 폐기물을 집어넣고 공기, 습도 등을 조절하며 혼합시켜, 빠른 시간내에 퇴비화를 진행시키는 방식이다.

- Dano Biostabilizer
- 수직형 Silo 소화로
- Naturalizer
- Metrowaste
- Fairfield-Hardy 공법

(2) 특정폐기물

특정폐기물은 운반차량, 운반용기 또는 운반용 파이프라인 등으로부터 휘날리거나, 흘러나오거나, 악취가 발산되지 않도록 하여야 하며, 성상별로 구분하여 수집·운반하여야 한다. 또한 폐산, 폐알칼리, 폐유, 폐유기용제, 폐합성 고분자화합물, 폐석면, 광제, 분진, 폐주물사, 폐사, 폐내화물, 도자기 편류, 소각 잔재물, 폐촉매, 폐흡수제 또는 폐흡착제, 폐농약, PCB, 오니, 폐석고, 폐석회, 동물성 잔재물 등의 특정 폐기물은 처리기준에 적합하도록 적절한 처리 방법을 선택하여 처리하여야 한다.

폐기물 처리 시설은 중간처리 시설과 최종처리 시설로 대별할 수 있으며, 각 시설별 처리방식은 다음과 같다.

① 중간처리 시설

ⓐ 소각 시설 ⓑ 고온열분해 시설 ⓒ 파쇄·절단 시설
ⓓ 용융 시설 ⓔ 증발·농축 시설 ⓕ 정제 시설
ⓖ 반응 시설 ⓗ 유수분리 시설 ⓘ 응집·침전 시설
ⓙ 탈수 시설 ⓚ 건조 시설 ⓛ 고형화 시설
ⓜ 안정화 시설(퇴비화시설 포함)

② 최종처리 시설

ⓐ 차단형 매립 시설 ⓑ 관리형 매립 시설
ⓒ 침전지형 매립 시설 ⓓ 안정형 매립 시설

5) 향후 대책

인류의 역사와 더불어 시작되었다고도 할 수 있는 폐기물의 발생은, 그 양이 미미하여 자연에 투기되어도 자정능력 범위 내에 들 수 있었던 과거에는 폐기물의 처리가 인류의 관심사가 될 수 없었다. 그러나 금세기의 급격한 인구의 증가, 경제적 발전 및 산업의 고도화 등에 따라 질적·양적으로 급격히 팽창하고 있는 생활 및 산업폐기물의 발생은, 그 처리 과정 및 방법에 따라 심각한 환경오염 및 사회 문제를 야기해왔다. 따라서 폐기물의 적정처리에 대한 많은 관심과 노력이 전 세계적으로 경주되게 되었으며, 우리나라에서도 최근 이에 대한 사회적인 관심이 고조되고 있을 뿐 아니라 정치적인 사안으로까지 대두되고 있다.

오늘날 미국 환경보호청(US, EPA)은 폐기물관리 행동지침을 정하여, 현실적으로

자원과 에너지를 절약하면서 환경오염을 막는 최선의 방법이 (1) 3Rs, 즉 소비절약을 통한 발생원 감소(Source Reduction), 자원의 재이용(Reuse) 및 재활용(Recycling)을 통한 자원화와 (2) 열회수 방식의 폐기물소각(waste to energy incineration)과 (3) 철저한 위생매립(sanitary landfill ; 복토+침출수 처리)을 통한 토지의 재이용 등을 동시에 실시하는 '폐기물의 통합관리시스템(integrated solid waste management system)'을 적극 추진하고 있다.

이에 따라 몇 가지 추진되어야 할 향후 대책에 대하여 살펴보면 다음과 같다.

(1) 폐기물 감량화 추진

① 분리수거체계 확립

㉠ 쓰레기소각 시설 확충과 연계하여 분리수거 정착

㉡ 공동 주택 더스트슈트의 규격표준화, 하부 또는 주변에 저장용기 비치

② 포장재, 1회용품 사용 규제

㉠ 발생원에서부터 쓰레기 감량 및 선별보관

㉡ 회수 및 처리비의 사전예치제 실시

(2) 폐기물 재활용 추진

① 폐기물 자원화 장려기금 설치

㉠ 쓰레기 분리수집 방법의 개선과 재생제품 시장의 육성

㉡ 폐기물 자원화 정보센터 운영

② 폐자원 재활용 시설 확충

㉠ 폐비닐 재생처리시설 설치

㉡ 폐윤활유 재정제시설 설치

㉢ 폐타이어 수집처리시설 설치

(3) 폐기물처리시설 확충

① 폐기물 적환장 및 수거 운반장비의 현대화

㉠ 쓰레기 중계처리장 건설

㉡ 농·어촌 쓰레기집하장 건설

② 폐기물 위생처리장 확충

㉠ 광역 위생매립장 건설
㉡ 시 · 군 단위 소규모 매립지 조성
㉢ 폐기물 소각 시설 확충
㉣ 특정 유해산업폐기물 처리 시설 확충

(4) 폐기물 관리체계 개선

① 재생용 폐기물 수입규제 강화
② 산업폐기물 처리업체 육성지원
③ 폐기물의 발생량, 성상 및 처리현황에 대한 정밀조사
④ 폐기물 관련 통계, 지표 등에 대한 과학화, 표준

XI. 주택 및 의복위생

1. 주택의 구비조건

주택은 인간의 일상생활 중 제일 많이 접하는 공간으로서 인간의 신체적 · 정신적 건상을 유지 · 증진시킬 수 있는 중요한 인위적 환경요인이다. 따라서 쾌적하고 편안한 주거환경을 위해서는 주택이 갖추어야 할 기본적 · 보건학적 조건이 충분이 구비되어야 한다.

1) 기본적 구비조건

① 주택이란, 외부 기후를 인위적으로 조절하여 냉 · 온 · 건 · 습 · 풍(冷 · 溫 · 乾 · 濕 · 風)에 대처할 수 있어야 한다.
② 생리적으로 적합하고, 심리적으로 안정감을 느낄 수 있어야 한다.
③ 일상생활을 편리하게 하며, 건강하고 즐거운 생활을 영위할 수 있어야 한다.
④ 경제적이고 능률적인 생활을 할 수 있어야 한다.
⑤ 질병발생이나 사고발생의 요인이 없어야 한다.
⑥ 안전과 보안 및 재해를 방지할 수 있어야 한다.

2) 보건학적 구비조건

(1) 주택의 대지

① **환경** : 주택을 건립할 대지의 주변 환경은 공해발생의 공장이 인근에 없어야 하고, 한적하며 교통이 편리하여야 한다.

② **지형** : 주택을 남향 또는 동남향이나 동서향 10° 이내로 건축할 수 있는 대지이어야 하며, 지나치게 저지대나 고지대가 아니고, 언덕의 중복에 위치한 대지이어야 한다.

③ **지질** : 토양은 건조하고, 물의 침투성이 크며, 쓰레기 등 유기물의 매립지가 아닌 지질이여야 한다.

④ **지하수위** : 지하수위는 지표로부터 1.5m 이상 3m정도이고, 좋은 지하수를 얻을 수 있는 곳이어야 한다.

⑤ **상하수** : 상수의 공급이 원활하고, 하수처리가 잘 될 수 있는 곳이어야 한다.

(2) 주택의 구조

주택의 구조는 그 지방의 기후, 생활습관 등에 따라 달라질 수 있으나 기후에 적응하고, 편리하며, 경제적이고, 위생적이며, 환기나 조명 등이 고려되어야 한다.

지붕은 방서・방한・방수・방음이 잘 되어야 하고 방열의 목적으로 천장과 지붕의 공간을 넓게 하여야 한다. 벽은 방서・방한・방화・방음이 잘 되어야 하며, 천장은 일반적으로 2.1m 정도가 적당하다. 마루는 통기를 고려하여 지면으로부터 45cm 정도의 간격을 두는 것이 필요하다. 방의 배치는 거실・침실 및 어린이방은 남쪽으로 하고, 잘 쓰지 않는 방이나 화장실・부엌・목욕탕 등은 북쪽으로 한다.

2. 환기(ventilation)

환기는 실내공기가 오탁 되었거나, 온도・습도가 높을 때 신선한 실외공기와 교환하는 것을 말하며, 주택의 일반적인 환기 방법은 자연환기와 인공환기가 있다.

1) 자연환기(natural ventilation)

자연적으로 창문을 통하여 환기가 이루어지며, 자연환기의 원리는 실내외의 온도차에 의하며, 온도차에 의하여 공기의 밀도차가 형성되고 밀도차는 압력차를 생성하여 공기의 흐름이 생기게 된다. 이런 공기의 흐름에 의하여 이루어지는 환기를 중력환기(gravity ventilation)라고 한다. 따라서 실내기온이 실외기온보다 높을 때 압력의 차이에 의해서 거실의 하부로는 공기가 들어오고 상부로는 배출된다. 또한 자연환기의 주역인 풍력에 의한 환기를 풍력환기라 하며, 자연환기를 위한 창의 면적은 방바닥 면적의 1/20 이상이어야 한다.

2) 인공환기(artificial ventilation)

거실이나 가옥 내의 환기는 자연환기로 가능하지만, 다수인이 밀집하여 모이는 강당, 극장 및 유해 물질의 발생 가능성이 높은 밀폐된 실험실, 선박, 탄광 등은 동력을 이용한 인공환기가 필요하다. 인공환기는 실내의 온·습도 및 공기 조성 등이 인체의 생리 작용에 적합하도록 신속하고 안전하게 되어야 한다.

인공환기 방법은 공기조정법(carrier식), 배기(흡인)식 환기법, 송기식 환기법, 평형식 환기법 등이 있다. 배기식 환기법은 오염물 배기나 처리에 유효하며, 송기식 환기법은 오염물 제거에는 효과가 없으나 신선한 공기를 공급하여 주며 오염물을 희석시킨다. 효과적인 방법은 급배기를 함께 할 수 있는 평형식 환기법이다. 공급되는 공기의 온·습도를 조정할 수 있고 배기의 오염물을 처리하는 여과 설비를 갖춘 carrier식 공기조정법이 가장 이상적이다.

작업장의 환기는 10℃ 이하일 때 근로자가 1m/sec 이상의 기류에 접촉되지 않도록 해야 한다.

3. 채광 및 조명

주택의 채광은 태양광선이 인체에 미치는 각종 신체적, 정신적 영향과 밀접한 관계가 있어 중요한 주택 조건에 해당되며 적절한 조명은 인체의 건강뿐만 아니라 작업능률, 재해 및 사고와도 관계가 깊다.

조명은 자연조명과 인공조명이 있다.

1) 자연조명(natural illumination)

자연조명은 직사광선 및 대기 중의 수증기, 먼지 등의 입자에 직사광선이 확산, 반사 또는 투과하여 생기는 천공광에 의한 조명을 말한다. 일광은 신체의 모든 세포를 자극하여 피부를 튼튼하게 하고, 각 장기의 기능을 증진시켜 식욕을 촉진하며, 정신적으로 상쾌감을 느끼게 한다, 또한 세포를 자극하는 vitamin D의 생성을 도와 구루병의 치료 및 예방효과가 있으며, 살균 작용이 있어 실내공기나 피부의 세균을 살균시켜 전염성 질환을 예방한다.

주택의 자연조명을 위한 조건

① **창의 방향**: 거실은 남향이 좋으며, 조명의 평등을 요하는 작업실은 동북 또는 북향이 좋다. 주택의 일조량은 하루에 최소 4시간 이상이어야 하는데, 남창은 여름에 일조량이 최저가 도고, 겨울에는 방 안쪽까지 입사되어 최대가 되며, 봄과 가을에는 중간 정도가 된다.

② **창의 면적**: 거실 면적의 1/7~1/5가 적당하며, 같은 면적에서는 창이 세로로 긴 것이 조도를 균등히 할 수 있어서 좋다. 우리나라 건축법시행령에서 과거에는 건축물의 종류에 따라 창의 비율이 달랐으나, 현재(1994)는 건축물의 종류에 제한없이 바닥면적의 1/10 이상을 확보하도록 되어 있다.

③ **거실의 안쪽 길이**: 보통 거실의 안쪽 길이는 바닥에서 창틀 상단 높이의 1.5배 이하인 것이 적당하다.

④ **개각과 입사각**: 보통 개각은 4~5°가 좋으며 개각이 클수록 밝다. 입사각은 28° 이상이 좋으며, 입사각이 클수록 밝다(그림 3-17).

⑤ **차광 방법**: 벽의 양(광량)이 많으면 커튼이나 기타 차광물을 사용하여 빛의 양을 조절한다. 벽의 색도는 방안의 밝기에 작용하므로 빛의 양에 따라 벽시를 선택하여야 하는데, 흰색의 반사율은 70~80%, 회색은 15~55%, 진한 녹색(농녹색)은 10~20%이다.

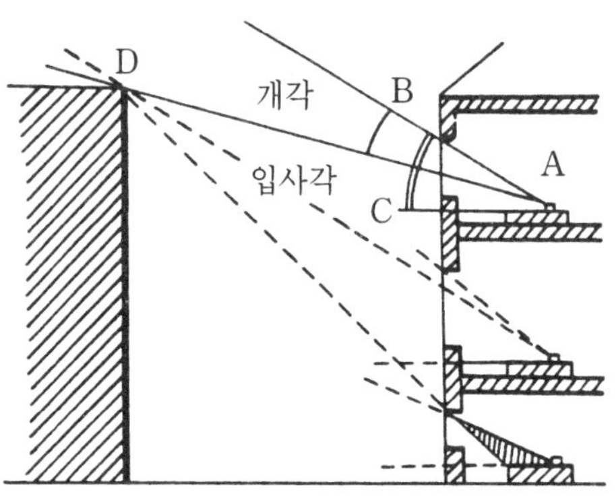

그림 3-17. 차광물이 존재할 경우 개각 및 입사각

2) 인공조명(artificial illumination)

인공조명은 고체, 액체, 가스 등의 연소산물을 이용하거나 전기에너지를 이용하는 것을 말하며, 종류에는 초(candle), 석유등(oil lamp), 가스등(gas lamp), 아세틸렌등(acetylene lamp), 그리고 전등(electric light)이 있으며, 그중 전등조명이 위생학적으로 제일 좋은 방법이다.

(1) 인공조명의 구비조건

① 조도는 작업이나 생활에 충분한 밝기라야 하는데 큰 물건의 식별엔 주광이나 월광이 전부 가능하지만 무리하지 않고 빨리 식별할 수 있는 범위는 낮에는 옥내에서 200~1,000Lux, 야간에는 20~200Lux이다.

② 광색은 주광색에 가깝고, 유해가스의 발생이 없어야 하는데 광색에 따라서 차가운 느낌과 온감을 줄 수 있다.

③ 열의 발생이 적고 폭발 및 발화 등의 위험성이 없을 것

④ 취급하기 간편하고, 유해가스의 발생이 없을 것

⑤ 조도는 시간과 장소에 따라 불변, 균등해야 한다.

⑥ 광원의 광밀도가 크면 나쁘므로 간접조명이 좋으며, 작업면은 좌상방에서 비치는 것이 좋다.

(2) 인공조명 방법

인공조명 방법에는 직접조명, 간접조명 및 반간접조명의 세 가지 방법이 있다.

① 직접조명은 조명효율이 크고 경제적이지만 현훈을 일으키고 강한 음영을 만들어 불쾌감을 느끼게 할 수 있다.

② 간접조명은 산광상태가 되어 고른 조도를 얻을 수 있어 온화한 감을 느낀다. 그러나 조명효율이 낮아 비경제적이다.

③ 반간접조명의 1/2은 직접광으로, 1/2은 간접광으로 얻는 방법으로, 직접조명과 간접조명의 장점을 가지며 가장 위생적인 조명 방법이다.

3) 조명 불량으로 인한 피해

(1) 근시 : 발육이 왕성한 학령기에 눈에 과로를 수반하는 작업을 많이 한다는 것은 근시의 발증 진행에 크게 영향을 미치게 되는데, 특히 조도가 낮을 때 양안시조

절(兩眼視調節)을 위한 안내압(眼內壓)이 항진한다는 것은 근시의 원인이 된다.

(2) 안정피로 : 안정피로는 시각기관의 일종의 신경증상인데, 안부 혹은 그 주위에 동통 또는 불쾌감을 야기하고, 작업을 계속하지 못하게 하며, 눈의 피로도 자주 발생한다.

특히, 조도 부족 또는 현휘현상이 있을 경우, 대상물을 식별한다든가 조작하기 위해서 과도한 노력을 지속할 때에 일어난다.

(3) 안구진탕증 : 안구진탕증은 다각적으로 안구가 좌우상하로 진탕하는 질환으로, 탄광부에서 간혹 볼 수 있다. 이 증상은 쉽게 발생하는 것이 아니고, 적정한 조명에서는 증상이 없고, 조도가 부족한 환경에서 일어나는 수가 있다.

(4) 전광성 안염 : 용접작업 또는 고열작업은 자외선 및 열선에 의한 특종의 안질환을 야기하는 수가 있다. 즉, 이러한 광선의 자극에 의한 각막, 결막의 급성 염증으로서, 전광성 안염이나 배내장 등이 생기기 때문에 보호안경을 사용함으로써 이러한 직업성 안질환을 예방할 수가 있다.

(5) 작업능률 저하 및 재해 : 작업장의 불량조명은 작업자들로 하여금 작업상의 판독, 조작, 식별에 있어서 여분의 에너지를 소모하게 함으로써 피로를 배가하게 되고, 착각 및 피로에 의한 재해율을 증가시키며, 작업능률도 저하시킨다.

4. 실내온도조절

성인에 있어서 실내 최적 온도는 18±2℃ 전후이며, 노인 및 영유아, 환자는 20~22℃가 좋지만 한 대지역에서는 난방을 하더라도 17℃ 전후가 적당하게 느껴진다. 그러나 의복에 의해 10~26℃ 사이를 조절할 수 있으므로, 대개 10℃ 이하의 온도에서는 난방을, 26℃ 이상에서는 냉방을 필요로 한다.

난방시에는 습도가 저하되므로 반드시 실내의 습도조절에 신경을 써야 하며, 습도가 낮아지면 비강, 인후 등 호흡기계의 이상이 오며, 실내 먼지의 비산이 있을 수 있다. 적당한 실내습도는 40~70%이며, 30% 이하의 건조 상태에서는 호흡기계 질병이 많이 발생하고, 고습환경에서는 피부 질환이나 실내 곰팡이류의 번식이 많아진다(표 3-26).

표 3-26. 적정 실내온도

구 분	온 도(℃)
거실, 사무실, 작업실, 교실	18~20
침실	12~15
욕실	20~22
병실	22
강당, 집회장	16~18
경작업실	16~18
중작업실, 체육관	10~15
대합실, 외출복 착용 장소	10~15

1) 난방(heating)

주택의 난방 방법은 중앙난방, 국소난방 및 지역난방으로 구분된다.

(1) 국소난방

국소난방법은 옛날부터 사용하던 방법으로서 연통이 있는 국소난방기구와 연통이 없는 국소난방기구가 있는데, 물체가 연소할 때는 완전연소란 어렵기 때문에 항상 일산화탄소가 발생된다는 것을 고려하여야 한다. 따라서 연통이 없는 난방기구나 도시가스, 석유난로로 되어 있는 기구를 사용할 때는 CO가스 발생이 있다는 전제하에 환기를 자주하여야 한다.

전열기를 이용한 난방은 CO의 발생 가능성이 적어 위생적이고 편리한 방법이나 설치비용이 많이 들고 비경제적이다.

(2) 중앙난방

중앙난방은 발열장치를 일정한 장소에 설치하고 그 열을 일정 장치를 통해서 각 실에 보내어 난방하는 방법으로 설치비용이 많이 드는 단점이 있다.

① **공기난방(warm air heating)**: 환기의 항에서 말한 바 있는 공기조절법(carrier system)의 공기난방법이다.

② **온수난방(warm water heating)**: 지하실에 설치된 보일러로부터 온수가 높은데 있는 탱크에 보내어지고 여기에서 도관으로 실내의 발온체(radiator)로 들어간 다음(70℃), 다시 지하실로 되돌아간다(40℃). 온수난방은 부드러운 온기를 고르게 공급할 수 있고, 조작이 쉽고 경제적이며, 소구역, 유치원, 병원 등에 적합하다.

③ **증기난방(steam heatimg)** : 저압증기난방과 고압증기난방이 있는데 증기난방은 면적이 넓은 큰 건축물에 적합하며, 일정 지역에 대한 지역난방으로서도 이용된다. 그러나 실내습도의 조절에는 별도의 고려가 필요하다.

(3) 지역난방

집단주택 및 아파트 등에 이용되는 중앙난방 방식은 집중난방(space heating)이라 하며, 광범위한 지역 내에 있는 많은 건물에 온열을 공급하는 경우는 지역난방(district heating)이라고 한다.

2) 냉방(cooling)

주택의 냉방은 국소냉방과 중앙냉방이 있으며, 국소냉방장치는 선풍기, air condition 등이 있고, 중앙냉방장치는 공기조절법(carrier system)이 있다.

선풍기는 가장 보편적으로 사용하는 것으로 국소 체온저하 및 일시적 산소부족증 등을 일으킬 수 있으므로 사용에 주의를 요한다. Air condition은 냉각공기에 의하여 냉방하는 방법으로 비교적 작은 규모의 실내에 적합하며, carrier system은 냉난방에 모두 사용되는데 공기의 세정 작용까지 하여 위생적이다.

냉방시 실내외의 온도의 차이는 5~7℃ 이내가 적당하며, 10℃ 이상이 되면 해롭다. 그리고 냉방에 노출되는 시간이 너무 많거나 실내외의 온도차이가 너무 심할 경우 냉방병에 걸릴 수 있는데, 증상으로는 감기증세의 지속이나, 소변의 배설량이 증가하며, 요통·신경통이 오고, 생리불순 및 위장장애가 온다.

5. 의복(clothing)

의복은 인체의 표면과 의복내외 표면 간의 한정된 공간을 말하며 피복재료가 함유한 공기는 물론 피복과 피복사이의 공기층까지도 포함하는 개념이다.

1) 의복의 목적

① **체온조절** : 방한과 방서의 역할을 통해 적당한 의복기후를 형성하여 체온발산 조절과 신진대사를 조절한다.

② **신체의 청결** : 불량 환경으로부터 각종 오염을 방지한다.

③ **신체의 보호** : 사고에 의한 외상, 해충, 열과 한랭으로부터 보호 작용을 통해 외부의 각종 위해로부터 방어 작용을 한다.
④ **사회생활의 목적** : 일상생활복, 작업복, 제복(법복, 교복, 운동복, 군복 등) 및 각종 의식에 사용되는 예복으로서의 목적이 있다.
⑤ **미용 및 표식** : 아름답게 장식하기 위한 것, 타인에게 우월감을 보이기 위한 것 등의 표시를 위하여 이용되는 의복 등이 있을 수 있다.

2) 의복기후

의복에 의해서 체온을 조절할 수 있는 외기온도는 10~26℃(18±8℃)로서 10℃ 이하에서는 난방을, 26℃ 이상에서는 냉방을 인위적으로 하여야 한다.

의복기후는 의복과 신체 표면 사이에 형성되는 기후를 말하며, 일반적으로 안정시 32±1℃의 기온과 습도는 50±10%, 기류는 10cm/sec 이하를 유지할 때 쾌감을 느끼며, 30℃이하에서는 냉감을, 34℃ 이상에서는 더위를 느낀다. 보행시에는 기온이 30±1℃, 습도 45±10%, 기류 40cm/sec에서 쾌감을 느낀다.

3) 의복의 위생학적 성상

① **열전도율** : Rubner에 의하면 공기의 열전도율을 100으로 하였을 때 동물털은 6.1, 견직물 19.2, 마직 29.5라고 하였다. 열전도율과 함기성은 반비례한다.
② **함기성** : 섬유 속과 섬유 사이에 공기를 함유하는 성질로서 함기성이 클 수로 보온력이 커진다. 함기량은 모피 98%, 모직 90%, 무명 70~80%, 마직 50%이다.
③ **방한력** : 열차단력을 말하는데, 방한력의 단위는 CLO가 사용되고 있다. 1CLO는 기온 21℃(70°F), 기습 50% 이하, 기류 10cm/sec에서 피부온도가 33℃(92°F)로 유지될 때의 의복의 방한력을 말한다. 나체시(0CLO)의 적당한 기온은 30℃이므로 1CLO의 보온성은 9℃에 해당되고, 2CLO의 의복 착용 시는 12℃가 적당하지만 기류, 기습에 따라 다르다. 방한력이 가장 좋은 것은 4~4.5CLO이고, 방한화 2.5CLO, 방한장갑 2CLO, 보통 작업복인 경우 1CLO이다.
④ **흡수성** : 공기 중의 수증기를 흡수하는 능력으로 포화수증기 100%인 경우 동물의 털은 28%, 견사 17%, 목면 및 마직은 12%의 수분을 흡수한다.
⑤ **흡습성** : 물에 습윤되는 성질을 말하며, 일반적으로 인조섬유가 수분을 제일 잘 흡수하며, 다음은 식물성 섬유, 동물성 섬유 순이다. 흡수성은 흡습성의 반대이

기 때문에 손수건 및 타올 등은 목면류를 사용하고, 외투나 코트 등은 양모나 견직물 등을 사용한다.

⑥ **통기성** : 함기량, 직물의 조직, 두께, 풀먹이기 등에 의해서 달라지는데, 통기성이 없는 경우는 의복 속이 고온, 고습으로 땀과 지루의 분해로 소위 체취라는 악취가 발생하기 때문에 통기성이 좋은 의복이어야 한다.

군복 상의 통기율은 18.2, 모직메리야스 5.7, 목면 메리야스 1.1, 속옷 0.3으로 되어 있으며, 마직물 및 견직물은 비교적 통기성이 크고, 모직물은 비교적 작으며, 습기찬 의복도 통기성은 낮아진다.

⑦ **흡열성** : 복사열의 흡수, 투과 및 반사에 있어서는 원료 섬유 및 그의 색깔에 따라 달라서 동일 재료의 피복이라 하더라도 흑색의 흡열성은 백색의 2배나 된다.

4) 의복과 건강

의복의 중량은 의복을 착용하였을 때 혈액순환이나 호흡의 방해 등이 있어서는 안되며, 신체적 활동이 자유스러워야 한다. 가능하면 가벼워야 하며, 총 중량이 5kg을 초과하면 활동이 부자유스럽다.

의복의 지나친 후착(厚着)은 체열방산, 신진대사, 피부저항력 등에 장애를 일으킬 수 있고, 의복에 의한 피복압은 인체의 혈액순환장애, 각 부위의 운동장애를 가져올 수 있다. 의복이 오염물이나 병원균에 오염되지 않도록 하여야 하며, 잠옷을 입을 경우 침실의 온도는 2~3℃ 낮은 편이 좋고, 모자도 방한·방서의 역할을 하는데 가벼운 것이 좋으며, 양말은 여름에는 견직이나 목면이 적당하며 통기성이 있어야 하고, 방한화는 1kg 이하로 2.5CLO가 좋다.

XII. 위생해충과 쥐의 구제

1. 구충·구서의 일반적 원칙

첫째, 구제 대상 동물의 발생원 및 서식처를 제거하는 것이 가장 근본적이고 중요한 대책 나쁜 환경을 정비하고 개선하므로써 해충 발생을 근원적으로 억제시킬 수 있다.

둘째, 구충 · 구서는 발생초기에 실시하여야 한다. 해충의 증식은 기하급수적이므로 발생초기에 구제하는 것은 성충을 구제하는 것의 수십배의 효과를 기대할 수 있다.

셋째, 대상동물의 생태 습성에 따라서 구제를 실시하여야 한다.

넷째, 구충 · 구서는 광범위하게 동시에 실시하여야 한다.

2. 위생해충의 종류

해충이란 인간에게 직접, 간접으로 위생상의 피해를 주는 모든 곤충을 총칭한다. 위생절지동물(Arthropoda)에는 ① 곤충강, ② 거미강, ③ 게새우강, ④ 지네강, ⑤ 나비목, ⑥ 벌목 등이 있다. 거미강의 진드기목도 위생해충의 일종인데, 우리나라에서는 가장 문제시되고 있는 해충은 모기. 파리, 바퀴 종류이고 그밖에 벼룩, 이, 빈대, 진드기, 독나방 등이 있다.

3. 위생해충에 의한 피해와 구제방법

고대 희랍이 멸망한 원인중의 하나로 모기의 매개에 의한 말라리아의 창궐과 14세기에는 유럽 인구의 1/4이 벼룩이 매개하는 페스트에 의한 사망으로 추정하였다.

(1) 직접피해

① 피부에 기계적 외상　　② 피부교자에 의한 2차적 감염
③ 인체에 독성물질의 주입에 의한 피해　　④ 흡혈 및 영양물질 탈취
⑤ 체내의 기생에 의한 피해　　⑥ 피부염, 알러지　　⑦ 수면방해 등

(2) 간접피해

① 질병의 기계적 전파
② 질병의 생물학적 전파 : ㉠ 증식형, ㉡ 발육형, ㉢ 발육증식형, ㉣ 배설형, ㉤ 경란형
③ 정신적, 경제적 피해 등

(3) 위생해충의 일반적 구제법

① **환경적 방법** : 발생원 및 서식처를 제거하는 방법

② **물리적 방법** : 유문등, 각종 트랩, 파리통, 끈끈이줄을 사용하는 방법.
③ **화학적 방법** : 살충제와 발육억제제, 불임제, 기피제, 유인제를 사용하는 방법
④ **생물학적 방법** : 천적이용, 불임웅충 방산법 등을 이용하는 방법

4. 위생해충의 생태

1) 파리(House fly)

(1) 파리에 의한 피해

파리는 인축의 배설물(똥, 오줌, 객담)이나 시체에 머물고, 병원균을 ① 몸의 표면에 붙여서 ② 한번 먹었던 것을 다시 토해내서 ③ 분으로 배설하여 ④ 유충 때 섭식했던 것을 성충 때 배설하여 음식물이나 인체, 식기 등에 옮기는 기계적 전파를 한다.

① **소화기계 전염병** : 장티푸스, 파라티푸스, 이질, 콜레라, 식중독균 등을 전파한다.
② **호흡기계 전염병** : 결핵, 디프테리아 등을 전파한다.
③ **기생충질환** : 회충, 편충, 요충, 촌충 등을 전파한다.
④ **기타** : 소아마비, 화농균 등의 전파와 흡혈에 의한 피해, 외청도에 우연히 기생하므로 발생하는 승저증(蠅虹症)이 있을 수 있으며, 불쾌감, 수면방해를 한다.

(2) 파리의 구제방법

① **환경저 방법**(서식처 및 발생원 제거) : 근본적인 방법으로 무엌(취사실)의 청결, 화장실의 관리, 쓰레기장 관리, 퇴비장관리, 하수구의 청결 등이 필요하다.
② **유충구제법** : 발생초기에 구제-살충제 및 생석회 등이 이용된다.
③ **기계적 방법**(이학적 방법) : 성충구제법으로 파리통, 파리채, 끈끈이 테이프법
④ **성충구제법**(화학적 방법) : 속효성 살충제 분무법이 있다.
⑤ **천적을 이용한 구제** : 파리천적은 500여종이 있으며 그 중 기생벌 이용

2) 모기(Mosquitos)

모기의 종류도 무수히 많이 있으며, 우리나라에 서식하는 모기의 종류는 49종(李, 1978)으로 알려졌으나, 그 이상 서식할 것으로 본다. 그중에서 질병매개 작용을 하는 종류는 중국얼룩날개모기(*Anopheles sinensis*), 작은 빨간집모기(*Culex tritaeniorhynchus*),

토고 숲모기(*Aedes togoi*) 등과 빨간집모기, 한국얼룩날개모기, 얼룩날개집모기 등 많은 종이 보고되었다.

(1) 모기에 의한 피해

모기에 의한 가장 큰피해는 전염병의 전파로로서 모기가 매개하는 전염병은 말라리아(중국얼룩날개모기), 일본뇌염(작은빨간집모기), 사상충증(토고숲모기), 황열, 뎅구열(Aeds aegypti)등이 있고 우리나라에서는 말라리아나 말레이사상충증 및 일본뇌염 등이 보고되었다.

(2) 모기의 구제와 관리방법

① **환경적 방법** : 발생지의 제거가 가장 중요한데, 방화수통, 하수구, 늪, 웅덩이물 등이 장기간 정체하지 않도록 해야 한다.

② **유충 구제방법** : 학질모기, 뇌염모기는 논과 같은 대수역에 산란하므로 그 제거가 곤란하나, 숲모기는 소수역에 발생하므로 관리가 쉽다. 흐르는 물에는 산란하지 않고 정체되어 있는 수역에 산란한다. 유충구제는 석유를 수표면에 도포함으로써 유충의 호흡장애를 일으키게 하는 방법과 살충제로 permethrin, fenitrothion, dieldrin 등이 사용된다.

③ **성충 구제법** : 속효성 살충제 공간살포법(space spray)으로 분무기나 연무법 등이 사용되는데, 주로 속효성 살충제인 pyrethrin, allethrin,DDVP, lindane 등이 사용된다. 또한 잔효성 살충제의 잔류분무(residual spray)로 DDT(2g/m^2)나 dieldrin(0.2g/m^2)등이 사용되었으나, DDT는 사용을 금하고 있으며, 최근에는 permethrin 등 pyrethroid계 살충제를 사용

④ **기타** : 기피제로 몸에 바르는 것이나 모기향 등이 사용된다.

3) 바퀴(Cockroach)

바퀴과에 속하는 종은 4,000여종이 알려졌으나, 위생상 문제가 되고 있는 주가성 바퀴는 1% 미만인 30여종이고, 우리나라에서는 9종이 보고되었으며, 가주성 바퀴로는 독일바퀴(Blattella germanica), 일본바퀴(Periplaneta japonica), 이질바퀴(Periplaneta americana), 먹바퀴(Periplaneta fuligionsa)등이 있으나, 독일바퀴가 제일 많다.

(1) 바퀴에 의한 피해

바퀴는 잡식성, 질주성이어서 병원체의 기계적 전파작용을 하는데, 바퀴의 체표나

다리의 극모 등에 의한 병원체의 전파(傳播)나 반소화물을 토해낼때와 배설물을 통해서 병원체를 전파하기도 한다.

전파전염병 : 40여종이 바퀴몸에서 확인되었는데 ① 소화기계 전염병인 세균성 이질, 콜레라, 장티푸스, 살모넬라, 유행성간염 및 소아마비 등과 ② 호흡기계 질병인 결핵, 디프테리아 ③ 기생충 질병인 회충증, 구충증, 아메바성 이질 등을 전파

(2) 바퀴의 구제

바퀴는 대형 해충으로 야간활동이어서 구제가 잘 되지 않으며, 번식력이 강해서 성충은 물론 난협까지 완전 박멸을 하지 않으면 빨리 번식한다.

① 유인제에 의한 접착제 사용법

② 독제에 의한 독이법(毒餌法) : 붕산(40%) 또는 아비산석회(5%), 불화소오다(20%) 등과 찐감자 및 설탕을 혼합하여 독제로 사용한다.

③ 서식처 제거를 위해 공장 등에서는 열탕수 분무법이 사용된다.

④ 살충제(permethrin, bio-resmethrin, phenothrin과 fenitrothion 등) 분무

⑤ 트랩 설치

5. 쥐의 특성과 구제법

가주성 쥐는 지붕쥐(Rattus rattus), 시궁쥐(R. norvegicus), 생쥐(Mus musculus) 능 3종이 있으며, 야서성 쥐(들쥐)에는 등줄쥐,흰넙적다리 붉은쥐, 뫼밭쥐, 갈밭쥐, 쇠갈밭쥐 등 대체로 12m 범위내에 거주하며, 임신기간은 4주이며, 1회에 6~9마리 씩 번식하며, 평균수명은 2년이다.

1) 가주성 쥐의 특성

① 시궁쥐(brown rat, Norway rat)

② 지붕쥐(root rat)

③ 생쥐(house mouse)

2) 쥐가 전파할 수 있는 질병

① **세균성 질병** : 페스트, 와일씨 병, 서교열, 살모넬라증 등.

② **리켓치아성 질병** : 발진열, 쯔쯔가무시병 등
③ **바이러스성 질병** : 유행성 출혈열
④ **기생충 질병** : 아메바성 이질, 선모충증, 레이슈마니아증 등

2) 쥐의 구제법

① **환경적 방법** : 서식처의 제거방법이나 방서장치를 하는 것이 최선의 방법으로 식당, 식량창고, 쓰레기장 등의 환경개선으로 쥐가 서식할 수 없도록 하는 것
② **포서기 이용법** : 압살법, 포서망법 등 쥐덫을 이용하여 구제한다.
③ **살서제 이용법** : 살서제인 황인 8%, 비소화합물, ANTU(α-naphthyl-thiourea), 불화질산소다, warfarin 등을 첨가하여 미끼로 사용하거나, 훈연제, 아황산가스, 이황화탄소, 일산화탄소, 청산, 수소가스 등을 이용하여 구제한다.
④ **천적 이용법** : 고양이의 사육법
⑤ **불임약제 이용법** : 불임 시켜 번식을 억제하는 방법

XIII. 소 독

1. 미생물의 생존 환경

미생물의 생존에 필요한 기본적인 요소 : ① 온도, ② 습도, ③ 영양소, ④ pH, ⑤ 산소 유무, ⑥ 기압 등인데, 이들 조건이 갖추어지게 되면 끊임없는 번식을 하게되어 Bacteria인 경우는 1개의 세균이 12시간쯤 지나면 무려 700억 개 이상으로 증식하게 된다.

2. 소독의 정의

소독(disinfection) : 병원성 미생물의 생활력을 파괴, 멸살시켜 감염과 증식력을 없앰.
멸균(sterilization) : 강한 살균력을 작용시켜, 모든 미생물의 포자까지도 멸살 또는 파괴하나멸균은 소독을 의미하지만 소독은 멸균을 의미하지는 않는다.

방부(antiseptic) : 병원성 미생물의 발육과 활동성을 저지 또는 소멸시켜 식품등의 부패(Putrefaction)나 발효(fermentation)를 방지. 그 작용을 강도순으로 보면 멸균>소독>방부

3. 소독방법

이학적 소독법(physical disinfection) – 열처리법과 무가열처리법 및 기타
화학적 소독법(chemical disinfection) – 여러가지 소독용 약제가 개발되어 이용

1) 이학적 소독법

(1) 가열처리법

① 건열멸균법(Dry heat sterilization)

㉠ 화염멸균법 : 알콜램프, 분젠, 천연가스램프 등을 이용하여 금속류, 유리봉, 백금 루프, 도자기류 등의 소독을 위하여 불꽃 속에 20초 이상 접촉

㉡ 건열멸균법 : 건열멸균기(dry oven) — 유리기구, 주사기, 주사바늘, 글리세린, 분말 금속류, 자기류 등 습열이 침투하기 어려운 제품소독 — 보통 170℃에서 1~2시간 가열

② 습열멸균법(Moist heat sterilization)

습열멸균법은 수분으로 미생물의 단백질 응고가 촉진-습열 방법이 쉽고 능률적, 경제적.

㉠ 자비소독법 : 식기류, 도자기류, 주사기, 의류 등을 100℃의 끓는 물에서 15~20분간 처리하는 방법으로 완전히 멸균되지는 않는다. 10~30분간 끓임
아포(spore)는 죽지 않지만 결핵균은 80℃로 5분이면 죽는다. 석탄산(5%)이나 크레졸(2~3%)을 첨가하면 소독효과가 커진다.

㉡ 고압증기멸균법 : 포자 형성균의 멸균에 제일 좋은 방법으로, 고압증기멸균기(autoclave) 사용 : 10Lbs(115.5℃)에서 30분간, 15Lbs(121.5℃)에서 20분간, 20Lbs(126.5℃)에서 15분간 처리 – 초자기구, 의류, 고무제품, 자기류, 거즈 및 약액 등

㉢ 유통증기(간헐)멸균법 : Arnold 멸균기나 Koch 멸균기를 사용하여 유통증기(100℃)를 30~60분간가열. 포자를 멸살하기 위해 간헐멸균(間歇滅菌 : fractional sterilization): 1일에 1회씩 100℃의 증기로 30분간씩 3회 실시

㉣ **저온 소독법** : 우유는 63℃에서 30분간, ice cream 원료는 80℃에서 30분간, 건조과실은 72℃에서 30분, 포도주는 55℃에서 10분간 소독하는데,

㉤ **초고온순간멸균법** : 우유에서는 135℃에서 2초간 처리하는 방법이 사용된다.

(2) 무가열멸균법(無加熱滅菌法)

자외선멸균법(紫外線滅菌法 : ultraviolet-ray sterilization)과 초음파멸균법(超音波滅菌法 : ultrasonic disintegration), 동위원소멸균법, 일광소독법 등이 있다.

① **자외선멸균법** : 자외선(Dornoray, 2,900~3,200Å)에 의하여 피부에 멜라닌 색소 침착, 진피층에 비타민 D 형성, 혈구의 증가, 신진대사의 항진, 세균감염에 대한 저항력 항진 등의 효과가 있기 때문에 건강선(생명선)이라고도 하지만, 반대로 설안염, 전광성 결 파장이 2,600Å이면 미생물의 핵막염 및 피부암 유발 등 유해작용을 하는 경우도 있다. 자외선 등을 켜서 살균하는 경우, 또는 무균실, 수술실, 제약실 등에서 공기, 물, 식품, 기구, 용기 등의 소독에 이용되며, 결핵균, 디프테리아균 등에는 2~3시간이면 살균효과를 얻을 수 있다.

② **초음파멸균법** : 매초 8,800Hz의 음파는 강력한 교반작용(agitation)으로 충체를 파괴하는 살균력이 있으며, 20,000Hz 이상의 진동(vibration)에서도 강력한 살균력이 있다.

③ **전류 및 방사선** : 균체가 함유하고 있는 sodium chloride ion을 유리시킴으로서 살균작용

방사선은 투과력이 매우 강력하여 포장된 물품의 소독이 가능하고, 감자, 고구마와 같은 농산물의 발아정지 및 육류나 어패류의 살균, 의약품의 살균에 이용되고 있다. 그러나 방사선을 인체에 장시간 조사하면 장애(발암작용)가 나타날 수 있으므로 주의해야 한다.

2) 화학적 소독법

(1) 소독약의 살균기전

① **산화작용** : 염소(Cl_2)와 그 유도체, H_2O_2, O_3, $KMnO_4$

② **균단백응고작용** : 석탄산, 알콜, 크레졸, 포르말린, 승홍

③ **균체의 효소 불활화작용** : 알콜, 석탄산, 중금속염, 역성비누

④ **가수분해작용** : 강산, 강알칼리, 열탕수

⑤ **탈수작용** : 식염, 설탕, 포르말린, 알콜
⑥ **중금속염의 형성작용** : 승홍, 머큐로크롬, 질산은
⑦ 이상반응 중 두 가지 이상의 복합작용의 기전에 의해 소독이 이루어진다.

(2) 소독약의 구비조건

소독용 화학 약품으로서 소독제의 구비조건은 다음과 같다.

① 살균력이 강할 것(높은 석탄산계수를 가질 것)
② 물품의 부식성, 표백성이 없을 것
③ 용해성(solubility)이 높고, 안정성(stability)이 있을 것
④ 경제적이고, 구입이 쉬워야 할 것
⑤ 생체의 조직에 대한 독성(toxicity)이 낮아서 인체에 무독, 무해할 것
⑥ 사용방법이 간편할 것 등이다.

(3) 소독약의 종류

① **석탄산(phenol)** : 방역용 석탄산은 3%(3~5%)의수용액을 사용하는데, 저온에서는 용해가 잘 되지 않으며, 산성도가 높고, 고온일수록 소독효과가 크기 때문에 열탕수로 사용

석탄산계수(phenol cofficient) : 어떤 균주를 10분내에 살균할 수 있는 석탄산의 희석배수와 시험하려는 소독약의 희석배수를 비교하는 방법이다.

$$\text{석탄산계수} = \frac{\text{특정 소독약의 희석배수}}{\text{석탄산의 희석배수}}$$

어떤 세균을 20℃에서 10분에 사멸할 수 있는 순수한 석탄산 희석배율이 90배일 때 실험하려는 소독약을 180배로 희석한 것이 같은 조건하에서 같은 살균력을 갖는다면 석탄산계수는 2가 된다.

② **크레졸(cresol)** : 석탄산보다 2~3배 살균력은 강하나 물에 잘 녹지 않아 보통비누액에 50%를 혼합한 크레졸비누액을 사용 1~2% 함유액은 주로 손, 오물, 객담 등의 소독에 사용

③ **승홍(昇汞 : mercury dichliride)** : 승홍은 성인의 치사량이 1g 정도로 맹독성이어서 식기구나 피부소독에는 적당하지 않음. 조제방법은 승홍1에 식염1과 물 1,000의 비율(약 0.1%)로 하거나 승홍 0.5g에 물 500㎖의 비율, 승홍액이 무색이므로 fuchsine(magenta)액으로 염색하여 사용

④ **생석회(CaO, lime)** : 습기가 있는 분변, 하수, 오수, 오물, 토사물 등의 소독에 적당. 석회유(石灰乳 : Ca(OH)2)는 생석회 분말 2 : 물 8의 비율로 만들어, 건조한 소독대상물에 사용한다.

⑤ **과산화수소(Hydrogen peroxide)** : 과산화수소(H_2O_2)는 2.5~3.5%의 수용액이 사용. 무포자균은 살균할 수 있으며, 자극성이 적어서 구내염, 인두염, 입안세척, 상처 등에 사용

⑥ **알콜(Alcohol)** : 피부 및 기구소독에 사용, 상처, 눈, 구강, 비강, 음부 등의 점막에는 사용하지 않는 것이 좋다. 포자형성균에는 효과 없고, 무포자균에 유효하며, 75%의 에탄올을 사용

⑦ **머큐로크롬(Mercurochrome)** : 점막 및 피부상처에 사용되는데, 2% 머큐로크롬이나 2% 에타놀아세톤머큐로크롬 액이 사용되며, 자극성은 없으나 살균력이 강하지 않다.

⑧ **역성비누(invert soap)** : 역성비누는 물에 잘 녹고 무색, 무취, 무미, 무해하여 식품소독에 좋으며, 자극성 및 독성도 없고, 침투력, 살균력도 강하다. 특히 포도상구균, shigella균, 결핵균 등에 유효한데, 0.01~0.1%액을 사용한다.

⑨ **약용비누(Germicidal soap)** : 비누의 기제에 각종 살균제를 첨가하여 만든 비누로서의 세척효과와 살균제에 의한 소독효과ri 이다, 손이나 피부소독 등에 주로 사용된다.

(4) 전염병의 전염경로에 따른 소독대상물

① **소화기계 전염병** : 소화기계 전염병 관리를 위해서는 환자의 분뇨, 토사물 및 그 오염물과 화장실, 하수구, 쓰레기통, 환자 사용 식기구, 환자가 사용한 실내 및 기구류 등을 소독하여야 한다.

② **호흡기계 전염병** :환자의 객담, 환자가 사용한 병실 및 각종 기구류 등을 소독하여야 한다.

③ **매개곤충이 전파하는 전염병** : 곤충 서식처를 중심으로 살충제를 분무

(5) 소독대상물에 따른 소독방법

① **대소변, 배설물, 토사물** : 완전소독방법은 소각법이나, 약품으로서 석탄산수(대상물과 동량), 크레졸 수, 생석회분말 등을 사용한다.

② **의복, 침구류, 모직물** : 일광소독, 증기소독, 자비소독을 하거나, 크레졸수, 석탄

산수에 2시간 정도 담근다.

③ **고무제품, 피혁제품, 모피, 칠기** : 석탄산수, 크레졸수, 포르말린수 등을 사용한다.

④ **변소, 쓰레기통, 하수구** : 분변에는 생석회를, 변기 또는 변소내는 석탄산수, 크레졸수, 포르말린수를 뿌린다.

⑤ **병실** : 석탄산수, 크레졸수, 포르말린수를 뿌리거나 닦는다.

⑥ **환자 및 환자 접촉자** : 손은 석탄산수, 크레졸수, 승홍수, 역성비누사용, 몸은 목욕

⑦ **시체** : 석탄산수, 크레졸수, 승홍수, 알콜 등을 뿌리고 관내는 석회로 메운다.

XIV. 환경영향 평가

1. 환경영향평가의 정의와 목적

"환경영향평가(environmental impact assessment)"란 환경영향평가 대상사업의 사업계획을 수립하려고 할 때에 그 사업의 시행이 환경에 미치는 영향(환경영향)을 미리 조사·예측·평가하여 해로운 환경영향을 피하거나 줄일 수 있는 방안(환경보전방안)을 강구하는 것을 말한다.

이를 구현하기 위한 법령이 바로 환경영향평가법이며, 이 법은 환경영향평가 대상사업의 사업계획을 수립·시행할 때 미리 그 사업이 환경에 미칠 영향을 평가·검토하여 친환경적이고 지속가능한 개발이 되도록 함으로써 쾌적하고 안전한 국민생활을 도모함을 목적으로 한다.

2. 국가 등의 책무

(1) 국가와 지방자치단체는 정책이나 계획을 수립·시행하려면 환경영향을 고려하고 이에 대한 대책을 강구하여야 한다.

(2) 국가·지방자치단체·사업자와 국민은 환경영향평가의 중요성을 인식하고 이 법으로 정하고 있는 절차가 적절하고 원활하게 진행될 수 있도록 노력하여야 한다.

(3) 환경에 영향을 미치는 사업을 하려는 자는 그 사업의 시행으로 인하여 환경에 미치는 해로운 영향이 최소화될 수 있도록 하여야 한다.

3. 환경영향평가 대상사업

환경영향평가를 실시하여야 하는 사업(환경영향평가 대상사업)은 다음과 같다.

(1) 도시의 개발사업
(2) 산업입지 및 산업단지의 조성사업
(3) 에너지개발사업
(4) 항만의 건설사업
(5) 도로의 건설사업
(6) 수자원의 개발사업
(7) 철도(도시철도를 포함한다)의 건설사업
(8) 공항의 건설사업
(9) 하천의 이용 및 개발사업
(10) 개간 및 공유수면의 매립사업
(11) 관광단지의 개발사업
(12) 산지의 개발사업
(13) 특정 지역의 개발사업
(14) 체육시설의 설치사업
(15) 폐기물처리시설의 설치사업
(16) 국방·군사시설의 설치사업
(17) 토석·모래자갈·광물 등의 채취사업
(18) 환경에 영향을 미치는 시설로서 대통령령으로 정하는 시설의 설치사업

4. 환경영향평가의 기본원칙

환경영향평가는 다음 각 호의 기본원칙에 따라 실시되어야 한다.

(1) 경제적·기술적으로 실행할 수 있는 범위에서 환경영향평가대상사업의 시행에 따른 해로운 환경영향을 피하거나 줄일 수 있는 방안을 강구할 것

(2) 환경보전방안은 과학적으로 조사·예측된 결과를 근거로 하여 이루어질 것
(3) 환경영향평가대상사업에 대한 충분한 정보제공 등을 통하여 환경영향평가 과정에 주민 등의 참여가 원활히 이루어질 수 있도록 노력할 것

5. 환경보전목표의 설정

사업자는 환경영향평가대상사업에 대한 환경영향평가를 실시하려면 그 사업의 시행으로 인한 환경영향과 평가당시의 과학적 지식 및 경제적 상황 등을 고려하여 그 사업의 환경보전목표를 설정한 후 이를 토대로 하여 환경영향평가를 실시할 수 있다. 또한, 사업자는 환경보전목표를 설정하는 경우 다음 각 호의 기준을 참고하여야 한다.

(1) 「환경정책기본법」 제10조에 따른 환경기준
(2) 「자연환경보전법」 제2조 제14호에 따른 생태·자연도
(3) 지역별 오염총량기준
(4) 그 밖에 관계 법률에서 환경보전을 위하여 설정한 기준

6. 환경영향평가 분야와 세부항목 및 대상지역

환경영향평가는 환경영향평가대상사업의 시행으로 영향을 받게 될 생활환경, 자연생태환경 및 사회·경제 등의 분야에 대하여 실시하여야 하며, 환경영향평가는 환경영향평가대상사업의 시행으로 영향을 받게 되는 지역으로서 환경영향을 과학적으로 예측·분석한 자료에 따라 그 범위가 설정된 지역에 대하여 실시하여야 한다.

7. 환경영향평가서의 작성 및 의견수렴

사업자는 환경영향평가대상사업을 시행하려는 때에는 환경영향평가에 관한 서류를 작성하여야 한다.

(1) 사업자는 평가서를 작성하려는 때에는 대통령령으로 정하는 바에 따라 설명회나 공청회 등을 개최하여 환경영향평가대상사업의 시행으로 영향을 받게 되는 지역 주민의 의견을 듣고 이를 평가서의 내용에 포함시켜야 한다. 이 경우 대통령령으로 정하는 범위의 주민의 요구가 있으면 공청회를 개최하여야 한다.

(2) 사업자가 제1항에 따른 설명회나 공청회를 개최하였으나 사업자가 책임질 수 없는 사유로 정상적인 진행이 되지 못하는 등 대통령령으로 정하는 사유에 해당되는 경우에는 제1항에 따른 설명회나 공청회를 생략할 수 있다.

(3) 사업자는 생태계의 보전가치가 큰 지역 등 대통령령으로 정하는 지역에서 환경영향평가대상사업을 시행하려는 경우에는 대통령령으로 정하는 바에 따라 주민의 의견 외에 전문기관 등 주민 외의 자의 의견을 듣고 이를 평가서의 내용에 포함시켜야 한다.

(4) 사업자는 대통령령으로 정하는 바에 따라 관계 행정기관의 장의 의견을 듣고 이를 평가서의 내용에 포함시켜야 한다.

(5) 사업자는 제1항 · 제3항 및 제4항에 따른 의견수렴을 하려는 때에는 평가서초안을 미리 작성하여야 한다.

제4장

식품위생

제4장 식품위생

I. 정의 및 범위

1. 정의

식품은 인간이 생활을 영위하기 위하여 섭취하는 반드시 필요한 음식물로서 하루라도 없으면 살아갈 수 없는 필수불가결(必須不可缺)한 요소이다.

따라서, 식품은 인간이 생명을 유지하기 위하여 적당한 영양소를 함유하여야 하며, 각종 병원미생물에 오염되었거나 유해·유독물질을 함유하여 인간의 건강과 생명에 위해를 일으키지 않는 위생상 안전해야한다.

식품위생의 정의는 세계보건기구(WHO, 1955)의 환경위생전문위원회의 식품위생에 대한 보고서에서 식품위생이란, "식품의 성장(재배양식), 생산, 제조에서 최종적으로 사람에게 섭취될 때까지의 모든 단계에서 식품의 안전성, 건전성 또는 완전무결성을 확보하기 위한 수단을 말한다"고 정의하고 있다. 한편, 우리나라에서는 식품위생이라 함은 식품, 첨가물, 기구 또는 용기, 포장을 대상으로 하는 음식에 관한 위생을 말한다(식품위생법, 2006).

2. 범위

식품위생의 범위는 식품의 생산으로부터 섭취에 이르기까지 식품 그 자체뿐만 아니라 관련된 모든 요인들(자연환경요인, 화학적 및 생물학적 요인 등), 식품으로 인한 각종 건강장애(식중독, 경구전염병, 인수공통전염병, 기생충질환 등), 식품의 변질과 오염(부패 및 변패, 각종 환경오염물질 및 발암물질 등), 식품취급시설, 식품용 기구·용기 및 포장, 식품첨가물 등의 이 모든 것들을 망라하여 관리하기 위한 식품위생행정과 법규 및 식품위생검사 등이 포함된다. 최근에는 식생활의 변화 및 다양화와 더불어 오염물질이 증가하는 만큼 식품위생관리에서 다루어야 하는 내용은 계속 확대되고 있다.

발생되는 질병요소와 원인

식품으로 인한 질병요소와 그 원인은 다음과 같다.

- 식품 변질로 인한 영양소의 분해
- 식품 미생물 오염으로 인한 감염
- 유독 동식물의 오식중독
- 병원성 미생물 오염으로 인한 감염
- 생산 과정에서 유독물 흡입, 흡수
- 가공에서 유해물질 첨가, 위조
- 기생충 오염

식품으로 인한 질병은 일반적으로 소화기계 질환이 대부분이고 그중에서도 병원성 미생물에 의하여 전파될 수 있는 각종 전염병, 세균성 식중독, 기생충에 의한 기생충 질환, 식품 중의 유해 및 유독 성분에 의한 화학물질 중독 등은 식품 위생상 가장 중요한 위치를 차지하고 있다.

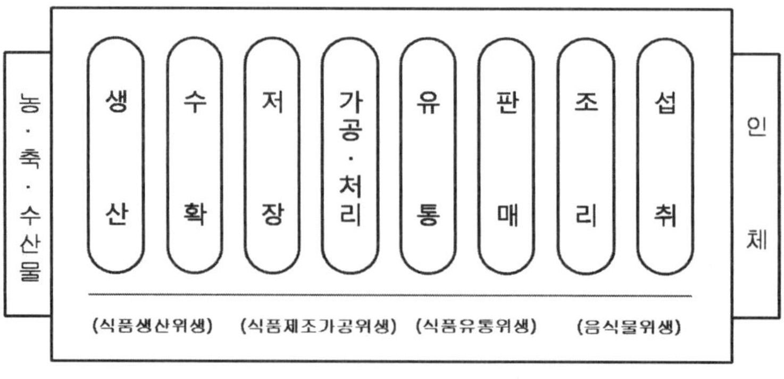

그림 4-1. 식품위생의 범위와 각 단계에서 위생적 대응

II. 식품과 전염병

1. 경구전염병

경구전염병은 감염경로가 입을 통해서 이루어지며, 주로 식품이 매개체이지만 식품 외에도 물이나 불결한 식기 또는 손으로부터 직접적으로 감염될 수도 있다. 식품위생상 식품을 통해서 경구적으로 인간에게 감염될 수 있는 전염병은 주로 소화기계 전염병으로서 장티푸스, 콜레라, 이질, 파라티푸스 등이 대표적이며, virus에 의한 전염병으로는 성홍열(scalet fever), 유행성 간염, 소아마비(poliomyelitis), 전염성 설사, 전염성 위장염이 있으며, 이외에도 연쇄상구균, 디프테리아 등이 있다.

2. 인수공통전염병(zoonoses)

인수공통전염병(인축공통전염병)은 사람과 동물에 공통으로 감염되는 전염병이다. FAO/WHO의 인수공통전염병에 관한 전문위원회에서는 「척추동물과 사람 사이에서 자연히 이행할 수 있는 모든 질병 또는 감염을 가리킨다」라고 정의하였다.

인수공통전염병은 현재까지 약 200여 종이 알려져 있으며 원인이 되는 병인물질은

표 4-1. 인수공통전염병의 분류

병인	질병종류
세균성 감염	결핵, 탄저, 브루셀라증(brucellosis), 야토병, 돈단독, 렙토스피라증(leptospirosis), 리스테리아증(listeriosis), 파스튜렐라증(pasteurellosis), 살모넬라증(salmonellosis), 리브리오증(vibriosis) 등
바이러스성 감염	일본뇌염, 광견병, 앵무병, 뉴캐슬병(newcastle disease), 묘슬병, 임파구성맥락수막염, 조류인플루엔자 등
리케차성 감염	큐열(Q fever), 발진열, 쯔쯔가무시증 등
원충성 감염	톡소플라스마증(toxoplasmosis)
변형프리온(prion)	소패면상뇌증(광우병), 변형크로이츠펠트-야콥병(인간광우병)

세균, 바이러스, 리케차, 곰팡이, 원충 등 다양하다.

인수공통전염병 중에서 동물로부터 사람에게 전염되어 중대한 영향을 미치는 것은 약 90여 종이 있다. 그 중 특히 식품위생상 문제가 되는 것은 식용으로 제공되는 가축, 가금, 어류 등의 고기·유즙·알 등에 병원체가 존재한다. 인수공통전염병을 병인물질에 따라 분류하면 다음과 같다(표 4-1).

Ⅲ. 식중독

1. 식중독의 분류

식중독은 일반적으로 병원미생물이나 유독·유해물질이 음식물에 혼입되어 경구적으로 섭취함으로써 생리적 이상을 일으키는 것을 말하며, 대개의 경우 급성으로 위장

표 4-2. 식중독의 분류

병인물질	분류	세분류	원인물질
세균	세균성 식중독	· 감염형 식중독 · 독소형 식중독 · 감염독소형 식중독	살모넬라균, 장염비브리오균, 포도상구균 등
바이러스	바이러스성 식중독	· 로타바이러스 식중독 · 아데노바이러스 식중독 · 노로바이러스 식중독 · 기타 바이러스 식중독	각종 바이러스 등
화학물질	화학성 식중독	· 고의 또는 오용으로 첨가되는 유해물질 중독 · 본의 아니게 잔류·혼입되는 유해물질 중독 · 제조·가공·조리 중에 생성되는 유해물질 중독 · 음식용 기구·용기·포장에서 유래되는 유해물질 중독 · 기타 화확물질에 의한 중독	농약, 중금속, 포르말린, 붕산, methanol, 간수 등
자연독	자연독 식중독	· 동물성 자연독 식중독 · 식물성 자연독 식중독	복어, 독버섯, 감자 등
곰팡이독소 (mycotoxin)	곰팡이독소중독증 (mycotoxicosis)	· 아플라톡신중독, 황변미중독, 맥각중독 · 식중독성 무백혈구증, 광과민성 피부염 · 기타 곰팡이독소중독증	aflatoxin 등

염병상(胃腸炎病狀)이 나타난다. 식중독을 분류하는 방법에는 여러 가지가 있으나 편의상 식품 중에 함유하고 있는 원인물질에 따라 표 4-2와 같이 분류한다.

1) 세균성 식중독(bacterial food poisoning)

세균성 식중독은 식중독의 발생근원과 기전에 따라 독소형과 감염형의 두 가지로 구분한다.

독소형 식중독은 식품에 오염된 독소형 식중독균이 발육 증식하면서 제외 독소를 식품 중에 생산한 것으로, 독소가 함유한 식품을 섭취했을 때 단기간 내에 증상을 나타내는 특징을 가지고 있으며, 감염형 식중독은 오염된 식품을 섭취하였을 때 식중독 세균의 양에 따라 잠복기간이 다를 수 있으나, 독소형 식중독 세균에 비하여 대체적으로 잠복기간이 긴 것이 특징이다.

(1) 독소형 식중독

① 포도상구균 식중독

식중독 중에서 가장 발생률이 많은 독소형 식중독으로서 포도상구균이 생산하는 독소로 발생한다.

㉠ 원인균

포도상구균에 의한 식중독을 일으키는 원인균은 장관독소(enterotoxin)를 생산하는 staphyloccus aureus이며, 이 독소는 내열성이 큰 외독소로 100℃에서 30분간 끓여도 파괴되지 않는다.

㉡ 감염 경로

원인식품은 주로 우유와 유제품, 김밥, 도시락 등에 생산된 enterotoxin으로 인하여 감염된다.

㉢ 증상

잠복기가 매우 짧으며 평균 1~6시간 정도이다. 급성 위장염이 주증상으로 처음에는 타액분비 증가, 오심, 구토, 설사, 복통을 일으키며, 설사의 양상은 수양성이지만 경우에 따라 혈액이나 점액이 섞여나온다. 발열은 38℃ 이하이며, 사망률은 극히 낮거나 없는 편이며, 심한 설사와 구토로 인한 탈수증상을 일으킨다.

㉣ 예방대책

포도상구균은 자연계에 널리 분포되어 있으므로 식품의 오염 기회가 매우 많다. 따라서 위생적인 조리, 가열처리, 식품취급자의 개인위생이 중요하다. 특히, 식품취급자가 화농성 질환이나 인두염 등에 걸려 있을 때에는 조리 등의 업무에 종사해서는 안 된다.

② Botulinus 식중독

이 식중독은 sausage나 ham이 원인식품이며, 초기에는 소시지 중독이라고도 하였다.

㉠ 원인균

Clostridium botulism이 원인균으로 알려졌으며, 이 균은 토양 및 자연계에 널리 분포되어 있으며, 통조림, sausage 등의 식품을 혐기성 상태에서 발육하여 신경독소를 분비하는 데 독소는 A, B, C, D, E형이 있다.

㉡ 감염 경로

치명률이 높은 식중독으로 식품 속에 이 균이 증식되어, 생산한 독소를 식품과 같이 섭취하였을 때 장관에서 흡수되어 일어난다. 원인식품으로는 햄, sausage, 통조림, 야채, 과일, 유제품(乳製品) 등이 있다.

㉢ 증상

신경계의 증상이 주증상으로 시력저하, 복시, 동공확대, 실성증, 연하곤란, 변비, 복부팽만 및 호흡곤란 등을 나타낸다. 이 식중독의 또 하나의 특징은 발열이 없으며 치명률은 40% 정도이다.

㉣ 예방대책

Botulinus의 오염원은 주로 토양과 보균동물의 분변 등이 주이기 때문에 식품을 처리할 때 어패류의 창자 내용물에 오염되지 않게 하고, 야채류인 경우에는 충분히 물로 세척하여 토양에 의한 오염이 없게 해야 한다. 특히, 이 원인균은 아포형성균이며 또한 독소 생산균이어서 섭취하기 전에는 반드시 가열해야 한다.

③ Clostridium균 식중독(poisoning due to C. perfringens)

C. perfringens균 중 A형, O형, F형 등의 균주가 분비하는 exotoxin에 의하여 갑작스럽게 위장증상을 나타낸다. 건강인일 때는 치명적인 경우는 드물고 회복이 빠르다.

원인 식품으로는 집에서 조리한 수육 또는 그 제품이 문제가 된다.

(2) 감염형 식중독

① Salmonella 식중독

감염형 식중독의 대부분을 차지하며, 장내 세균의 일종으로 20여종의 살모넬라균속에 의해서, 동물에서는 장티푸스성이나 폐혈성 질병이 발생하나 사람에게는 급성 위장염을 일으킨다.

㉠ 원인균

살모넬라속의 균에 의한 식중독으로서 우리나라에서는 장염균(sal. enteritids), 쥐티프스균(sal. typhimurium), 돈 콜레라균(sal. choleraesuis)이 대표적이다. 이 병원균의 특징은 편모가 있어 운동성을 가지며, 협막이나 아포도 형성되지 않는 통성혐기성 균이다. 또한 항원(抗原)을 가지고 있으므로 이것을 이용한 혈청학적 분류를 해보면 약 700종 가량의 항원구조로 되어 있다.

㉡ 감염 경로

Salmonella 식중독은 주로 6~9월(여름~가을)에 많이 발생하며, 직접 오염원으로는 보균자인 사람 외에 쥐, 개나 고양이 등의 애완동물이 주이며, 하수도나 하천수의 오염도 간접 오염원의 역할을 하고 있다. 이 균의 감염 경로는 보균동물의 고기나 난(卵)을 섭취하여 직접 감염되거나 보균동물의 배설물이 식품에 오염되거나 또는 쥐와 파리, 바퀴 등의 곤충에 의해 매개되기도 하고 보균자인 식품취급자에 의해 감염되는 경우가 있다. 원인식품으로는 주로 식육이나 계란이 가장 높으며, 2차 오염이 가능한 셀러드나 마요네즈 등의 조리식품으로도 발생한다.

㉢ 증상

급성 위장염 증상을 나타내며 환자의 연령, 건강상태, 섭취한 균량에 따라 다르다. 주요 증상은 복통, 설사, 발열 등으로 전신권태, 식욕감퇴, 누통, 구토, 현기증 등을 동반한다. 피부발진은 별로 없고, 발열은 급격하게 일어나 38~40℃로 오르고, 오한과 전율(戰慄)이 동반된다.

㉣ 예방대책

매개동물(媒介動物)이나 곤충류 등에 기인되는 경우가 많으므로 우선 조리장, 주방, 찬장, 창고 등 식품취급 장소에서는 방서, 방충설비를 철저히 해야 하며, 원인식품에 오염된 병원균이 장기간 보존하는 과정에서 증식하는 일이 없도록 조리 후에는 반드시 냉장온도에 보존하고 섭취 전에는 재가열 처리해서 먹어야 한다.

② 장염 비브리오(Vibrio) 식중독

우리나라에서 장염 비브리오 식중독의 발생은 특히 여름철에 어육의 조리나 생식으로 발생하기 때문에 각별한 주의를 요한다.

㉠ 원인균

장염 비브리오 식중독 원인균은 Vibrio parahaemolyticus이며, 이 균의 형태는 gram 음성의 통성혐기성 간균이다. 이 균은 내열성인 O항원과 이열성인 K항원으로 구분되며, 혈청학적으로 26가지의 혈청형이 있다.

㉡ 감염 경로

발병은 주로 여름철에 많으며 원인식품으로는 해산성 어패류가 많으며, 회나 초밥 등의 생식이나 가공품에 의한 것도 많다. 그 외에 도시락 등의 복합조리식품도 원인식으로 되고 있어서 이는 오염된 어패류로부터 조리기구, 행주, 손 등을 거쳐 2차오염으로 감염된다.

㉢ 증상

복통, 설사로 시작하여 구토, 두통, 권태감, 발열(37~38℃) 등을 호소하는 급성 장염으로서 설사는 대부분 1일 수회정도의 수양변으로, 중증인 경우에는 점액변과 점혈변을 배설하는 경우도 있다. 때로는 콜레라나 이질로 오진되기도 한다.

㉣ 예방대책

이 균은 열에 약하고, 담수에 의해서 사멸하므로 식품의 가열, 수돗물에 의한 세정이 효과적이다. 특히, 여름철에 해산 어패류의 생식에 주의하고 열처리 후에 섭취해야 하며, 오염 가능성이 많은 조리기구나 행주 등은 소독과 청결을 철저히 하는 것이 중요하다.

③ 호염균 식중독(halophilism)

㉠ 원인균

원인균은 장염 비브리오균(Vibrio parahaemolyicus)으로 0.5~10%, 특히, 3~5%의 식염수에서 발육이 잘 되며 온대지방의 연안 해수에 존재하고 있다. 5월~11월(7~9월)에 발생이 많고 일본에서는 연간 세균성 식중독의 약 70%가 장염 비브리오균에 의한 중독이라고 한다.

㉡ 증상

호발 연령은 15세 이상으로 남녀별 발생비는 3 : 1이다. 잠복기간은 대개의 경우 10~18시간(4~28시간)이지만 잠복기가 짧을수록 증상을 심하다.

증상으로는 격심한 상복통으로부터 시작하여 오심, 구토, 설사(1일 5~6회 또는 20회), 발열(37~38℃)이 있고 설사는 발병 후 12시간 내에 집중되는 혈변 등이 있어 이질과 같은 증상을 나타낸다. 발병 12시간이 지나면 여러 가지 증상은 완화되고 24시간 후에는 열이 떨어지며 2~3일 내에 회복된다.

㉢ 예방대책

어패류를 생식할 경우에는 정수로 잘 씻거나 60℃에서 2분 이상 가열하면 안전하다. 소금에 절인 식품이라고 안심하고 섭취하지 말 것 등이다.

2) 바이러스성 식중독

(1) 원인균

바이러스 식중독을 일으키는 것은 vitaviruses, adenoviruses, caliciviruses, norwalkvirus와 norovirus균이다.

(2) 증 상

바이러스에 의한 위장관염의 증상은 주로 구토와 물과 같은 설사이며, 두통, 발열과 복통이 동반되기도 한다. 일반적으로 감염 후 1~2일에 증상이 나타나며, 감염된 바이러스의 종류에 따라 1~10일 지속된다.

인플루엔자처럼 'stomach flu.'로 부르기도 한다. 감염된 대부분의 사람들은 후유증 없이 완전히 회복되지만, 영아와 어린아이, 불구자와 노인처럼 자신을 잘 돌볼 수 없는 사람, 면역기능이 저하된 사람 등의 경우에는 탈수의 가능성이 높아 치료를 위해 입원해야 할 경우도 있다.

(3) 감염경로

바이러스가 소화관을 통해 배설되므로 오염된 배설물이 손에 직접 접촉되거나 또는 오염된 하수에 노출된 식품(조개류 등)을 통해 감염된다. 그러므로 잘 익히지 않은 오염된 조개류나 하수에 오염된 음료수가 바이러스 전파원이 된다.

대규모 유행은 학교, 양로원, 유아원, 연회장, 기숙사, 유람선, 야영지 등 집단 시설이 있는 곳에 발생할 수 있다. 지역에 따라 바이러스 식중독 발생에 계절적, 연령별 변동이 있을 수 있다. rotavirus와 astrovirus는 주로 여름에 발생하고, adenovirus는 일년 내내 발생한다. rotavirus는 5세 이하에서 가장 흔한 설사 질환이고, adenovirus와 astrovirus는 비교적 어린 아이에게 많이 발생하고, norwalk와 norovirus는 비교적 나이가 든 아이와 성인에게서 설사를 유발하는 경향이 있다.

(4) 치료 및 예방대책

이 질환의 치료 목적은 어린이와 성인에서는 탈수를 막고 손실된 수분을 공급해 주는 것이며, 항생제의 사용은 필요한 경우가 아니면 사용하지 않는다. 질환 발생 예방을 위한 백신은 없으며, 오염된 식품이나 물의 사용을 피하고 염소 비누로 손을 잘 닦아 감염 시회를 줄이도록 한다.

3) 화학성 식중독(chemical food poisoning)

최근 식품의 대량생산이 가능해지면서 식품의 제조, 가공을 용이하게 하고 보존성을 증대, 상품 또는 영양가를 향상시키기 위하여 여러 가지 화학약품에 식품의 첨가물로 이용되고 있다. 이와 같이 유해한 화학물질이나 금속이온이 식품에 혼입되어 섭취함으로써 체내에 이상현상을 일으키는 것을 화학성 식중독이라 하며, 세균성 식중독이나 자연독에 의한 식중독과는 달리 거의 계절성이 없을 뿐만 아니라 식품의 종류에 따른 특이성이 적다. 이러한 화학물질에 의한 식중독을 원인별로 분류하면 다음과 같다.

(1) 고의 또는 오용에 의한 중독

유해·유독물질에 대한 위생지식의 부족으로 고의 또는 잘못으로 식품에 가해지는 경우가 있다. 농약 특히, 비소를 함유하는 살충제가 야채나 과실에 부착되어 섭취되었을 때, 조제분유의 비소 중독, parathion과 같은 유기인제계의 흡입 등이 있다.

(2) 기구, 용기, 포장에 의한 중독

조리기구와 식기류는 금속을 사용하는 일이 많아 구리, 아연, 납 또는 이들의 합금으로 된 용기나 합성수지제품에 가해성 금속이 용출되어 중독사고가 발생한다.

(3) 식품첨가물에 의한 중독

식품첨가물로 사용되는 화학적 합성품은 식품위생법에서 규제하고 있으나, 허가된 첨가물이라 하더라도 유해한 불순물이 함유된 부적합 첨가물을 사용하든가 또는 사용기준을 무시하고 대량으로 사용하면 중독을 일으킨다. 첨가물은 착색료, 착향료, 감미료, 방부제, 산화방부제 등이다.

4) 자연성 식중독(natural food poisoning)

동식물의 체내에서 자연적으로 생산되는 독성물질을 소량 또는 연속적으로 섭취하면 만성 중독, 암, 돌연변이, 기형, allergy, 영양장애 및 급성 중독을 일으키는 원인이 된다.

(1) 동물성 자연독

① 복어 중독(swellfish poisoning)

복어의 난소, 고환, 간, 장 및 피부 등에 유독물질인 tetrodotoxin을 함유하고 있으며, 이 중에서도 난소에 존재하는 복어독이 가장 강력한 물질로 알려져 있으며, 일광이나 열에 대하여 저항성이 강하여 100℃에서 4시간 동안 가열해도 파괴되지 않지만, 알칼리에는 약하기 때문에 4% NaOH에서 20분 후면 무독하다.

중독증상은 입술의 저림, 구토, 호흡마비 등이 특징이며, 이외에도 지각이상, 운동장애, 호흡장애, 위장장애, 뇌장애 등이 있다. 이러한 증상은 식후 30분부터 4시간 내에 발증하며 8시간을 경과하면 회복하는 예가 많다.

예방대책으로는 전문조리사에 의해서 독성이 있는 부분을 제거하여 섭취하도록 해야 한다.

② 굴, 바지락 중독

유독물질은 venerupin이며 주요증상은 발열, 비출혈, 복통, 혼수상태 등이 나타난다

③ 조개(paralytic shellfish poisoning ; PSP), 홍합 중독

유독물질은 mytilotoxin이며 주요증상은 말초신경마비, 호흡마비(복어 중독증상과 유사) 등이 나타난다.

(2) 식물성 자연독

① 독버섯 중독

버섯에 의한 중독은 식용버섯과 독버섯의 오식에 의해서 일어나며, 독성물질로는 일반적으로 muscaridine과 amanitin 등이다. 중독증상에는 위장형 증상, 콜레라양 증상, 뇌증상이 있다.

위장형 증상은 구토, 설사, 허탈감 등 위장카타르 증상이며, 콜레라양 증상은 위장의 증상보다 심하고 경련, 황달, 창백을 동반한다. 또한 뇌증상으로는 신경장애를 일

으켜서, 발한 축동, 근육강직, 침흘림 등의 증상이 나타낸다. 식물성 자연독에는 독버섯 중독 외에 감자 중독, 맥각 중독, 청매 중독, 독미나리 중독 등이 있다.

② 감자 중독

유독물질은 Solanine이며 주요증상은 위장장애, 의식장애이다.

③ 맥각 중독

유독물질은 Ergotoxin이며 주요증상은 위장장애, 신경장애이다.

④ 청매 중독

설익은 매실에서 주로 나타나며 유독물질은 amygdaline이다.

5) 곰팡이 독소에 의한 중독

곰팡이 독소(mycotoxin)는 곰팡이가 생산하는 2차대사산물로서 사람이나 가축에게 질병을 일으킨다. 곰팡이 독소중 가장 발암성이 강한 aflatoxin은 땅콩, 옥수수, 쌀 등의 농산물에 일정량이 오염되어 있다.

6) 식품으로 인한 기생충 감염

기생충류는 그 수가 많으며 각각 독특한 생활사를 갖고 있다. 따라서 기생충의 인체감염경로도 해당 기생충의 생활사에 따라 다르다.

기생충에 따라 감염매개체인 식품이 각각 다르다.

표 4-3. 식품 매개체와 관련된 기생충

식품 매개체	기생충
어패류	
담수갑각류(참게), 가재	폐흡충(Paragonimus westermani)
쇠우렁이/왜우렁이, 담수어류(참붕어, 잉어 등)	간흡충(Clonorchis sinensis)
담수어류(은어 등)	요코가와흡충(Metagonimus yokogawai)
담수어류(숭어 등)	이형이형흡충(Heterophyes heterophyes)
담수어류(농어, 송어, 연어 등)	광절열두조충(Diphyllobothrium latum)
물벼룩(제2중간숙주는 뱀, 개구리, 닭 등)	만손열두조충(Sparganum mansoni)
담수어류(가물치, 메기 등)	유극악구충(Gnathostoma spinigerum)
해산어류(대구, 명태, 청어, 고등어 등)	아니사키스(Anisakis spp.)

식품 매개체	기생충
수육류	
소	무구조충(Taenia saginata)
돼지	유구조충(Taenia solium)
소·돼지	단방조충(Echinococcus granulosus)
돼지	선모충(Trichinella spiralis)
돼지(제1중간숙주는 고양이, 설치류 등)	톡소포자충(Toxoplasma gondii)
채소류	
	간질(Fasciola hepatica)
	회충(Ascaris lumbricoides)
	요충(Enterobius vermicularis)
	편충(Trichocephalus trichiurus)
	구충(Ancylostoma duodenale)
	동양모양선충(Trichostrongylus orientalis)
기타	람블편모충(Giardia lamblia) 크립토스포리디아(Cryptosporidium parvum)

Ⅳ. 우유위생

1. 우유의 구성성분

우유에는 각종 영양소가 함유되어 있고 양질의 영양소로 구성되어 있으며 단백질과 지질 및 탄수화물의 소화율은 거의 100%에 이른다. 이와 같이 우유는 영양소의 종류와 양, 그리고 소화·흡수되는 이용효율의 측면에서 볼 때 자연계의 단일식품으로서는 가장 우수하여 완전식품이다. 그러나 약간의 단점이 있는데, 우유에는 수분이 많으며, 비타민은 어떤 것은 풍부하고 어떤 것은 적고, 무기질 중에서 철분과 구리가 매우 적다.

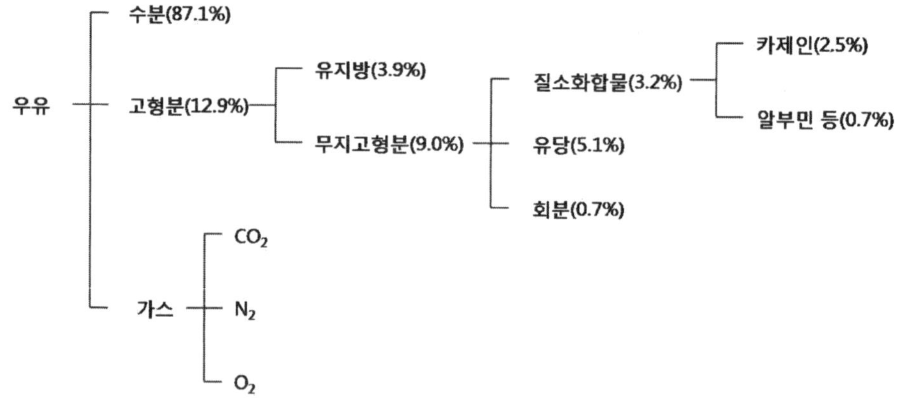

그림 4-2. 우유의 구성성분

2. 우유위생의 문제점

1) 위생적 관리의 어려움

우유는 영양상으로 볼 때 가장 이상적인 식품 중의 하나이지만 어느 식품보다도 변질되기 쉽고 사람에게 여러 가지 질병을 옮기는 역할도 한다. 여러 가지 질병의 매개 역할을 하게 되는 이유는 다음과 같다.

① 우유에는 영양소가 골고루 풍부하게 함유되어 있으므로 미생물의 증식에 유리하다.

② 우유는 생산과정에서 각종 병원균을 함유하기 쉽고 거의 모든 병원균은 우유에서 쉽게 증식할 수 있다.

③ 우유는 주로 생식하는 식품이다.

④ 우유는 다른 식품에 비하여 생산, 취급, 처리, 가공, 수송, 보관 등을 위생적으로 수행하는 데 어려움이 훨씬 크다.

2) 우유의 부패 및 변질요인

우유는 생산으로부터 섭취에 이르는 전 과정에서 부패 및 변질이 매우 쉽다. 그 원인은 매우 다양하며 단독으로 작용할 경우도 있고 복합적으로 작용하는 경우도 있다.

① **미생물에 의한 것** : 부패

② **화학반응에 의한 것** : 지질의 산화
③ **효소반응에 의한 것** : 지질의 가수분해, 단백질의 젤(gel)화
④ **물리적 변화에 의한 것** : 성분 분리
⑤ **기타** : 취급 부주의에 의한 오염 또는 변질

3. 우유의 위생적 관리

1) 우유의 열처리법

(1) 이론적 근거

우유를 위생적으로 안전하게 하기 위한 방법으로는 열처리, 자외선 살균법, 방사선 동위요소를 이용한 방법 등이 있다.

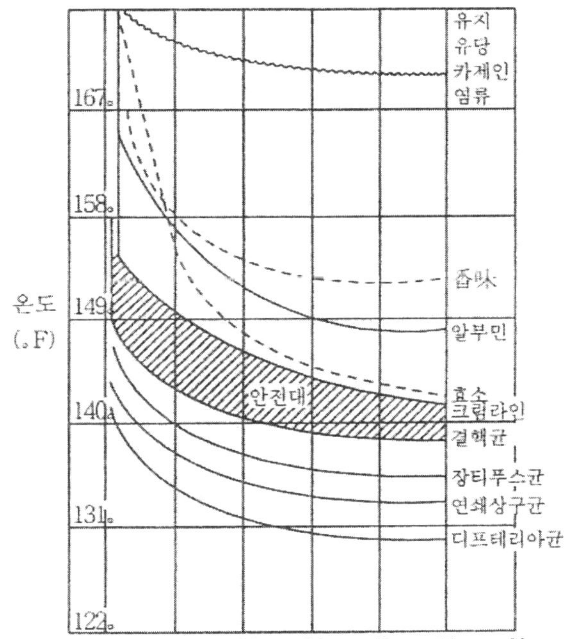

그림 4-3. North 곡선 : 우유의 살균온도-시간 배합에 따른 병원미생물 파괴곡선

그 중에서 가장 널리 이용되고 있는 방법이 열처리이다. 열처리는 우유의 영양적·화학적 변화를 최소로 유지하면서 우유에 존재하는 유해 미생물을 사멸시키고 우유의 보존성을 향상시키고자 하는 방법이다. 이는 우유 자체에는 최소한의 영향을 미치며, 우유 중에 혼입할 수 있는 병원성 미생물은 사멸시킬 수 있도록 온도-시간 배합을 제시한 North's curve에 이론적 근거를 두고 있다(그림 4-3).

(2) 열처리방법

① 저온장시간살균법(Low-temperature-long-time pasteurization, LTLT)

우유를 63~65.6℃에서 30분 동안 가열살균하여 10℃ 이하로 냉각시키는 방법이다. 이 방법으로 우유 중의 병원성 미생물은 모두 사멸되는 것으로 보고 있다. 이는 우유 열처리를 위하여 초기부터 활용되었던 전형적인 저온살균법이다.

② 고온단시간살균법(High-temperature-short-time pasteurization, HTST)

우유를 71.7~75℃에서 15초 동안 가열살균하여 급랭시키는 방법이다. 이 방법으로 일반 부패균이나 내열성균도 거의 사멸하는 것으로 보고 있다. 이는 수정된 저온살균법이라고도 불린다. 특히 우유 중의 Q열 리케차인 콕시엘라 버네티(Coxiella burnetii)도 사멸시키기 위하여 고안되었다.

③ 멸균법(Sterilization)

우유를 강한 열처리에 노출시키는 방법으로 우유를 115~120℃에서 15~40초 동안 가열하여 냉각시키는 방법으로 크림층이 부상하지 않도록 균질화과정을 거치게 된다.

이 방법으로 우유 중의 모든 미생물을 사멸시킬 수 있어 열처리 후 실온에서도 6개월이상을 보존할 수 있는 등, 품질수명이 매우 증가되는 큰 장점이 있다. 그러나 고온 처리로부터 물리적·화학적 변화와 영양소 파괴 등을 일으키게 된다.

④ 초고온처리법(Ultra-high temperature treatment, UHT treatment)

우유를 135~150℃에서 1~4초 동안 가열하는 방법이다. 이는 초고온순간사열법이라고도 불린다. 이 방법은 우유 중의 영양소 파괴와 화학적 변화를 최소화하면서 미생물 사멸효과를 현저하게 향상시켜 멸균에 의하여 야기되는 문제점을 해결한 방법이다.

4. 식품오염물질

식품오염물질로는 미생물, 중금속류, 잔류항생물질, 내분비계 장애물질, 방사성 물질, 발암물질, 산업화물질(PCB, PAH, 다이옥신 등) 등이 있다. 이외에도 환경오염의 증가와 다양한 식품의 개발로 새로운 오염요인들이 계속 등장하고 있다.

1) 오염요인

(1) 자연환경 요인

광선, 온도, 습도, 산소 등이 종종 식품의 변질과 오염을 일으키는 요인이 된다.

(2) 생물학적 요인

병원성 미생물(식중독 미생물, 전염병 미생물 등), 병원성은 아니나 식품을 변질시키는 미생물(부패균 등), 기생충, 식품에 자연적으로 존재하는 독성성분(자연독) 등이 있다. 또 해충이나 동물(쥐, 애완동물 등), 사람도 여러 가지 병원균을 보유하거나 전파시키는 경우가 있다.

(3) 식량 및 식품생산 요인

식품이나 식량을 생산하고 식품을 제조 및 가공하는 과정에서 불가피하게 화학물질이 사용되는데 식품에 잔류되는 경우가 있다. 예를 들어 잔류농약, 잔류항생물질 및 식품첨가물, 니트로사민(nitrosamine)과 아크릴아마이드(acrylamide) 등이다.

(4) 환경 및 생활오염 요인

① 대기오염과 식품오염

대기오염의 주원인물질은 자동차 배기가스, 공장에서 배출되는 연소가스 및 유독가스이며, 대기에 배출되는 오염물질 중 가장 큰 문제가 되는 것은 불완전연소로 인한 아황산가스, 자동차에서 주로 발생하는 질소화합물 및 탄화수소, 생산 공정에서 배출되는 각종 유독성 가스 등으로 인하여 생활환경과 주민의 건강을 파괴하고, 농작물을 병들게 하며, 식품의 품질저하를 초래하게 한다.

② 수질오염과 식품오염

㉠ 산업폐수

대체로 통조림공장, 양조장, 제지공장, 피혁공장, 세탁공장 등에서는 유기물질이 높은 폐수와 정유물질이 많은 폐수를 배출하며, 세탁, 통조림, 석유정제, 피혁 및 양모 세정공장에서는 기름이 많은 폐수를 배출해서 수질을 오염시킨다.

㉡ 광산폐수

채탄시의 미분탄, 용해성 유해물질, 탄광의 산성 폐액은 하천 및 해수를 오염시키고, 어업과 농업에도 피해를 줄 뿐 아니라 상수도원을 오염시킨다

㉢ 농경하수

화학비료, 살충제, 제초제 등이 하천에 유입되어 상수도원을 오염시킨다.

㉣ 도시하수

가정하수, 산업폐수 등으로 인해 수질을 오염시킨다.

(5) 사고

고의나 부주의로 유해물질이 식품에 오염 또는 혼입되는 사고를 말한다. 허가되지 않은 유해 첨가물이나 화학물질의 부정(不正)사용, 부주의에 의하여 허가된 양 이상으로 잘못 사용하는 경우 등이 해당된다.

V. 위생관리방법

1. 식품보존

1) 목적 및 용어

(1) 목적

식품보존의 목적은 식량의 손실을 경감하고 가격을 조절할 수 있으며, 유통, 수송, 비축 등의 처치를 할 수 있고, 식품위생학적 견지에서 부패·악화된 음식으로부터 일어날 수 있는 위해와 사고를 미연에 방지하여 국민의 식생활을 안전하게 하고, 식품의 영양가를 유지하려는 목적이 있다.

(2) 용어

식품보존과 관련된 용어설명은 다음과 같다.

변질(spoilage)은 외과적으로나 내용적으로 본래의 성질을 상실하고, 식용에 부적당한 상태이며, 부패는 식품 중 질소, 단백질로 분해되고 amine계 유독성 물질을 생성하는 상태이며, 변패는 당질, 지질 식품에 미생물이 증식하여 분해하는 것을 말한다. 소독과 멸균은 미생물을 약화시키거나 없애는 것으로 소독(disinfection)은 병원성미생물을 죽이거나 약화시키는 것을 말하며, 멸균(sterilization)은 모든 미생물을 완전히 사멸시켜 무균상태로 하는 것이다.

2) 방법

(1) 물리적 보존법(Physical preservation)

① 건조법

미생물의 생육에 필요한 수분을 식품으로부터 제거시켜 수분활성을 낮추고, 삼투압을 증가시켜 미생물의 생육을 저지시키는 것으로 일광건조법과 인공건조법 등이 있으며, 과실류・어류・곡류・육류 등의 보존에 이용되고 있다.

② 냉동 및 냉장법

식품을 저온에 유지시킴으로써 미생물의 대사와 증식을 억제하며, 식품의 가치를 유지・연장할 수 있다.

냉동은 0℃ 이하로 식품을 빙결하여 보존하는 것을 말하며, 냉장법은 0~10℃의 범위 내에서 식품을 보존하는 방법을 말한다.

③ 가열법

끓이거나 삶는 방법에 의하여 식품에 부착된 미생물을 사멸시키고 조직 중의 각종 효소를 불활성화시켜서 식품의 변질을 방지하는 방법으로서, 저온살균은 61~63℃로 30분간 가열하는 방법으로 우유・술・쥬스・간장 등에 적당하다.

고온살균은 95~120℃에서 30~60분간 가열하는 방법으로 일반 식품을 끓인 후 다시 저장하는 방법이다.

④ 밀봉법

식품을 외부의 공기와 차단시켜 산화 또는 흡수를 방지함으로써 장기간 보존하는 방법으로 건조한 식품 특히, 곡식류는 흡수성이 있어 공기 중에 방치하면 수일 내에 12~14% 정도 습기를 흡수하므로 적당히 밀봉하여 변질을 억제할 수 있다.

⑤ 통조림법

캔 속의 가스를 제거하고 밀봉 후 다시 가열처리 함으로써 효소의 활성화와 세균의 발육을 억제하는 방법이다.

⑥ 자외선 또는 방사선 이용법

2,500~2,700Å의 자외선의 살균력을 이용하여 식품 보존을 기대할 수 있으나 식품의 본질에 변화를 초래하는 단점을 가지고 있다.

(2) 화학적 보존법(chemical preservation)

보존할 식품을 소금, 설탕, 산에 절이는 방법으로 해산물, 축산물, 야채류에는 소금을 이용한다. 일반적으로 소금 농도는 10% 정도에서 발육이 억제되나 짙은 농도에서 번식하는 효염균도 있다. 설탕 50%에 절이는 것으로는 과일의 잼, 젤리 등이 있으며, pH를 낮춰 저장하는 것으로는 과실, 야채류가 있다. 이외에 훈연법으로는 생선, 육류 등을 소금에 절인 후 연기에 그을리는 방법으로 훈연 중에 살균과 탈수 작용으로 부패가 방지되는 것이다.

2. 식품위생요소중점관리기준(HACCP)

식품위해요소중점관리기준(HACCP, Hazard Analysis Critical Control Points)은 식품의 안전성 확보를 위하여 식품이 식자재로부터 소비자에게 전달되기까지의 모든 과정에서 특정 위해요소를 알아내고, 이들 위해를 사전에 방지 및 관리하기 위한 수단이다.

우리나라 식품위생법에서도 「식품의 원료관리, 제조·가공·조리 및 유통의 모든 과정에서 위해한 물질이 식품에 혼합되거나 식품이 오염되는 것을 방지하기 위하여 각 과정을 중점적으로 관리하는 기준」을 "위해요소중점관리기준(HACCP)"이라고 정의하고 있다.

HACCP은 최종 제품을 검사하여 안전성을 확보하는 개념이 아니라 식품의 생산 유통 소비의 전 과정을 통하여 지속적으로 관리함으로써 제품 또는 식품의 안전성(safety)을 확보하고 보증하는 예방차원의 개념이다. 따라서 HACCP은 식중독을 예방하기 위한 감시활동으로 식품의 안전성, 건정성 및 품질을 확보하기 위한 계획적 관리시스템이라 할 수 있다.

우리나라는 식품위생법에 HACCP제도를 도입하여 식품의 안전성 확보, 식품업체의 자율적이고 과학적 위생관리 방식의 정착과 국제기준 및 규격과의 조화를 도모하고자 식품위생법 제 32조에 위해요소중점관리기준에 대한 조항을 신설하였다. 우리나라 HACCP 관련 고시를 보면 HACCP 시스템에 의한 식품 위생관리는 물론 전제가 되는 시설설비 등의 일반적 위생관리를 실천함으로써 종합적으로 위생관리 할 수 있는 식품의 제조·가공·조리방법을 의미하고 있다.

HACCP은 위해분석(HA : Hazard Analysis)과 중요관리점(CCP : Critical Control Points)으로 구성되어 있다. HA는 위해 가능성이 있는 요소를 전공정의 흐름에 따라 분석·평가하는 것이고, CCP는 확인된 위해 중에서 중점적으로 다루어야 할 위해요소를 의미한다. HACCP는 전 공정에서 CCP를 설정하여 각 CCP의 지점에서 설정된 기준에 따라 이를 관리하여 해당 위해를 사전에 예방하며 식품의 안전성을 확보한다.

제5장

산업보건

제5장 산업보건

I. 산업보건학의 개념

1. 배경

인류의 역사는 인간의 노동을 통하여 자연환경을 유용하게 활용하고 좀더 나은 삶을 영위하기 위한 끊임없는 노력의 연속이라고 하겠다.

이같은 노동의 형태는 그 시대의 경제와 기술의 발달에 따라 사회와 밀접한 관계를 갖고 변천되어 왔다. 근로자의 노동환경과 작업조건이 인간의 적응범위에 벗어나게 되면 근로자에게 건강 문제가 제기되고 산업보건학적 관점에서 해결해야 할 문제들이 생기게 된다. 따라서, 산업보건학에서는 "노동"을 자연과학과 사회과학적 견지에서 고찰해 보고자 하는 포괄적 접근이 필요하다.

1) 산업보건의 정의

산업보건에 대해 ILO와 WHO 공동위원회(Joint Committee on Occupational Health, 1950)에서는 다음과 같이 정의하였다.

산업보건이란, 모든 직업의 근로자들이 신체적, 정신적, 사회적으로 최상의 안녕상태를 유지, 증진하기 위하여 작업조건으로 인한 질병을 예방하고, 건강에 유해한 작업조건으로부터 근로자들을 보호하며, 그들을 정서적으로나 생리적으로 알맞는 작업조건에서 일하도록 배치하는 것이다. 요약하면, 사람에게 적합한 일을, 그리고 여러 사람이 그들이 직무에 적합하도록 하는 것이다. 따라서 산업보건의 목표는 모든 작업을 인간에게 더욱 알맞도록 조성해 나아가는 것이다.

2) 산업보건의 중요성

산업보건의 대상은 산업장에서 일하는 근로자들로서 일반적으로 전체 인구의 50% 내외를 차지하게 되며, 이들의 대부분은 자신의 일생에서 가장 중요한 30~40년을 취업하게 되므로 공중보건학적 견지에서도 산업보건의 중요성이 인식되어지고 있으며, 산업사회로 변천되어 가면서 노동인구의 급격한 증가와 함께 기업주의 개념이 바뀌어져서 노동력을 하나의 자산으로 생각하게 됨에 따라 산업보건의 중요성도 커지게 되었다. 또한 근로자 자신의 권리에 대한 인식과 산업장에서 그들의 위치에 대한 자각에 따라 산업보건의 중요성이 강조되었다.

3) 산업보건의 영역

산업보건은 여러 분야의 학문이 서로 참여해야 하는데, 공학, 화학, 의학, 생리학, 독성학, 물리학, 건강교육과 이외에 인간공학, 역학과 통계학 등의 학문이 서로 관련되어 연구되어져야 한다.

II. 산업보건사업

산업보건사업이란 앞서 정의한 바와 같이 각 산업장에서의 보건 상태를 유지, 증진시킬 목적으로 실시되는 조직적이며 지속적인 사업을 말한다. 안전한 작업환경의 조성, 산업재해와 직업병의 예방, 치료 및 보상은 궁극적으로 경영자의 책임이며, 보건관리자는 경영자를 대신하여 이러한 사업을 추진하고 지도, 감독하며 경영자에게 조언할 책임을 진다. 그러나 그 환경의 위생적 유지, 제반 안전수칙의 준수, 개인 위생관리 문제의 일차적 책임은 근로자 각 개인에게 있다.

산업보건사업을 실천함에 있어서는,

① 근로기준법 및 산업안전보건법과 이에 관련되는 여러 가지 규정이 제정되어야 하며,

② 훈련된 보건관리자(의사)와 이를 보좌하는 보건 관리 요원이 확보되어야 한다.
③ 안전보건위원회를 구성하여 전문가들의 자문과 지도를 받도록 하며, 근로 감독관은 산업보건사업이 규정대로 잘 실천되고 있는가를 감독한다.
④ 전문적인 산업보건연구소 또는 협회를 통한 기술지도와 계몽 교육 및 조사 연구 활동이 이루어져야 한다.

1. 작업 환경의 위생적 관리

산업보건사업의 여러 업무 중에서 가장 근본적이며 중요한 업무가 건강에 해로운 작업 조건이나 유해 물질 및 위험 물질이 있는 작업 환경의 위생적 관리이다. 보건관리자 및 그 요원은 작업장 안의 모든 부서를 자주 순시하여 유해 요소의 측정, 조업 방법, 작업원의 태도, 보호구 착용 상태 등을 점검하고 발견된 결함의 시정 방안을 건의하여야 하며, 경영자는 특별한 이유가 없는 한 이러한 건의를 조속히 실천할 의무가 있다. 이를 1차 예방이라 하겠다.

2. 건강관리와 신체검사

근로자들의 건강관리는 보건관리자의 책임 하에 이루어지는 것이며, 건강관리 신체검사에는 그 실시 시기에 따라서 채용신체검사, 정기 신체검사, 임시 또는 수시신체검사의 세 가지로 구분하고 색출 대상 질병에 따라서 일반 및 특수 건강진단으로 구분한다. 또한 건강진단을 실시하는 절차에 따라 이상자 색출 검사(제1차 건강진단)와 정밀검사(제2차 건강진단)로 구분한다.

1) 채용시 신체검사

채용시 신체검사의 목적은 그 직업에 종사함에 알맞는 정신적 신체적 조건을 갖춘 자를 선발하고 그 특성에 따라 직장내의 가장 적합한 부서에 배치함으로써 건강장애를 예방하려는 데 있으며 그 밖에도 채용시의 건강상태를 파악하여 앞으로 유해작업에 종사함으로써 일어날 신체적 변화를 판단하는 기본적 자료를 얻는 데 있다. 근로기준법에 의해 13세미만의 소아는 취업이 금지되고 18세미만의 미성년자와 여자는 위험한 직업에 종사하지 못하며, 다른 사람에게 위험을 줄 수 있는 전염성 질환이나 재해를 일으킬 수 있는 간질병 환자들은 취업이 금지되어 있다.

2) 정기신체검사

채용시 신체검사는 그 결과를 기초로 하여 종업원의 건강 상태를 파악하고 질병을 조기에 발견하기 위한 것이며, 이와 같은 조기 발견, 조기 치료의 원칙은 신체적 손상을 최소한으로 예방하고 치료 경비를 절감할 수 있는 효과를 가져다 준다. 이는 2차 예방이다.

정기신체검사의 횟수는 관리직은 2년에 1회, 현장, 공장 종사자는 1년에 1회이지만 유해 작업장 종사자에 대해서는 1년에 2회를 실시하고 있다. 또한 질병으로 인하여 휴직하던 근로자가 복직하는 경우, 취사상 근무자 등에 대해서는 수시로 건강진단을 실시하여 전염성 질환의 만연을 막아야 한다.

3) 특수건강진단

모든 산업장에서는 반드시 그 업종에 특유한 직업 환경과 직업 조건이 있기 마련이며 여기서 일하는 근로자들은 유해 인자의 작용으로 특정한 직업성 질환에 걸리게 된다(표 5-1).

특수건강진단에서 제1차 건강진단(screening test)은 근로자 전원에 대하여 실시하는 것으로 그 집단의 건강 수준을 파악하여 건강 관리상의 참고 자료로 이용하고 그 집단으로부터 직업병의 의심이 있는 사람을 찾아내어 보다 정밀한 검사를 실시하는 근거를 얻는 데 그 의의가 있다. 제2차 건강진단(정밀검사)은 제1차 건강진단으로써 발견된 건강 이상자에 대하여 실시하며 직업병 여부에 대한 최종적인 판정을 내린다.

3. 질병관리

1) 직업성 질환 및 재해

모든 직업성 질환과 재해의 진료는 경영자의 책임에 속하며 보건 관리자는 계약된 병원과 협력하여 적절한 치료를 시행하고 영구적 신체장애에 대한 보상을 위하여 그 장애의 정도를 평가하여야 한다.

표 5-1. 업종별 유해 인자에 의하여 발생될 수 있는 질병(부상·중독·직업병)

산업 / 발생될 수 있는 주요질병	제조업: 식료품제조업	제조업: 섬유공업	제조업: 목재·목재품공업	제조업: 펄프·종이·종이가공업·인쇄제본업	제조업: 화학공업	제조업: 요업·토석제품 제조업	제조업: 철 및 비철금속 제조업	제조업: 금속기제품제조업	제조업: 기계기구제조업	제조업: 전기·가스·수도업	제조업: 기타제조업	광업	건설업	운수교통업	화물취급업	농임수산업	상업·금융·광고업	기타사업
1. 부상에 기인되는 질병	△	△	△	△	△	△	△	△	△	△	△	△	△	△	△	△	△	△
2. 중격 업무에 의한 운동기의 질병	△	△	△	△	△	△	△	△	△	△	△	△	△	△	△	△	△	△
3. 고열·가스·광선으로 인한 안 질환	△	△	△	◎	△	△	△	△	△	△	△	△	△	△	△	△	△	△
4. 유행 방사언에 의한 질병	○				○			○	○			○	○	○	○	○	○	○
5. 일사병·열사병	○			○			○	○	○		○	△	△	○		○	○	○
6. 열상·동상(제2도 이상)	△	△	△	△	△	△	△	△	△	△	△	△	△	△	△	△	△	△
7. 진폐증					△	△	△	△	△	○	◎	△	△	◎	○		○	○
8. 지하 작업에 의한 안구진탕증												○						
9. 이상 기압에 의한 질병													◎			△		
10. 제사 등의 업무에 의한 수지봉와 직염 및 피부염	◎	△	○						○				○			○	○	
11. 진동에 의한 관절염			○			○		○	○			○	○			△		
12. 소음에 의한 이질환			○		○	○	○	○	◎		○	△	△		○			○
13. 전신수들의 수지경련 및 서경									○		○							
14. 납 중독							○		○		○	○	△					△
(a) 납 중독 및 속발증							○		○		○	○	○					
(b) 4알킬납 중독 및 속발증													◎					△
15. 수은 중독					○				○			△						
16. 망간 중독														○				
17. 크롬, 니켈에 의한 궤양							○	○			○							
18. 금속열							○		○				○					
19. 비소 중독														○				
20. 인 중독					○												○	○
21. 초기, 아황산가스 중독					○	○		○				△		○				○
22. 황화수소 중독					○			○	○		○	○	◎					○
23. 이황화탄소 중독				○	○													
24. 일산화탄소 중독	○			○	○	◎	△	○	○	◎	○	△	△	◎	◎	○	◎	◎
25. 청산 중독					○									○	○			
26. 산·알칼리에 의한 부식	△	△	○	○	△	△	△	△	△	○	○	△	△	△	△		◎	△
27. benzen 등에 의한 중독			○		△			○	○		○		△			○	○	○
28. aceton 등에 의한 중독				○	◎	○		◎	△				△		○			
29. 상기 27, 28 이외의 중독					◎		○	○	○		○		◎	○	◎			○
30. 광물유·타르에 의한 피부 질환	△		○			○	○	△	△		○	◎	△	◎	△	△	○	○
31. 타르·핏치 등에 의한 상피암																		
32. 상기 14~31 외의 중독 피부염	○	○	○		△	○	○	△	△		△	△	△	○	○	◎	◎	◎
33. 병원체에 의한 전염병													○	○		○		
34. 습윤지에서의 와일병																		
35. 실외 노동에 의한 쯔쯔가무시병																○		
36. 동물에 의한 탄저병																○	○	○
37. 기타 업무에 의해서 발생된 질병	△	○	△	○	△	○	△	△	△	◎	△	△	△	△	△	△	△	△
⋮																		
50																		

* △ 많이 발생되는 것 ◎ 중등도 발생 ○ 적게

2) 비직업성 질환

비직업성 질환의 치료는 원칙적으로 경영자의 책임은 아니나 직장에서 발생되는 각종 상해와 질병에 대한 응급처치 및 조기치료는 환자의 생명을 구하고 영구적 불구상태 발생을 방지하는 데 결정적인 역할을 한다. 보건관리자는 이들에 대한 즉각적이며 적절한 응급 치료를 시행함과 아울러 병원으로 후송하기까지 계속적인 관찰과 치료를 제공하여야 한다.

4. 예방접종

전염병예방법에 의해 전국적으로 예방접종이 실시되는 경우는 물론이고 직업에 따라서는 파상풍(tetanus) 등 특별히 이환되기 쉬운 질환에 대하여 예방접종을 하는 것이 좋고 해외 파견, 출장이 많은 경우에는 자체적으로 국제검역질환에 대해 접종을 하는 경우도 있다.

5. 보건교육 및 건강 상담

유해 작업장에 종사하는 근로자들은 유해 물질에 대한 지식이 없어서 자기도 모르게 건강의 피해를 입거나, 건강의 피해를 입고서도 모르고 지내는 수가 많다. 그러므로 보건관리자는 근로자들에게 유해물에 대하여 잘 인식시켜서 불필요하게 유해 물질에 폭로되는 일이 없도록 함은 물론이고, 이들 유해 물질에 의한 시체장애의 증후가 나타날 때에는 바로 신고하도록 함은 물론이고, 이들 유해 물질에 의한 신체장애에 관하여 치료나 상담을 받으러 오는 기회를 이용하여 대담 형식으로 교육하는 것이 바람직하며, 보건관리자의 사업장 순시는 좋은 보건교육의 기회이다. 작업장의 비위생적 상태나 비위생적 행위를 그 자리에서 지적하는 것은 가장 효과적인 방법이다.

6. 의무기록

직장 내에서 발생되는 각종 질병, 상해에 관한 부서별, 시기별, 연령별 통계와 각 종업원에 관한 입사 이래의 모든 건강 기록의 작성 유지는 그 직장의 환경 위생학적

평가, 종업원 개개인의 건강 유지와 장애의 조기발견, 장기적인 개선책의 수립 등 산업보건 업무 전반에 걸쳐 가장 기본적이며 귀중한 자료를 제공한다.

7. 기타 보건업무

보건관리자는 이상의 기본적인 임무 이외에도 안전보건위원회의 일원으로서 각종 재해 방지에 관한 의학적 조언을 하고 종업원의 복지 시설에 관하여 관심을 가지고 필요한 조언을 한다.

Ⅲ. 산업생리

오늘날 산업장에서 근로자들의 작업 능률과 노동생산성 향상을 도모하기 위하여서는 근로자들의 적성 배치와 그 과학적 관리 뿐만 아니라 생산에 관여되고 있는 노동으로 인한 산업피로, 생산에 있어서의 기계와 인간과의 관계 등 인적 요소에 관한 이해가 무엇보다 중요시 되고 있다.

즉, 산업장에서 인적 요소는 산업으로 인한 재해나 질병 문제 뿐만 아니라 작업에 대한 적성과 노동으로 인한 피로, 근로자 개인 또는 근로자 간의 작업 심리와 인간관계, 기계와 인간의 조화인 인간공학 등 행동과학적 측면에서 필요시되고 있다.

1. 직업과 적성

한 근로자가 어떤 직업이나 직종에 종사할 때 그 직무를 훌륭히 수행하거나 다른 사람에 비하여 숙달의 정도가 빠르면 또한 그 직무에 의욕적일 때 일반적으로 그 근로자는 자기 직종에 적성이 맞는다고 생각한다. 직업에 대한 적성은 개인의 특질과 그 개인의 배경까지 종합하여 생각하는 것이 바람직하다.

현재 각 기업체에서는 채용시 건강 진단을 의무화 하고 있으나 이와 같이 질병 유무에만 그치지 말고 작업에 있어서의 적성도 아울러 검토하는 것이 바람직하다.

적성검사는 신체적 적성검사와 생리적 기능검사 그리고 심리학적 검사 등으로 구분할 수 있다.

1) 신체적 적성검사

신체적 적성검사는 신체 계측치로서 직업과의 적성 여부를 판정하는 것이다. 일반적으로는 문제가 되지 않지만 특수한 직종이나 기계 시설 속에서 일하는 사람들은 체력의 제한을 받는 경우가 있다. 작업 시설과 근로자의 체력은 인간 공학적으로 매우 밀접한 관계가 있는 것이다.

2) 생리적 기능검사

생리적 기능검사에는 감각 기능 검사, 심폐 기능 검사, 체력 검사 등이 있다. 감각 기능 검사로서는 시력 검사, 색각 검사와 청력 검사가 있으며 시력이 불량한 경우는 정밀작업에서, 색각 이상은 교통 운수 작업에서, 청력장애는 통신 작업과 각종 기계 작업에서 문제가 된다.

체력은 악력계나 배근력계 등을 이용하여 측정 평가되며 근육 노동에 있어서 필요한 적성검사이다. 호흡량, 맥박, 혈압 등의 심폐 기능 검사는 일정한 운동부하 전후에 측정함으로써 근육 노동의 전부를 판정하게 된다. 신체장애와 작업적성과의 관계를 보면 표 5-2와 같다.

표 5-2. 신체장애와 작업적성

신체장애	부적합한 작업
근시	충분한 시력을 요하는 작업
사시	거리 측정작업, 재해 위험이 많은 작업
색맹·색약	색채·음영 등을 자세히 구별하여야 할 작업
난청	재해 위험이 많은 직업, 통신작업, 일반기계 공업
편평족	보행작업(우편배달부), 입위작업(방직, 백화점 종사원)
탈장	중량물 취급업
비만증	고열작업, 고소작업
미각장애	기호품 제조등의 시식을 요하는 작업
취각장애	약품·화장품·요리 등에 관계되는 직업
류마티스성체질	옥외작업(특히, 습기가 많은 곳), 한랭작업
위장병	중근작업, 신경성 작업, 고열작업, 교통작업
빈혈증	유해물질 발생 직종(화학공업, 유기용제 취급업)

3) 심리적 적성검사

근로자의 지식, 지능, 기질, 성격, 흥미, 사상 등의 여러 특성은 직업 적성에 중요한 영향을 미친다. 이와 같은 정신 및 심리적 검사로는 지능 검사, 지각 동작 검사(소질 검사), 기능 검사 그리고 인성 검사 등이 있다. 지능 검사로서는 언어, 추리, 귀납 등의 제인자에 대한 검사를 한다. 지능지수와 직업과의 관계를 보면 표 5-3과 같다.

지각 동작 검사에서는 손재주(finger dexterity), 양수협조능, 수족협조능, 운동협조능, 형태지각능 등과 같은 검사를 한다.

기능 검사는 소정의 직무에 관련된 기본지식과 숙련도, 사고력 등 직무평가(job evaluation)에 관련된 항목을 가지고 추리 검사의 형식으로서 실시한다.

인성 검사는 성격, 태도, 정신상태에 대하여 검사한다. 어떤 직무에 어떤 적성이 요구 되는가에 대하여서는 일률적으로 말하기 어려운 문제로서 여러 면으로 분석 검토가 필요하다.

표 5-3. 지능지수와 직업과의 관계

단 계	지능지수	적성에 맞는 직업의 수준
최고지능	131 이상	고급 전문적 직업(창조력, 통솔력을 고도로 필요로 하는 직업)
지 능 상	130~118	전문직 직업(행정, 사업, 지도를 필요로 하는 직업)
보통지능상	117~107	소규모의 행정적, 지도적 지위, 추상적 능력을 필요로 하는 고급 숙련 기계 작업
보통지능	106~93	숙련을 어느 정도 필요로 하는 직업 숙련 기계 작업이라든가, 복잡한 추상력을 그리 필요로 하지 않는 일반사무 작업
보통지능하	92~83	반숙련작업, 저급의 숙련을 요하는 작업
지 능 하	82~70	단순한 작업(지도, 감독을 해야 할 필요가 있고 문서에 의한 지시로서 이해를 구한다는 것은 무리한 단계)
최하지능	70 미만 (정신지체자)	자기 스스로 방향을 결정할 필요가 없는 매우 단순한 작업

2. 작업과 피로

작업으로 인한 피로는 재해와 건강장애의 원인이 될 수 있다.

생체는 본래 활동과 휴식의 주기를 갖고 있는데, 활동 후에는 어떠한 형태로든지 피로가 나타나게 된다. 피로 현상은 매우 복잡하여 그 개념을 규정하거나 객관적으로 측정하는 데 있어서 어려움이 많다. 피로는 과학적으로 명확하게 정의하거나 어려우나 일반적으로 고단하다는 주관적인 느낌이 있으면서 작업 능률이 저하되고 심신의 기능 변화를 가져오는 현상이라고 정의할 수 있다. 즉, 피로 현상이란, 생체 기능의 병화, 작업 능률저하, 피로감 등의 세 측면을 취하고 있다 하겠다.

산업피로는 생체에 대한 노동 부담의 과잉으로 인하여 생기며 밤과 낮의 생활리듬과 관련되어 회복되거나 축적된다.

피로의 축적이 과도하면 과로 상태가 되어 병적 상태로 진전하게 된다. 오늘날 산업피로는 정신적, 육체적 그리고 신경적인 노동 부하에 반응하는 생체의 반응이며, 피로 자체는 질병이 아니라 원래 가역적인 생체 변화로서 건강장애에 대한 경고 반응이라고 말할 수 있다.

작업에 수반되는 피로는 생산성의 저하 뿐만 아니라 재해와 질병의 유인이 되므로 그 연구와 대책은 노동생산성에 있어서 큰 의의를 갖고 있는 것이다.

1) 산업피로의 발생기전

산업피로의 발생기전은 아직 명확하게 규명되고 있지 않으나 지금 까지 알려진 바로는,

① 산소, 영양소 등의 에너지원의 소모
② 물질대사에 의한 노폐물 즉 젖산, 초산, 포도당, 암모니아, 시스틴, 시스테인, 크레아틴, 크레아티닌, 잔여 질소 등 소위 피로 물질의 축적
③ 체내의 물리화학적 변화
④ 여러 가지 신체 조절 기능의 저하 등 네 가지를 들 수 있다.

한편, Viteles는 산업피로의 본질로서
① 생체의 생리적 변화(의학적)

② 피로감각(심리학적)

③ 작업량의 감소(생산적)의 세 가지 조건을 들고 있다.

즉, 산업피로는 노동생산성과 직결되는 것으로 산업 기술의 발전과 함께 작업이 근육 노동에서부터 정신, 신경적 노동으로 이행됨에 따라 피로에 대한 연구는 생리적 영역보다는 심리적 영역이 더욱 중요한 위치를 차지하게 되었다.

산업피로는 생리학적 기능 변동으로 인하여 생긴다고 생각할 수도 있다. 이 생리학적 기능은 정신신경 기능, 자율신경 기능, 내분비 기능, 대사 등으로 구분할 수 있다. 노동으로 인하여 이들 기능이 저하, 파탄 또는 장애되어 피로가 생기게 된다. 피로를 객관적으로 측정하거나 표현하기는 어려우나 생리학적 기능저하, 파탄 및 장애는 현재 알고 있는 과학적인 지식의 범위 내에서 측정할 수 있으며 또한 객관적으로 표현할 수 있을 것이다(그림 5-1).

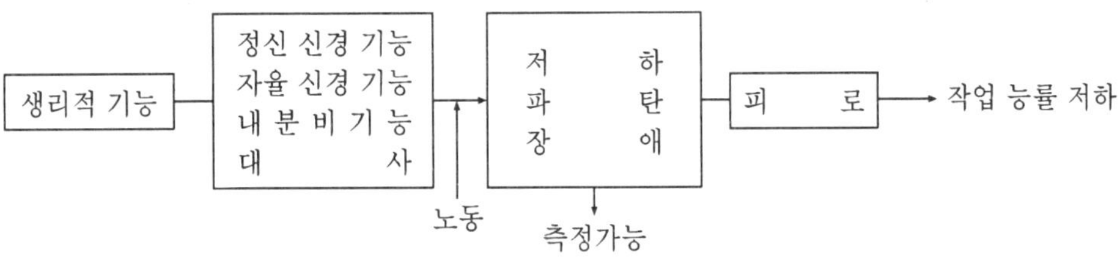

그림 5-1. 생리학적 기능 변동과 산업피로

2) 산업피로의 발생 요인

산업장에서 일어나는 산업피로는 작업의 강도와 양, 작업 시간과 작업에 있어서의 자세, 작업 환경 등 외적 요인과 체력 부족, 신체 허약, 작업 적성의 결함, 작업의욕 상실 등의 내적요인이 복합적으로 작용하여 일어나는 것으로 그 직장과 가정 그리고 사회의 인간 관계와 사회경제적 양상에 의해서도 영향을 받게 된다. 그러나 일반적으로 산업장에서 일어나는 피로 발생 요인은 다음과 같이 분류된다(그림 5-2).

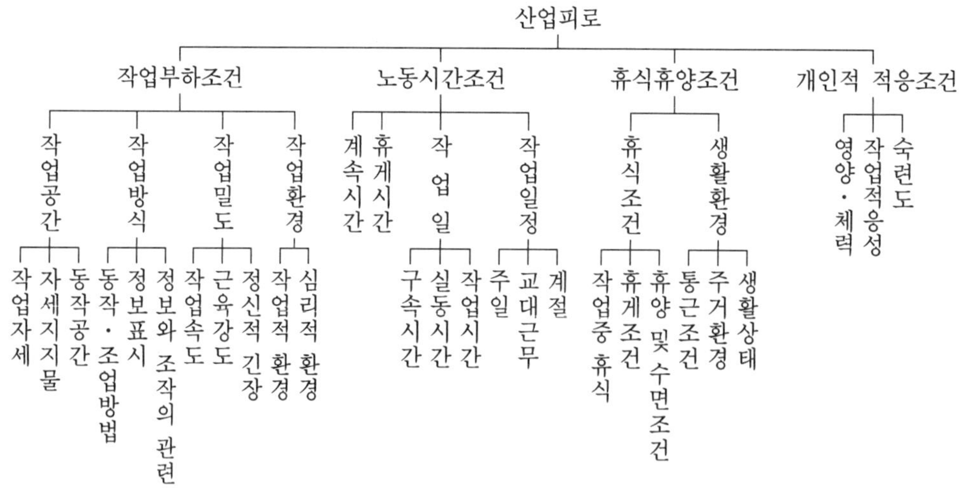

그림 5-2. 산업피로의 발생요인

3) 피로의 종류

피로의 종류는 그 원인, 발생 부위, 증상에 따라 여러 가지로 분류할 수 있으나 정신적인 피로와 육체적인 피로로 대별할 수 있다. 정신적인 피로는 중추 신경계의 피로를 말하는 것으로 정밀한 작업이나 어려운 계산을 하는 등 정신적인 긴장을 요하는 작업을 할 때 일어나게 되며, 특히 현대산업은 정신적 피로를 강요하고 있다.

육체적인 피로는 각각 단독으로 생기는 일은 없고 단지 정신 노동이 위주인 경우는 정신적 피로가 주로 관여되고 근육 노동이 위주인 경우에는 육체적인 피로가 주로 생기게 된다. 또한 피로는 그 정도에 따라 보통 피로, 과로 및 곤비 상태 등 3단계로 구분한다. 이들 3단계는 각각 뚜렷하게 구분할 수는 없으나, 보통 피로는 하루 저녁 충분한 휴식을 취하면 완전 회복되는 정도를 말하며 이 정도는 생리적 범위라고 할 수 있다.

과로는 피로가 회복되지 않고 다음날까지 계속되는 정도를 말하며, 피로 상태가 축적된 상태를 곤비(困憊)라고 한다. 곤비 상태는 단기간의 휴식으로는 회복될 수 없는 병적상태라고 볼 수 있으며, 더욱 심해지면 생명에 위험을 초래할 수도 있다.

이처럼 피로는 정신적 기능과 신체적 기능의 저하가 통합된 생체 반응이며 산업활동에 동반되어 피로감, 생리적 기능의 저하, 자율신경 평형의 파탄 또는 작업 의욕의 감퇴, 작업 능률의 저하, 작업상의 과오 등과 같은 형태로 나타난다. 피로는 발현

되는 시기에 따라 급성 또는 만성 피로로 분류하기도 한다.

급성 피로는 노동의 부하가 현저하게 강할 때 일어나며 연속 작업 시간이 길어질 경우와 단위 시간당 작업강도나 밀도가 높을 경우에 생기게 된다. 작업을 시작할 때 얼마동안은 피로를 느끼지 못하나 점차로 피로를 느끼기 시작하여 이것이 심하게 되면 작업을 계속하기 곤란하게 된다. 급성 피로는 그 회복이 비교적 빠르므로 만성 피로와 구별되기도 한다. 급성 피로의 회복은 다음 아침까지 회복되는 것이 원칙이며 회복되지 않고 다음날까지 지속되는 경우에는 생리 기능 및 작업 능률의 저하를 가져와 과로 또는 피로가 축적되게 된다. 이러한 상태가 매일 계속되면 곤비 상태에 이르게 되고 만성 피로 상태의 영역으로 이행하게 된다.

만성 피로는 노동에 의한 피로가 회복되지 않고 계속되는 상태를 말한다. 이 만성 피로에는 급성 피로가 회복되지 않기 때문에 생기는 경우와 체력의 저하나 질병 때문에 항상 피로 상태에 있는 경우가 있다. 만성 피로 때에는 정신적 및 생리적 기능이 저하된 상태에서 작업에 종사하게 되므로 피로는 더욱 심하여지게 된다. 만성 피로의 회복은 1일 또는 2일간의 휴양 정도로는 곤란하며 장기간에 걸친 휴양이 필요하게 되고 경우에 따라서는 질병으로 이행하기도 한다.

4) 피로증상

피로는 자각적인 피로감과 더불어 점차 기능적인 저하가 일어나게 되는데 개인에 따라 여러 가지 형태로 호소하게 된다. 일본 산업위생학회 산업피로연구회의 자가증상 30항목(표 5-4)에 관한 요인 분석 결과에 의하면 피로란, I군-졸음과 권태, II군-

표 5-4. 피로의 자각증상 30항목

I군	II군	III군
1. 머리가 무겁다.	11. 생각이 정리되지 않는다.	21. 머리가 아프다.
2. 온몸이 노곤하다.	12. 말하기가 싫어진다.	22. 어깨가 결린다.
3. 발이 무겁다.	13. 초조해진다.	23. 등이 아프다.
4. 하품이 난다.	14. 마음이 산란해진다.	24. 숨이 차다.
5. 머리가 띵하다.	15. 일에 마음이 쏠리지 않는다.	25. 입 안이 마른다.
6. 졸음이 온다.	16. 간단한 일도 생각이 잘 안 난다.	26. 목소리가 변한다.
7. 눈이 피로하다.	17. 하는 일에 실수가 많아진다.	27. 현기증이 난다.
8. 동작이 어색해진다.	18. 사소한 일에도 신경이 많이 간다.	28. 눈등과 근육이 실룩거린다.
9. 발걸음이 불안하다.	19. 단정하게 있을 수가 없다.	29. 손과 발이 떨린다.
10. 옆으로 눕고 싶다.	20. 끈기가 없어진다.	30. 기분이 나쁘다.

주의 집중의 곤란, Ⅲ군-신체 국소의 이화감 등을 주증상으로 하는 증후군이라고 할 수 있다.

그러나 급성으로 오는 육체적 피로는 전형적인 양상을 띄운다. 피로가 진행되면 동작이 완만하여지고 협동 능력이 떨어지며 관절의 강직과 이완이 오게 된다. 상태가 더욱 악화되면 안면 부종, 근육통, 호흡 곤란, 심계항진, 이상발한, 소화기장애, 두통과 현기증, 허탈감 등이 증세가 생긴다. 이러한 증세는 대부분 휴식을 취함으로써 회복되지만 수면장애, 식욕부진, 소화기장애, 체중감소 기타 신경증상 등이 일어나게 되면, 피로 회복에 장시간을 요하게 된다.

5) 피로의 판정

피로란, 심신의 기능 변화, 작업 능률의 저하, 피로감의 발현 등을 포함한 광범위한 사상으로 간주되기 때문에 피로의 판정은 주관적, 객관적 측면에서 측정하여 종합적으로 결정하게 된다.

(1) 주관적 측면

피로의 주관적 측정이란, 그 정확성을 기하기 곤란하지만 근로자 자신에겐 매우 의의있는 것이라 할 수 있다.

이것은 근로자 자신들의 불쾌감, 포만감, 통증, 권태 등의 느낌을 측정 대상으로 하고 있기 때문이다. 측정 방법으로는, CMI(cornel medical index)나 일본 산업위생학회의 피로 자각증상 30항목 등 자가증상 조사 설문 항목에 대한 응답률을 분석하여 판정한다.

이와 같은 양적인 변화의 측정시에는 근로자들의 작업 전, 작업 중, 작업 후의 피로상태를 조사하여 주관적인 피로가 생기는 과정을 볼 수 있도록 도표화 하는 것이 도움이 된다.

(2) 객관적 측면

객관적 피로의 측정은 기능적 변화를 측정하는 것으로서 지금까지 알려져 있는 방법을 생리학적, 생화학적, 심리학적인 것으로 분류하여 보면 표 5-4와 같다.

작업이 과중하면 피로의 원인이 되어 각종 질병을 유발하게 되는데 명확한 질병이 없어도 건강상 이유로 결근이 늘어나는 경우에는 피로의 징후로서 생각하게 된다.

근로자는 여러 가지 이유로 이직(離職)하게 되는데 취업 후 6개월 이내의 이직은 노동부담이 커서 하는 경우가 많다. 따라서 노동수명(勞動壽命, turn over rate)으로서 피로를 평가하는 것도 한 방법이 될 수 있다.

노동에서 온 피로를 회복하여야 할 가정 생활이 때로는 의외로 피로의 큰 원인이 되고 있는 경우가 있어 근로자의 피로 조사에 있어서 직장 외에서의 일반 사회 생활에 대하여도 검토하여야 한다. 특히, 부녀, 근로자의 가사 노동으로 오는 피로는 산업피로를 증가시킨다. 피로 조사는 피로 조사 판정으로 그치지 않고 산업보건 면에서 작업 방법과 교대제, 정원제와 재해원인 등의 과학적인 검토도 매우 중요하다.

6) 산업피로의 대책

피로의 방지 대책은 피로를 일으키는 원인을 규명하여 제거하는 것이 가장 근본적인 방법이겠으나 생활의 안정, 영양 개선, 정신보건 향상 및 건강증진도 피로 예방과 관계가 있다. 산업보건 관리 측면에서 피로의 대책을 정리하여 보면 다음과 같다.

① 힘든 노동은 가능한 한 기계화하여 육체적 부담을 줄이도록 할 것이나 너무 정적인 작업은 피로를 더하게 되므로 가능하면 동적인 작업으로 전환하도록 한다.
② 유해한 작업 환경은 피로 요인이 될 수 있으므로 개선한다.
③ 작업에 사용되는 기계와 공구 및 작업 자세를 인간 공학적으로 고안한다.
④ 작업 공정과 속도 그리고 휴식 시간과 교대제를 노동 생리면에서 합리적으로 강구한다.
⑤ 작업에 숙련되면 피로는 경감되고 작업 능률은 향상되므로 작업에 숙련되도록 훈련시킨다.
⑥ 고정된 자세와 동작 또는 운동 부족으로 인한 피로는 작업 시간 중 또는 작업 전후의 간단한 전신 운동으로서 예방한다.
⑦ 고도의 분업화와 기계화로 인한 규제작업(paced task)이나 감시작업(vigilance task)은 정신적 피로를 증가시키고 있다. 기계화 속에서 인간성과 인간 관계를 되찾게 하는 레크리에이션은 산업피로의 회복과 재생산성 확보에 효율적이다.
⑧ 충분한 수면은 피로 회복에 중요하다.
⑨ 작업자가 충분한 영양을 섭취하는 것은 휴식과 더불어 피로 방지의 중요한 방법이 된다.

3. 인간공학

1) 역사 및 정의

인간공학이란 일반적으로 물건, 기구, 도구나 기계, 그리고 환경을 인간의 특성(능력, 제한점, 동기, 욕망 등)에 맞추어 사용하기에 편리하고, 일의 효율과 효능을 높이는 동시에 피로를 줄이며, 오류를 감소시키고 안전하게 수행토록하여 궁극적으로 작업장을 안전하게 만들고, 인체의 효율을 높여 생산성을 높이며, 전체 시스템의 성능을 향상시켜 인간가치를 높이는 종합과학이다. 이 용어는 1950년에 영국에서 전쟁중 발생했던 기술적인 문제를 다루기 위해 수행하였던 학제적(interdisciplinary) 행위를 종합하여 지칭한데서 탄생하였다. 인간공학은 작업을 뜻하는 그리스어 어원 ergon(work)과 법, 규칙의 nomos(law)를 조합한 합성어이다.

북미에서는 1957년에 Human factors 또는 Human Factors Engineering, Human Engineering으로 사용되었는데, 작업중 육체적 관점(인체계측, 생체기계, 작업생리 등)에 초점을 둔 연구자들을 “Ergonomists”라 했고, 심리학과 인간과 환경(지각, 인지, 의사결정)간 관련성을 연구한 전문가들을 “Human factors professionals”라고 불렀다. 그러나 이런 분류체계는 명확한 것은 아니며 두 전문집단간 상당한 부분이 중첩된다.

인간공학적인 문제가 처음으로 부각된 것은 약 300년 전인 1713년 이탈리아의 의사인 Ramazzini가 장인들의 질병을 관찰하고 이런 질병들이 과격하고 불규칙적인 동작과 부자연스러운 자세에서 기인하는 것으로 본 때이다. 그 후 유럽의 산업혁명은 방적, 섬유, 광산 등 산업에서 인력대신 동력기계 사용을 가능케 하도록 하였다. 그러나 당시의 기계들은 단시간 내에 많은 제품을 생산하는 것이 목적이었을 뿐, 기계 사용자에 대한 고려는 없었다. 그 결과 기계작업에서 불편함이 초래됨과 함께 많은 안전사고가 속출하였으며, 또한 사망사례도 많았다. 1900년 초에 F. Gilbreth와 L. Gilbreth는 인간공학의 선구적 연구인 동작연구와 공장관리에 대하여 연구하였다. 그러나 인간능력과 제약 조건을 시스템과 도구의 설계에 응용하기 시작한 것은 제2차 세계대전부터라 할 수 있다. 처음에는 군인의 선발과정에서 직무에 적합한 사람을 선발하고 훈련하는 즉, “인간을 직무에 맞추는(fitting the human to the task)” 개념이 응용되었다. 그러나 아무리 선발하고 훈련시키더라도 사람의 능력으로는 조작하기 힘들고 복잡한 장비가 있음을 인식하였다. 미국, 영국 등의 군사전문가들은 복잡한 군사 장비들의 상당수가 비효과적 또는 불안전하게 사용되고 있다는 사실을 알게 되었다. 결과적으로 시스템 설계시에 인간의 능력과 제약조건을 고려하는 "직무를 인간에 맞추는(fitting the task to the human)" 개념이 확립되었으며, 이 개념이 현재의 인간공학적 접근방식의 기초가 되었다. 전쟁 중 군대에서 응용되었던 인간공학적 개념들이 종전 후 민간사회에도 적용되기 시작하여, 인간공학은 제조, 건설, 통신, 수송, 서비스 등의 광범위한 분야에서 활발하게 적용되기 시작하였다. 특히 산업구조가 대규모화, 복잡화됨에 따라 그 구성요소인 장비도 복잡해지며, 컴퓨터, 로봇 등의 첨단 장비들이 일상화되고 있는 현 시점에서 사용자인 인간도 시스템의 설계로부터 개발, 응용에 이르기까지 세심하게 고려되어져야 함은 당연한 것이라 하겠다. 이런 복잡한 시스템이 제대로 인간공학적 요소를 고려하지 않아서 발생한 유명한 사건으로는 1979년 미국의 쓰리마일 섬 원자력 발전소 원자로 사고, 1984년 인도의 보팔에서 메틸이소시아네이트 누출사건, 1986년 소련의 체르노빌 원자력 발전소 폭발사건 등이 있다.

2) 인간공학의 필요성

인간공학이란 개념은 인류가 도구와 장비를 만들어 사용하는 산업사회에 접어들면서 도입되었다고 할 수 있다. 망치나 칼과 같은 간단한 도구는 만들어 사용하다가 불편하면 고쳐 사용하거나 개량할 수 있다. 그러나 최근 수십년 동안 기술개발 속도가 빨라지고 이에 따라 장비나 시스템이 복잡해지고 대형화되면서, 초기 설계단계부터 인간 요소를 체계적으로 고려하지 않으면 사용단계에서 그 장비나 시스템이 비실용적이 될 가능성이 높다. 또한 이를 사후에 수정하려면 엄청난 시간과 비용을 감수해야 한다. 이에 대한 최선의 해결책은 제품이나 시스템의 초기 설계 단계에서 인간공학적 요소를 고려해주는 것이다.

교통사고의 96%, 항공기 사고의 80%, 안전사고의 84% 이상이 설계잘못이나 이로 인한 인간의 과실때문인 것으로 조사되고 있다. 따라서 인간의 특성을 잘 파악하여 인적 오류를 줄이고 작업하기 편하도록 장비나 시스템을 설계하는 것은 생산성이나 경제적인 관점뿐만 아니라 작업 만족도 측면에서도 중요하다.

인간공학적 요소를 고려한 제품이나 시스템은 이를 고려하지 않는 제품에 비하여 효율성과 제품 만족도 면에서 큰 차이를 보인다. 인간공학적인 원리를 제품이나 작업환경, 시스템 등에 적용하면 작업자가 쉽고 안전하게 작업을 수행할 수 있어 작업의 질이 향상되고 이는 생산성과 품질 향상으로 이어져 상품의 경쟁력을 높인다.

3) 인간공학의 철학적 배경

제품이나 시스템 설계에 인간공학적인 원칙이 적용되기 전의 설계 철학은 기계 중심의 설계 철학이라고 말할 수 있다. 즉, 기계적 효율을 높이는 방향으로 기계를 설계, 제작하고 이 기계의 특성에 맞는 사람을 선발하거나 훈련하여 운용하였다. 즉, 기계적 효율성이나 작업의 효율성만을 강조한 기계중심의 설계관점이 유지되어 왔다. 그러나 이런 기계 중심으로 설계된 제품이나 시스템은 작업자 선발 및 훈련을 충분히 하더라도 사람의 처리 역량을 넘어서는 복잡한 장비나 시스템의 경우에는 그 운용에 한계가 있음을 알게 되었고 이런 문제점을 극복하기 위하여 인간 중심의 설계 철학이 나타나게 되었다. 즉, 인간 중심의 철학에서는 가능하면 기계나 작업을 인간에게 맞추려는 관점을 가지게 된 것이다.

최근에는 시스템 관점에서 인간과 기계를 적절히 결합시킨 최적 통합 시스템 설계가 강조된다. 최적 통합 시스템 설계는 시스템의 목표를 가장 효율적으로 달성하는 것을 목표로 하고 있다. 넓은 의미로 보면 최적 통합시스템의 설계는 인간 중심의 설계 철학과 큰 차이를 보이지 않는 것으로 받아들여진다. 인간 중심 설계 철학이나 최적 통합 시스템 설계 철학이나 모두 인간의 특성과 능력을 존중하여 설계에 반영하기 때문이다.

4) 인간공학의 분야

인간공학의 적용분야는 간단한 수공구 설계로부터 원자력 발전소나 비행기와 같은 대형 시스템의 설계에 이르기까지 그 적용범위가 매우 넓다. 즉, 그 적용대상이 인간이 사용하는 제품이나 소속된 시스템 전체에 걸쳐 있으므로 그 접근방법이 학제적인 성격을 가진다. 인간공학에서 활용하는 주요 학문분야로는 인체 측정학, 생체역학, 작업생리학, 산업심리학, 인지공학, 감성공학, 안전공학, 환경공학, 산업디자인, 작업관리, 제어공학, HCI(human-computer interface/interaction) 등을 들 수 있다.

Ⅳ. 산업재해

1. 정의

재해란, 뜻하지 아니한 우발사건으로 정도의 차이는 있지만 사망이나 인명손상 또한 재산상의 손해를 주는 예기치 못한 사건으로서, 우리나라 산업안전보건법에 의하면 산업재해란, 근로자가 업무에 관계되는 건설물, 설비, 원재료, 가스, 증기, 분진 등에 의하거나 작업 기타 업무에 기인하여 사망 또는 부상하거나 질병에 이환되는 것이라고 정의하고 있다. 그런데, 하인리히(Heinrich, 1980)의 학설에 의하면 사고의 88%는 인적 요인에 의하며, 나머지 10%는 불완전한 물적 요인에 의한 것이고, 불가항력으로 인한 것은 단지 2%에 불과하다고 한다. 이와 같이 산업재해는 단순히 발생하는 사고로만 돌려 버릴 수 없는 보건학적 문제로서 그 예방이 가능하다고 재해를 보는 관점이 오늘날은 변화되고 있다.

2. 원인과 종류

산업재해의 발생 원인은 일반적으로 직접적인 원인과 간접적인 원인이 복합적으로 작용하여 발생하는 경우가 많다.

1) 직접 원인

직접 원인이란, 재해를 일으키는 물체 또는 행위 그 자체를 말한다. 예를 들면, 운전중의 기계, 동력 전도장치, 공구, 고열물이 미끄러진다든가 넘어지는 경우와 같이 재해발생의 1차적 원인이 된 요인들을 말한다.

2) 간접 원인

간접 원인은 재해의 유인이라고 생각되는 2차적 원인을 말하며, 여기에는 물적 요인(物的 要因)과 인적 요인(人的 要因)으로 구별할 수 있다. 물적 요인으로서는 시설물의 불량, 불비, 공구의 부적당, 작업 환경의 불량, 작업장의 정돈불량, 복장불량 등을 들 수 있다. 인적 요인은 관리, 심리, 생리의 3가지 측면에서 관찰할 수 있으며, 관리상의 원인으로서는 작업에 관한 지식의 부족, 작업의 미숙, 작업 정원의 부족 또는 과잉, 부적당한 작업 방법, 피로 등이 있고, 심리상의 원인으로서는 부주의, 정신적 부적응, 정신상의 결함, 고민, 부적당한 행동과 동작 등을 들 수 있다. 생리적 원인으로서는 체력 부족, 신체 결함, 피로, 수면 부족, 음주, 질병, 월경 등이 지적되고 있다. 산업재해의 종류는 재해의 결과에 따라 사망 재해와 비사망 재해로 구분하며, 비사망 재해는 영구장애(permanent disability), 일시장애(temporary disability)로 분류하고, 이들을 다시 전면장애(total disability)와 부분장애(partial disability)로 분류하고, 구분하는 것이 종래의 분류 방법이다. 그러나 재해 원인에 따라 분류하는 방법이 근래에 많이 이용되고 있으며 이것은 단순분류(simple classification)와 다중분류(multiple classification)로 대별한다.

국제노동기구(ILO)가 1923년에 채택한 단순분류에서는 재해 원인을 다음과 같이 분류하였다.

① 기계류(원동기, 동력 전달 장치, 양중기, 작업기계)
② 운송(궤도, 선박, 미궤도 차량)
③ 폭발, 화재
④ 독물, 가열물, 부식물
⑤ 전 기
⑥ 추락, 전도
⑦ 충 돌
⑧ 낙하물
⑨ 붕 괴
⑩ 취 급
⑪ 소공구
⑫ 동 물
⑬ 기 타

미국 표준연구소의 다중분류법은 작업 손해에 관련된 손상 분석 요인과 재해 요인을 다음과 같이 분류하였다.

① 상해의 성질

② 상해의 부위
③ 가해물
④ 재해의 유형
⑤ 위험조건
⑥ 재해의 매개물
⑦ 제해 매개물의 부품
⑧ 불안전 행위

1962년 ILO는 다음과 같이 간단하게 다중분류를 시도하였다.

① 재해의 유형
② 재해의 매개물
③ 상해의 성질
④ 상해의 부위

3. 재해통계지표

국제노동기구(ILO)가 권장하는 재해지수는 건수율(incidence drate), 도수율(frequency rate)과 강도율(severity rate)이 있다. 건수율은 조사기간 중의 산업체 종사원 1,000명당 재해 발생건수를 표시하는 것으로서 천인율(天人率), 또는 발생률이라고도 하며, 산업재해의 발생상황을 총괄적으로 파악하는 데는 적합하나 작입시간이 고려되지 않은 것이 결점이다. 도수율은 발생상황을 총괄적으로 파악하는 데는 적합하나 작업시간이 고려되지 않은 것이 결점이다. 도수율은 발생상황을 파악하기 위한 표준적인 지표로서 100만 연작업시간당 재해발생 건수를 말한다. 강도율은 1,000 연작업시간당 작업손실 일수로서 재해에 의한 손상의 정도를 나타내는 것이다. 이때에 사망 또는 영구완전 노동불능의 경우에는 작업 손실 일수를 7,500일로 계산한다.

$$\text{건수율} = \frac{\text{일정기간 중의 재해건수}}{\text{일정기간 중의 평균종업원수}} \times 1,000$$

$$\text{도수율} = \frac{\text{일정기간 중의 재해건수}}{\text{일정기간 중의 연작업시간수}} \times 1,000,000$$

$$강도율 = \frac{일정기간\ 중의\ 작업손실\ 일수}{일정기간\ 중의\ 연작업시간수} \times 1,000$$

우리나라의 1980년에서 1989년 사이의 도수율과 강도율은 그림 5-3과 같다. 재해 발생 빈도를 나타내는 도수율은 1982년 이후 계속 감소하는 추세이나, 재해결과의 정도를 나타내는 강도율은 1984년 이후 다시 작은 폭으로 상승하지만 큰 변동을 보이고 있지는 않다.

4. 보상

1964년 7월 1일 시행된 산업재해보상보험제도는 500인 이상의 근로자를 가진 사업체를 대상으로 하였으며, 당시의 요양급여와 휴업급여의 지급대상은 11일 이상의 상해에 의한 질병이나 사고였으며, 휴업급여는 평균임금의 60%를 지급하였다. 또한 장애급여는 1급에서 10급으로 구분하였고, 최고 1,000일분에서 최저 50일분을 지급하였던 것이 9차의 개정을 거쳐 오늘날에 이르고 있다. 산재보상보험법에 규정된 경영 주체는 정부이고 각 사업장의 사업주가 이에 가입하여 보험금을 지불하도록 되어 있다. 보험급여의 종류로는 요양급여, 휴업급여, 장애급여, 유족급여, 장의비 등이 있다. 오늘날 산재보상보험의 적용 사업장 규모는 5인 이상의 사업체이며, 업무상 재해인정 범위를 업무상 사유에 의한 부상, 질병, 신체장애 또는 사망의 범위로 확대하였다.

1) 요양급여

업무상 재해로 4일 이상의 요양을 필요로 하는 부상 또는 질병에 해당하며, 요양비는 담당의료기관에서 직접 지급한다.

2) 휴업급여

요양으로 인하여 취업하지 못하는 기간이 4일 이상인 근로자에 대하여 평균임금의 70%에 해당하는 금액을 지급하는 것으로, 이는 취업을 못하는 기간 중의 가족의 최저 생계유지를 위하여 지급하는 것이다.

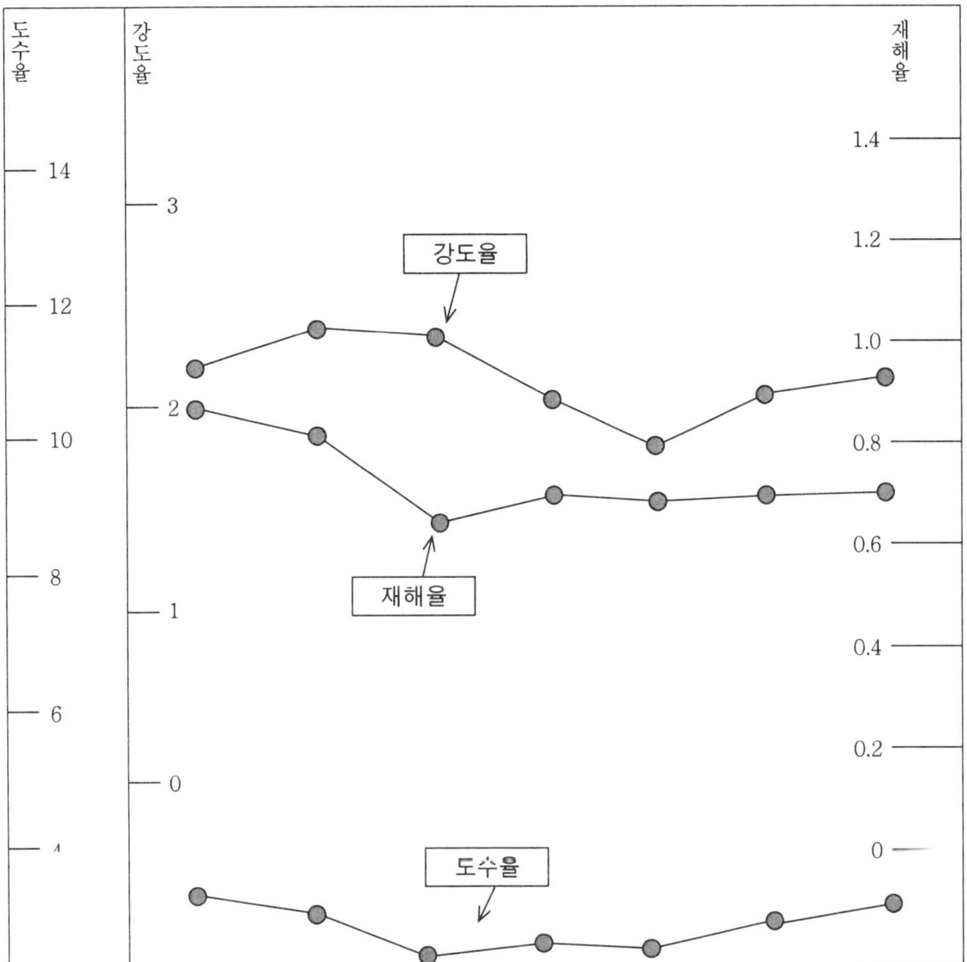

구분 \ 연도	'96	'97	'98	'99	'00	'01	'02
근로자수	8,156,894	8,236,641	7,582,479	7,441,160	9,485,557	10,581,186	10,571,279
재해자수	71,548	66,770	51,514	56,405	68,976	81,434	81,911
재해건수	70,188	65,732	50,561	54,534	67,930	80,433	80,755
도 수 율	3.49	3.28	2.79	2.92	2.89	3.13	3.19
강 도 율	2.19	2.32	2.29	2.11	1.88	2.12	2.13
재 해 율	0.88	0.81	0.68	0.74	0.73	0.77	0.77

주 : $\text{재해율} = \dfrac{\text{재해자수}}{\text{근로자수}} \times 100$

그림 5-3. 연도별 도수율과 강도율

3) 장애급여

업무상 부상이나 질병이 완치된 후에 이와 인과 관계가 있는 장애가 남을 때에는 일시금 또는 연금 형식으로 지급된다. 장애등급은 14급으로 나누어지며, 지급수준은 표 5-5와 같다.

표 5-5. 장애등급에 대한 급여수준

등 급	장해일시금 급여수준(일분)	장해연금 급여수준(일분)
1급	1,474	239
2급	1,309	291
3급	1,155	257
4급	1,012	224
5급	869	193
6급	737	164
7급	616	138
8급	495	
9급	385	
10급	297	
11급	220	
12급	154	
13급	99	
14급	55	

자료 : 노동부

4) 유족급여

근로자자 업무상 사망했을 경우에 연금 또는 일시금으로 평균임금의 1,300일분을 받는다. 한편, 사업주의 고의 또는 중대 과실로 인하여 근로자가 사망했을 경우에는 유족 특별급여가 지급되는데 이는 수급권자가 손해배상청구에 대신하여 1,000일분의 유족특별급여를 청구할 수 있으며 승소하면 이를 받게 된다.

5) 장의비

장제를 지내는 사람에게 평균임금의 120일분을 지급한다.

6) 상병보상연금

재해가 발생되어 2년이상 요양한 사람 가운데 상병이 치유되지 아니하고 폐질 등급 중 1, 2, 3급에 해당하는 폐질 상태가 지속될 때 휴업급여 대신에 지급되는 것으로 1983년 7월 1일부터 시행되고 있다.

보험급여지급은 적용대상 확대로 인하여 계속 상승세를 보이다가 1998년 IMF로 인한 경제성장의 둔화로 잠깐 감소추세를 보였으나 2000년도부터 근로자 1인 이상 적용확대로 인하여 다시 증가하여 2002년은 전년대비 지급자수 15.5%, 지급액 15.81%의 증가를 보였다. 향후에도 2000년 7월부터 시행된 5인 미만 사업장 적용확대, 유족연금 수령의무화, 수급자의 연금선호경향으로 보험급여 증가추세는 계속될 것으로 보인다.

2003년도 보험급여 종류별 지급현황을 보면 2,020,335백만원의 보험급여가 지급되어 전년동기 1,744,560백만원에 비하여 15.8%가 증가하였으며, 지급건수도 전년도에 비해 15.1% 증가한 1,732,467건이 되는 등 수급자수, 지급건수 및 보험급여 지금액이 증가하였다.

5. 대책

재해예방 대책으로는 우선 법적인 밑바탕이 잘 되어 있어야 하므로, 기존법을 강화하고 필요시에는 새로운 법을 신설하여야 한다. 그리고, 시설이나 장비가 표준화되어 있으면 재해를 예방하는 데 도움이 되므로, 재해가 자주 일어나는 공정에 대해서는 동작에 대한 검토를 통하여 인체공학적으로 규격화하여야 한다. 또한 근로감독관의 수를 늘려서 감독을 철저히 하는 것 등의 방법과 함께 근로자 개인에 대한 정규적인 신체, 심리 검사를 통한 관리와 대책을 마련해 주며, 끊임없는 보건교육과 건강상담으로 그들이 최적의 건강상태에서 안정된 마음으로 작업에 임할 수 있도록 하여야 한다.

표 5-6. 급여별 보험급여 지급 현황

(단위 : 천원, %)

	'96년	'97년	'98년	'99년	'00년	'01년	'02년
계 (구성비)	1,355,337,130 (100.0)	1,556,041,968 (100.0)	1,451,065,987 (100.0)	1,274,225,649 (100.0)	1,456,265,790 (100.0)	1,744,560,198 (100)	2,020,335,493 (100)
요양급여	342,974,380 (25.3)	396,735,530 (25.5)	379,667,868 (26.2)	358,693,870 (28.1)	425,153,541 (29.2)	536,464,185 (30.8)	609,002,045 (30.1)
휴업급여	435,728,944 (32.1)	478,644,577 (30.8)	399,881,200 (27.6)	337,391,379 (26.5)	422,463,936 (29.0)	526,306,466 (30.2)	628,738,747 (31.1)
장해급여	347,751,326 (25.7)	422,469,613 (27.2)	435,632,728 (30.0)	343,793,189 (27.0)	360,454,797 (24.8)	447,004,755 (25.6)	514,398,043 (25.5)
유족급여	179,501,753 (13.2)	198,638,429 (12.8)	168,701,571 (11.6)	157,741,933 (12.4)	159,257,447 (10.9)	134,575,839 (7.7)	151,757,326 (7.5)
상병보상 연금	32,782,487 (2.4)	41,182,225 (2.6)	51,793,590 (3.6)	63,082,350 (4.9)	71,677,836 (4.9)	80,761,096 (4.6)	94,134,549 (4.7)
장의비	16,598,240 (1.2)	18,371,594 (1.2)	15,389,030 (1.1)	14,522,928 (1.1)	17,174,866 (1.2)	18,255,039 (1.0)	19,091,452 (0.9)
간병급여	-	-	-	-	83,185 (0.01)	1,192,818 (0.1)	3,213,331 (0.2)
유족특별 급여	0	0	0	0	0	0	0

자료 : 근로복지공단

V. 직업병

1. 서론

1) 개념

직업병이란, 어떤 직업에 종사함으로써 발생하는 질병으로 업무와 인과 관계가 확실한 질병을 일컫는다. 그러나, 산업이 발달함에 따라 새로운 물질과 생산공정에 의한 새로운 신체장애가 발견되기도 하고, 현대의 발달된 의학적 기술로도 찾아내기 어려운 직업병이 대두되고 있으므로 인과 관계의 규명이 어렵거나 모호한 경우도 많다.

직업병의 발생원인에 따라서 물리적 요인으로는 온열조건, 유해광선, 소음과 진동, 이상기압, 전리방사선 등에 의한 것이 있고, 화학적 요인으로는 중금속, 유해가스, 유기용제 등에 의한 것으로 분류할 수 있으며, 그 외에 분진에 의한 것과 생물학적 요인에 의한 직업병이 있다.

2) 발생현황

2001년도 근로자 건강진단 직업병 유소견자(D1)의 질병종류는 소음성 난청이 1,330명(68.6%)으로 가장 많았고, 다음으로 진폐증 등(513명, 26.5%), 기타 질환(46명, 2.4%), 금속중독(32명, 1.7%), 유기용제중독(9명, 0.5%) 및 특정화학물질중독(5명, 0.3%)의 순으로, 건강진단 종류별로 보면, 일반부서 건강진단은 진폐증 등(50명), 유해부서 건강진단은 소음성 난청(1,153명), 진폐건강진단은 진폐증 등(294명)이 가장 많았다.

3) 예방대책

직업병의 발생이 복합적인 원인에 의한 것과 같이 그 예방대책도 여러 가지 사항들을 종합적으로 고려하여 관리하여야 하므로, 직업병 예방대책은 매우 어렵다고 하겠으나 직업병 발생의 직접, 간접적인 원인이 될 작업조건, 환경조건, 개체조건을 검토하고 채용시 건강진단, 적성배치와 정기건강진단 등 건강관리를 실시함으로써 직업병의 예방대책을 세운다. 직업병을 예방하기 위해서는 첫째, 생산기술 및 작업환경을 개선하여 유해물질의 발산을 철저하게 관리하며, 안전하고 건강한 노동환경을 확립하고, 둘째, 근로자들을 새로 채용할 때부터 의학적으로 관리하여, 유해물질로 인한 이상소견을 될 수록 일찍 발견하여 적절한 조치를 강구할 것이며, 셋째, 개인위생관리를 잘 함으로써 근로자가 유해물질에 폭로되어 그 영향을 받지 않도록 하는 것으로 크게 나눌 수 있다.

직업성 질환을 예방하는 데 있어서는 산업의학자 뿐만 아니라 위생공학자 및 근로자가 서로 협심하여 노력하지 않으면 안된다. 특히, 기업주의 적극적인 관심과 참여가 요망되며, 직업병 예방사업을 적극적으로 지원해 주어야 할 것이다.

또한 보다 효과적으로 소기의 성과를 얻기 위하여는 합리적이며 현실에 맞는 법적 조치가 취해져야만 할 것이다.

표 5-7. '01년도 직업병유소견자(D1)의 질병종류

구 분		전체	진폐증등	소음성 난청	특정화학 물질중독	유기용제 중독	금속중독	기타질환[1]
발생자 (명, %)	전체	1,938	513 <26.5>	1,330 <68.6>	5 < 0.3>	9 < 0.5>	32 < 1.7>	46 < 2.4>
	일반부서 건강진단	55 (2.8)	50 (9.7)	2 (0.2)	-	-	-	-
	유해부서 건강진단	1414 (73.0)	169 (32.9)	1,153 (86.7)	5 (100)	9 (100)	32 (100)	46 (100)
	진폐 건강진단	469 (24.2)	294 (57.3)	175 (13.1)	-	-	-	-
	임시 건강진단	-	-	-	-	-	-	-

2. 직업병의 분류 및 종류

2.1. 물리적 요인

1) 이상기온

(1) 고온환경과 저온환경

① 고온환경

㉠ 서론

온도, 습도, 기류, 복사열 등에 의하여 피부표면 온도가 상승하게 되면 체열방산이 이루어진다. 그러나 이것만으로 체온의 방열이 충분히 이루어지지 못할 때는 발한에 의한 열방산으로 체온을 조절하여 항온을 유지하려고 하나, 이러한 생리적 적응에 파탄이 생기면 체온의 항상성이 파괴되고 열경련이나 열허탈, 열사병 등과 같은 현상이 나타나게 된다.

표 5-8은 고온에 의한 신체장애의 증상, 원인 및 치료법에 대하여 요약한 표이다.

표 5-8. 고온에 의한 신체장애의 증상, 원인 및 치료법

질환	증상	원인	체온	치료법
열경련 (heat cramp)	경련, 발작	탈수, 염분감소	정상, 약간 상승	수분, NaCl 보충
열허탈 (heat exhaustion)	실신, 허탈	순환부전	정 상	휴 식
열사병 (heat stroke)	혼 수	체온조절 중추의 기능장애	현저히 상승(41℃)	체온을 급속히 냉각
열성발진 (heat rash)	발 진	한선폐쇄	정 상	냉 각

㉡ 고온작업 환경의 대책

고온환경은 일반적으로 순화(acclimatization)가 잘 되는 환경이나 심장병, 고혈압이 있는 근로자는 제외하여 배치하는 것이 좋다.

작업장의 온열조건을 개선하기 위하여 환기장치나 국소냉방장치를 설치하고 작업량과 작업시간을 적절히 배분한다. 그리고 충분한 수분을 공급하고 필요에 따라서는 0.2%이하의 염분을 첨가하여 공급한다. 보호구를 착용해야 하는 경우는 가벼운 소재의 재료로 여유 있게 만들어 착용하도록 한다.

② 저온에 의한 장애

㉠ 전신장애(hypothermia)

보통의 한랭환경에서는 체온조절중추에 의한 생리적 기전에 의해서 1.0~1.5℃이상 체온이 하강하지 않는다.

그러나 추위가 심하거나 폭로 시간이 오래 지속되어 신체가 한랭을 충분히 대응하지 못할 때에는 증발, 복사, 전도 대류에 의한 체열 방출이 신진대사에 의한 체열 생산량을 초과하여 체온을 하강하게 된다.

치료를 위해 전신이 냉각되었을 때는 몸을 덮혀주어 정상 체온으로 회복시켜 주어야 한다. 가온하는 데 있어서 빨리 해야 한다는 의견과 천천히 해야 한다는 두 가지 의견이 있다. 전자의 경우는 체온의 하강을 최단 시간에 회복하게 하자는 것이며, 후자의 경우는 차가운 말초혈액이 체표면의 가온으로 신체 중심부(특히 심장)로 환류되는 것을 막으려는 것이다. 그러나 실제로 야외에서는 급속하게 신체를 가온하기 어려

운 형편이므로 체열이 더 이상 빼앗기지 않게 보온하도록 하면 된다.

㉡ 국소냉각에 의한 장애

전신 냉각보다 실제적으로 자주 문제가 되는 것은 국소 조직이 냉각되는 것이며, 조직의 양에 비하여 그 표면적이 크고, 순환 혈액량이 적은 손과 발이 가장 문제가 된다.

피부가 냉각될 때에는 다음 세 가지 반응이 일어난다.

- 급성 일과성 염증 반응(Acute transient inflammatory reaction)
- 참호족(Trench foot), 침수족(Immersion foot)
- 동상(frostbite)

㉢ 그 밖의 한랭장애

- 알레르기 반응

  사람에 따라서는 한랭에 폭로되면 두드러기, 부종 등의 국소 반응을 보이는 알레르기 반응이 일어나기도 한다.
- 상기도 손상
- 40℃이하의 냉기를 흡입하더라도 상기도에서 급속히 가온되므로 폐에는 아무런 피해가 없으나 간혹 후두하 기관염(喉頭下 汽管炎)이 일어나 폐색성 부종(閉塞性 浮腫)을 일으킬 수 있다.
- 피로 증상

  몸이 떨릴 때 근육 운동을 하게 되므로 피로가 빨리 온다.
- 작업 능률의 저하

  손가락의 온도가 내려가면 손 동작의 정밀도가 떨어지고 시간이 많이 걸려 작업 능률이 저하된다.

㉣ 예방

적당한 난방과 운동, 방한복 착용 및 영양식 특히, 지방과 비타민 A, D, C의 섭취가 내한(耐寒)에 유리하다. 소량의 음주도 내한에 효과가 있으나 한랭에 대한 평소의 단련이 가장 중요하다. 단련을 통한 한랭 순화는 피부의 내한력을 증가시킬 뿐 아니라 지적온도를 낮게 이동시킨다.

동상을 예방하려면 다음과 같은 사항을 준수하여야 한다.

- 가능한 한 물, 눈, 흙탕물 속에 있지 않는다.
- 가능한 한 발과 다리를 움직여 혈액순환을 돕는다.

- 적어도 하루에 한 번씩 발을 깨끗이 닦고 말려야 한다.
- 겨울철의 구두와 장갑은 꼭 끼지 않는 약간 큰 것이 좋다.
- 젖은 양말은 신지 않도록 한다.
- 과로를 피하고, 충분한 식사를 한다.
- 과도한 음주와 흡연을 삼간다.
- 더운 물과 더운 음식을 섭취한다.

2) 이상기압

(1) 서론

지구 표면의 대기압은 1기압으로서 일반적으로 우리는 1기압 전후의 압력에서 생활하게 된다. 그러나 잠수를 하거나 잠함작업, 지하작업을 할 때에는 고기압상태에 폭로되며, 고산 등산이나 고공비행시에는 저기압상태에 폭로된다.

1기압은 수은주 760mmHg이며, 수주(水柱)로는 약 10m에 해당한다. 따라서 수면 아래에서의 압력은 수심이 10m 깊어질 때마다 1기압씩 증가한다. 즉, 수중 30m에서의 기압은 4기압이 되는데 이때 4기압을 절대기압이라 하고 가중된 3기압을 작용압이라 한다.

① 고압환경

고압환경은 해녀와 잠수부 같이 근로자가 수중에 들어가서 일함으로써 직접 수압을 받게 되는 경우와 광산의 수직갱 내에서의 작업이나 지하철 공사와 같은 작업환경 등이 이에 속한다. 고압환경에서 압력의 직접 작용에 의하여 조직의 울혈, 부종, 출혈, 동통이 생기는데, 이는 고압환경에서 흔히 발생하는 직업병이다. 기압의 간접작용으로 공기의 밀도가 증가하여 흉곽이 압축되면 폐압박현상이 나타나고, 귀, 부비강, 치아 등에 압박장애를 받으면 치통과 부비강통을 호소한다. 또한 잠수부에서 흔한 귀의 염증은 고실과 외부와의 압력 차에 의하여 고막이 내측으로 밀려나서 난청, 출혈, 동통을 가져오고, 심하면 고막 파열이 되기도 한다.

㉠ 감압증(decompression sickness)의 정의

고압환경에서는 질소가 혈액에 용해되어 인체조직에 확산, 흡수되며, 질소(N_2)의 용해도는 지방조직에 많이 축적된다. 용해된 질소는 감압과 동시에 체외로 배출되나, 감압이 급격하면 조직 중의 질소는 완전히 체외로 배출되지 못하고 기포상태로 혈관

이나 조직에 남게 된다. 따라서 혈액순환을 저해하거나 조직을 압박하여 여러 가지 증상을 일으킨다. 이와 같이 급격한 감압에 의한 신체장애를 감압증이라 한다.

㉡ 감압증에 대한 건강관리

비만자는 정상인에 비하여 혈관이나 조직에 배출되지 못한 질소 잔류물(bubble)이 남는 율이 5배나 많으므로 비만자는 고압작업에 부적합하다. 또한 고령자와 호흡기 질환자, 이비인후과 질환자, 골관절 질환자 등은 취업에 부적합하므로 취업을 시키지 않도록 관리하며, 작업시간을 제한하고, 단계적 감압을 실시하도록 교육하며, 반복 잠수를 금지한다.

② 저산소 환경

고공비행을 하거나, 높은 산에 오를 때 혹은 산소탱크 청소시에 산소결핍증(hypoxia)을 초래할 수 있으며, 이로 인하여 귀속의 고실내압(鼓室耐壓)이 외압보다 커져서 고막이 외이도 쪽으로 밀림으로 통증이나 항공성 중이염, 난청 등을 호소하기도 한다. 그러나 산소결핍증에는 뇌가 가장 예민하게 영향을 받으므로 어지럼증이나 근력의 저하를 가져올 수 있고, 작업장에서와 같이 고압산소에 노출될 경우는 순간적으로 의식불명이나 사망에 이를 수도 있으므로 각별한 보건교육이 요구된다.

3) 자외선과 적외선에 의한 장애

일상 생활에 있어서 인공조명, 태양복사선, 난방기구로부터 자외선, 가시광선, 적외선 등에 폭로되는 경우가 흔히 있으며, 산업장에서는 이들에 대한 폭로가 심각한 경우가 많이 있기 때문에 그 유해성으로부터 안전한 생활을 영위하도록 세심한 관리가 필요하다.

(1) 자외선

① 자외선의 특성

자외선은 100~400mm의 파장을 갖으며, 소독 작용(2,500~2,800Å), vitamin D형성, 피부의 색소침착 등 생물학적 작용력이 강하다.

② 인체에 대한 작용

자외선이 흡수되면 2~5시간 후에 홍반 작용을 일으키며, 특히, 2,600~2,900Å 사이의 파장이 강한 홍반 작용을 나타낸다. 때로는 2,800~3,200Å 파장의 자외선(Dorno rays, vital rays)에 의해서 피부암이 발생되기도 한다.

동통과 이물감을 동반한 결막염, 안검경련, 부종이 발생할 수 있으며, 과도한 조사(照射)가 장기간 계속되면 백내장을 일으킬 수도 있다.

③ **예방대책**

보호안경을 착용하여야 하며 차폐물을 설치한다.

(2) 적외선

① **적외선의 특징**

적외선은 750~1,200mm의 파장을 갖으며 열선이라고도 부른다. 절대온도 이상의 모든 물체는 온도에 비례해서 적외선을 복사하므로 광물, 금속 등을 용해하는 용광로 작업에서도 그 영향을 받는다. 이와 같은 작업은 제강, 유리제조, 제철 등 여러 분야의 사업장이 이에 속한다.

② **인체에 대한 작용**

홍반, 피부확장에 이어 괴사를 일으키며, 장기간 노출되면 습진과 함께 심부조직에 화상을 일으킨다.

각막손상을 가져오며, 만성 폭로는 백내장을 일으킨다.

③ **예방대책**

보호안경과 보호구를 착용한다.

4) 전리방사선

X-선, α-선, β-선, γ-선, 중성자 등으로 대표되는 전리방사선은 의료계에서 우리에게 지대한 공헌을 하고 있으나, 생체에 대하여는 본래 파괴적으로 작용하여 염색체와 세포, 그리고 조직의 파괴와 사멸을 초래하므로 그 사용량이나 취급에 있어서 각별한 주의를 기울여야 한다.

(1) 전리방사선의 단위

① Roentgen(R)

공기 중에 생성되는 이온의 양으로 1R은 표준공기 1cc로부터 1정전단위의 이온을 생성하는 조사량을 뜻한다.

② Radiation absorbed dose(rad)

흡수 선량단위로 조직에 흡수된 에너지량을 표시한다.

③ Roentgen equivalent man(rem) : **생체 실효 선량**

동일량의 에너지 흡수가 있다 해도 생체에 미치는 효과의 정도는 다르므로 이를 표시하는 단위이다.

④ **방사성 물질의 방사능 단위(curie)**

1curie(챠)는 매초 3.7×1010개의 원자붕괴(disintegrations per second, dps)가 일어나는 방사능 물질의 양으로 정의된다.

(2) 방사선이 인체에 미치는 영향

① **급성 효과**

일정량의 방사선을 단시간에 피폭받는 것은 매우 위험한 일이다. 방사선에 대한 사람의 LD_{50}은 400rad정도이다. 500~1,500rad의 피폭을 받으면 구역, 구토와 심한 설사, 혈변, 발열이 있으며, 시간이 지남에 따라 탈모, 감각 이상이 생길 수 있다. 사망률은 90~100%에 달한다.

② **만성 효과**

기형아 발생과 발암성이 있다.

③ **예방대책**

차폐물을 이용하여 발생원으로부터 차단을 하고 취급시 원격조종을 하며, 작업시간을 단축한다. 취급자는 혈액, 피부를 주기적으로 검사하고 개인용 film badge, 연필 등을 휴대하여 항상 피폭량을 측정하도록 한다.

5) 레이저광(Laser 光)

(1) 레이저광의 물리적 특성

레이저광이란, Light Amplication by stimulated Emission of Radiation의 머리글자에서 유래된 것으로 인위적으로 자외선, 가시광선, 적외선 가운데 특정한 파장부위(0.3~10㎛의 전자파)를 강력하게 증폭시킴으로써 얻은 복사선을 말한다.

(2) 발생원

레이저의 특성을 응용하여 각종 레이저광이 정밀기계 작업, 절단, 밀봉, 복사, 광학측정, 분만 측정, 외과적 수술 및 통신용 매체로서 이용되고 있어 레이저광에 폭로될 위험은 점차로 증가되고 있다.

(3) 인체적 작용

① 눈에 대한 작용

레이저광에 가장 민감한 표적 기관은 눈이다. 눈이 받는 장애는 레이저광의 종류, 파장, 분기성 및 맥동수에 따라 다르며 각 파장부위의 광선에 대한 눈의 굴절 능력에 의해서도 차이가 난다.

2,000~4,000Å의 자외선 레이저광에서는 파장이 짧아질수록 눈에 대한 투과력이 감소한다. 눈에 대한 작용으로 수명(photophbia), 충혈, 이물감 등이 생기지만 영구적인 장애를 남기지는 않는다.

적외선 특히 14,000~20,000Å(1.4~2μ)의 원적외선 레이저광은 각막 표면에서 흡수되어 각막혼탁 및 상피 조직을 파괴하고, 일부를 안구 조직에까지 투과되어 수정체의 혼탁 즉, 백내장(cataract)을 일으킨다.

3,800~7,600Å의 가시광선 레이저광은 망막에 작용하여 망막과 맥락막(choroid)에 기능적 또는 기질적 손상을 주어 시력장애를 일으킨다. 시력에 가장 중요한 망막부위는 원추세포(cone cell)가 밀집해 있는 직경 1mm정도의 중심와(fovea)이다. 중심와에 손상을 입었을 때는 심한 시력장애를 일으킨다.

② 피부에 대한 작용

레이저광의 피부에 대한 작용은 자연 치유되거나 가역적인 것이므로 눈에 대한 작용보다 의의가 적다. 파장, 조사량 또는 시간 및 개인의 감수성에 따라 홍반, 수포형성, 색소침착 등이 생긴다.

적외선 부위의 레이저광은 피부의 표피층에서 거의 흡수되므로 피부의 손상은 폭로시간과 감수성에 따라 다르다.

③ 허용 한계

허용 한계는 레이저광의 파장범위, 폭로 시간 등에 따라서 허용 한계를 달리 한다. 예를 들어 4,000~7,000Å의 가시광선 레이저광이 10^{-7}~10^{-5}초 동안 눈에 직접 조사될 때 허용 한계는 $5\times10^{-7}J/cm^2$이다.

④ 관리

첫째, 레이저광 취급자에게 레리저광의 피해를 인식시키고, 이로 인한 손상, 전기적인 사고를 예방하기 위한 취급 방법과 공학적인 관리 방법을 교육시킨다.

둘째, 레이저광에 폭로되면 생체 조직에 대량의 적외선이 흡수되어 장애를 일으키거나, 인화성 또는 폭발성 화학물질에 흡수되어 화재를 일으킬 수 있다. 따라서 적절한 흡광도를 가진 차폐물로 차단하여 방화 조치하는 것이 좋다.

보호 안경을 선택할 때에는 적어도 첫째, 레이저광의 조사량을 파악하고 둘째, 레이저광의 파장별 최대허용 폭로량을 알 것이며 셋째, 보호 안경의 적절한 흡광도를 결정하여야 한다.

6) 마이크로파(microwave)

(1) 물리적 특성

마이크로파는 파장이 약 1mm에서 약 1m까지 이르며 주파수는 10^9~10^{12}Hz인 전자파로서 파장이 1mm로부터 10^4m인 라디오파(radio wave)의 일부이기도 하다.

(2) 발생원

마이크로파의 발생원은 레이다, 통신기기, 음극선관, 감응 가열로, 건조기, diathermy 등을 들 수 있다.

(3) 생물학적 작용

신체 조직에 대한 투과력은 파장에 따라서 다르다. 3㎝ 이하의 파장은 표피에서 흡수되고 3~10㎝의 파장은 피부 조직을 1mm에서 1㎝까지 투과하며 10~20㎝의 파장은 심부 조직에까지 투과, 흡수됨으로써 온열 감각을 느끼지 못하는 상태에서 심부 조직을 가열시킨다. 마이크로파의 생물학적 작용은 파장뿐 아니라 출력, 폭로시간, 폭로된 조직에 따라서 다르다.

10㎝의 마이크로파는 실험 동물에서 백내장을 일으키는데 이 같은 손상에는 100w/cm^2의 조사량이 필요하다.

또 생체에 대한 열효과를 나타내기에 앞서 중추신경에 작용하며 혈압은 폭로 초기에는 상승하다가 곧 억제 효과를 내어 저혈압을 초래한다.

뇌파 소견은 간질 환자와 비슷하며, 여자의 경우 월경 주기에 변동이 일어나는 수도 있다고 한다.

(4) 예방대책

① 허용 한계

마이크로파 폭로의 허용 한계는 파장과 폭로 시간에 따라서 다르다. Medical Research

Council(1971)은 1~10^3cm의 마이크로파와 라디오파는 10mw/cm^2의 출력을 허용 한계로 권고하고 있으며 불연속적인 마이크로파에 폭로될 때에는 6분 동안에 조사량이 1mw/㎠을 넘지 않을 것을 권고하고 있다.

② 관 리

공학적인 대책으로서는 사출 방위를 조정하고, 레이다 안테나를 높이기도 하며, 마이크로파를 발생하는 진공관을 완전시 싸버리기도 한다.

취급자는 개인 보호구, 즉 보호복 및 보호안경을 착용하게 하고 마이크로파의 에너지량은 거리의 제곱에 반비례하므로 발생원으로부터 가능한 멀리 떨어져 일하도록 하며 폭로 시간을 줄인다.

7) 소음

소음의 정의는 개인의 주관적인 입장에서는 자신이 원치 않는 소리라고 정의하며, 물리적인 면에서는 불규칙음, 비주기적이고 고주파음역의 특성을 나타내는 음이라고 정의한다. 음악감상 중인 사람에게는 경쾌한 악기 소리가 흥미 없는 타인에게는 소음이 될 수 있는 것처럼 때로는 듣는 사람의 주관에 따라 차이가 있으나 소음이란, 일반적으로 인간의 건강생활에 유해한 작용을 나타내는 음향을 말한다.

(1) 소음의 종류

① 연속음(continuous noise)

소음의 발생이 실제로는 연속되지 않고 단속음이 반복됨으로써 연속음과 같이 들리는 수가 있는데, 이때는 1초에 1회 이상일 때 연속음으로 본다.

② 단속음(interrupted noise)

보통 발생되는 소음의 반복음이 1초보다 간격이 클 때는 단속음이라고 한다.

③ 충격음(impulse noise)

다이너마이트 폭발이나 단순 해머 작업시와 같이 일시에 나타나는 충격적인 음으로써 최대 음압수준이 120dB 이상인 소음이 1초 이상의 간격으로 발생하는 것을 말한다.

(2) 음의 물리적 성질

① 음압

음압파 등의 진폭은 소리발생원의 전위진폭과 직접 관계가 있으며 단위면적당 힘의 단위로 표시한다. 단위는 N/m^2(newton per square meter), $dyne/cm^2$, μ-bar 등이다. μ-bar는 대략 $dyne/cm^2$과 같고 1 $dyne/cm^2$는 $0.1N/m^2$와 같다.이의 단위는 dB(decibel)로 한다.

② **주파수(frequency)**

단위 시간 동안에 발생하는 압력파동의 횟수를 말하며, 단위는 Hz(Hertz)로 표시한다. 1Hz는 1초 동안에 음의 진동 현상이 1회 발생한 것을 말하며, 1Hz는 1CPS(cycle per second)에 해당된다.

가청주파 영역은 크게 3영역으로 나눌 수 있다(그림 5-4). 즉, 저주파 음역은 250Hz 이하, 회화주파 음역은 주로 250~3,000Hz의 범위이며, 이 음역은 언어를 구성하는 주파수로서 언어음에 대한 청력상실이 일상 활동에 대해서 가장 큰 영향을 미친다는 뜻에서 가장 중요한 주파수 범위이다. 고주파 음역은 4,000Hz 이상으로 높은 음압도를 나타낸다.

③ **음속**

공기 중에서 소리의 속도(C)는 기압과 공기 밀도에 따라 변화하며, 공기 중에서의 음속은 다음과 같은 식으로 표시된다.

$$C = (331.5+0.61t)m/sec$$

여기서 t는 섭씨온도(℃)이다. 상온, 즉 섭씨 20℃에서 음속은 344m/sec이다.

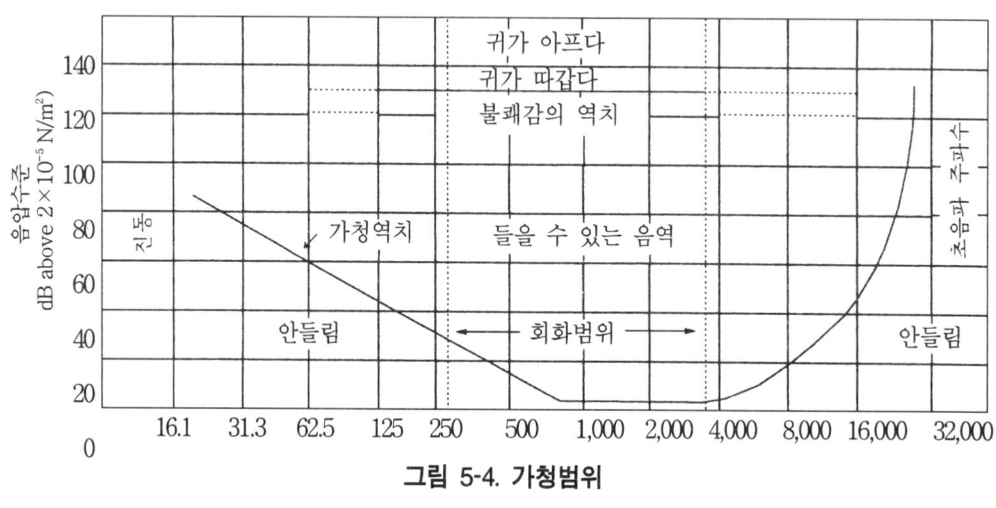

그림 5-4. 가청범위

④ 주기

압력파동이 1주기(cycle)를 도는데 소요되는 시간이며, 단위는 초로 표시한다.

⑤ 파장

1주기 동안에 음압이 전파된 거리를 파장이라고 하며, m 또는 cm 거리의 단위로 표시한다. 음파는 1주기 동안에 1파장(λ)의 거리를 전파한다. 따라서 소리의 속도는 C = λ/T로 표시된다.

(3) 음의 감각적인 척도

① 폰(phon)

인간이 청각으로 느끼는 소리의 크기(loudness level)는 물리적인 음압수준(sound pressure level)과 반드시 일치하지는 않는다. Fletcher와 Munson은 1,000Hz 소리의 여러 음압수준을 기준으로 하여 그 크기와 같게 들리는 각 주파수 소리의 크기를 실험적으로 조사하여 작성한 곡선을 청감곡선(loudness curve, 그림 5-5)이라고 하며, 곡선들은 소리의 청감(聽感) 단위인 phon의 수준을 나타낸 것이다. 즉, 1,000Hz의 40dB 소리와 같은 크기로 들리는 각 주파수의 소리를 연결한 것이 40phon 곡선, 60dB과 같은 크기의 소리를 연결한 것은 60phon 곡선이다.

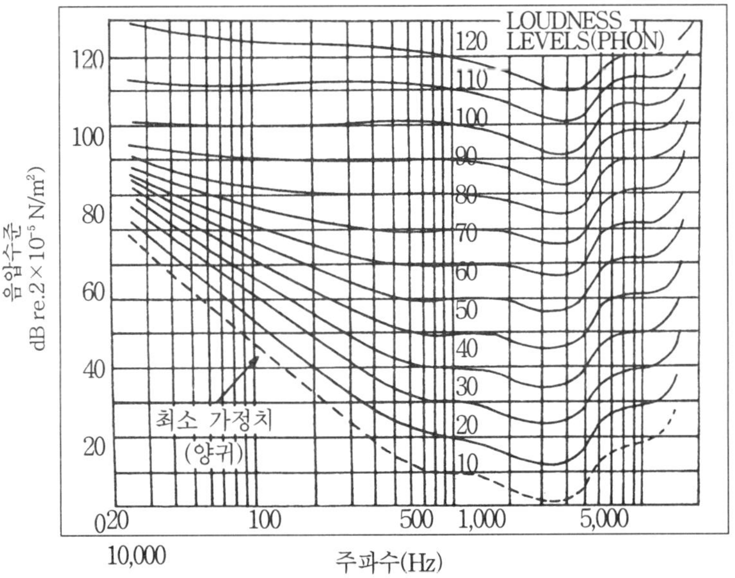

그림 5-5. 순음에 대한 청감곡선

② A, B, C 특성

작업장에 소음이 발생하고 있을 때 그 소리의 감각적인 크기의 수준을 측정한다는 것은 용이한 일이 아니다. 그러나 청감곡선에 가까운 보정회로를 사용한 소음계로 측정하면 근사적으로 소리의 감각적인 크기를 알 수 있다. 실제의 소음계는 40, 70, 85phon의 등감곡선에 유사한 감도를 나타내도록 주파수 보정이 되어 있어 이것을 각각 순서대로 A, B, C 특성이라고 부른다.

우리 귀의 감도(感度)와 아주 가까운 것은 A 특성이며 dB(A)로 표시한다. C 특성은 거의 평탄한 주파수 특성이므로 주파수 분석을 할 때 사용한다. C 특성은 기계소음의 물리적 척도를 나타내며 표시는 dB(C)로 한다.

(4) 소음의 측정

측정하고자 하는 소음은 보통 여러 가지 주파수가 혼합되어 있으므로, 소음측정기에 들어오는 소음을 청감에 따라 주파수별로 보정하는 청감보정회로(聽感補正回路)가 내부에 장치되어 있어 A, B, C 특성치로 분류 측정된다. 소음은 A특성치로 측정하는 것이 원칙이며, 주파수별 음압수준 분포를 파악하기 위하여는 C특성치도 함께 측정하는 것이 좋다. 특성치의 표시는 dB(A), dB(B), dB(C)와 같이 하고 소음측정기에서 스위치로 선택하게 되어 있다. Sound level meter-B & K 2230(그림 5-6)과 같은 소음측정기는 각 특성별로도 측정하고 주파수 분석 장치(그림 5-7)와도 연결할 수 있게 되어 있다.

(5) 소음의 영향

① 불쾌감과 수면 장애

안락한 휴식과 수면에 지장을 주는 소음의 종류와 크기는 생활지역이나 일중 시간, 또는 개인에 따라 차이가 많은 것으로 알려져 있으나, 대체로 고주파음이 저주파음보다 더욱 불쾌하며, 병원이나 휴양 시설 지역은 45~49dB(A), 주택지역은 50dB(A), 산업지역은 55~59dB(A) 이상에서 불편을 느끼고, 야간에는 35dB(A) 이상에서 수면장애를 유발한다고 한다. 특히, 주거생활 지역에서는 소음으로 인한 공해 문제가 야기되는 일이 종종 있으며, 우리나라의 환경정책기본법에는 소음기준으로서 소음의 종류, 일중 시간, 생활구역 별로 생활소음 규제기준의 범위를 표 5-9와 같이 법으로 정하고 있다.

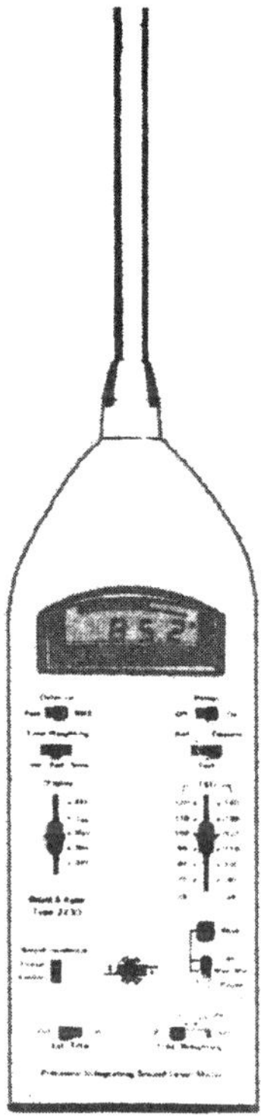

그림 5-6. 소음 분석기

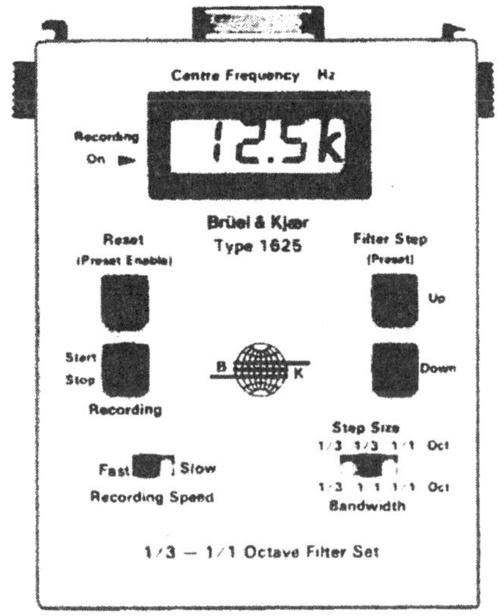

그림 5-7. 주파수 분석기

② **대화장애와 능률저하**

작업현장에서는 소음으로 인하여 흔히 대화나 연락, 신호의 청취에 지장을 받는 경우가 많다. 정상 청력을 가지고 있는 작업자가 60dB(A)의 소음환경에서는 2m 거리에서 보통 크기의 대화 내용을 95%, 4m 거리에서는 큰 소리의 대화를 95% 정도 알아들을 수 있다. 또 소음의 능률 저하 효과는 특히, 정신노동에서 현저하며, 이때는 의미있는 소음이 의미없는 소음보다 그 효과가 크다고 한다. 소음으로 인한 능률저하를 방지하기 위하여 소음보호구를 착용해서 12%의 능률 향상이 있었다는 보고도 있다.

③ **전신영향**

강렬한 소음은 생체의 방어반응을 일으키기도 하고 주로 교감신경과 내분비계통을 흥분시킴으로써 혈압을 상승시키고 맥박, 신진대사를 증가시키며 발한을 촉진, 타액이나 위액, 위장관 운동을 억제시키기도 한다. 그러나 소음의 이러한 효과에는 생체의

표 5-9. 생활소음 규제기준의 범위

1. 허용기준

단위 : dB(A)

대 상 지 역	대상소음 \ 시 간 별		조 석 05 : 00~08 : 00 18 : 00~22 : 00	주 간 08 : 00~18 : 00	심 야 22 : 00~05 : 00
주거지역, 녹지지역, 취락지역 중 주거지역, 관광휴양지역, 자연환경보전지역, 학교·병원의 부지 경계선으로부터 50m이내 지역	확성기에 의한 소음	옥외 설치	70 이하	80 이하	60 이하
		옥내에서 옥외로 방사되는 경우	50 이하	55 이하	45 이하
	공장 및 사업장의 소음		50 이하	55 이하	45 이하
	공사장의 소음		65 이하	70 이하	55 이하
상업지역, 준공지역·일반공업지역, 취락지역 중 주거지구 외의 지구	확성기에 의한 소음	옥외 설치	70 이하	80 이하	60 이하
		옥내에서 옥외로 방사되는 경우	60 이하	65 이하	55 이하
	공장 및 사업장의 소음		60 이하	65 이하	55 이하
	공사장의 소음		70 이하	75 이하	55 이하

1) 대상지역의 구분은 국토이용관리법에 의하며, 도시지역은 도시계획법에 의한다.
2) 공사장 소음의 규제기준은 주간의 경우, 소음발생 시간이 1일 2시간 미만일 때에는 +10dB, 2시간 이상 4시간 이하일 때에는 +5dB를 보정한 값으로 한다.

2. 확성기 사용기준

- 옥외에 설치한 확성기의 사용은 1회 2분 이내로 하며, 15분 이상 간격을 두어야 한다.

적응현상이 커서 습관화되면 없어지는 경향이 있다.

④ 소음성 난청

㉠ 발생기전

재해성 난청은 다이너마이트 폭발시와 같이 순간적인 폭발음에 의하여 고막이 파열되어 청소골에 진동을 전달하지 못하게 되고, 음파는 직접 난원창과 정원창 등에 동시 부딪히게 된다. 그러면 내이에 있는 임파액 진동의 특성과 강도는 정상 때와는 다르게 된다. 이와 같이 고막파열로 인한 청력 장애를 공기전도 장애로 인한 난청이라고 한다.

사업장에서 발생하는 소음성 난청의 주요 요인은 소음의 세기, 폭로 시간이나 기간, 소음의 주파수, 폭로 횟수 등이 있으며, 또한 개인의 감수성에 따라서도 차이가 있다.

소음성 난청의 발생기전은 귀의 내이에 있는 코티씨기관 내의 모세포인 신경말단 손상을 입어서 생기는 것이다(그림 5-8, 9). 이 신경 수용기에 도달하는 자극이 너무 강력하면 두 가지 현상이 나타난다. 첫째는 소음에 노출되어 일시적으로 신경의 전도성이 저하되는 신경세포의 가역적인 피로 현상이고, 둘째는 코티씨기관 내의 신경 수용기의 비가역적인 파괴 현상이다. 전자는 일시적 난청이라 하며, 후자는 영구적인 소음성 난청이며 신경성 난청의 일종이다.

㉡ 특징

소음성 난청은 소음의 주파수 분포와는 관계없이 고주파음(3, 4, 6Hz)에 대한 청력손실로부터 시작되어 계속 진행되면 그 주변의 주파영역(0.5, 1, 2, 8Hz)으로 파급되는 특징이 있다. 그림 5-10은 소음 폭로기간에 따라서 진행되는 소음성 난청의 전형적인 오디오그람으로써 4KHz의 소리에 특히 청력손실이 심해지는 C_5-dip 현상을 볼 수 있다. 또 항상 좌우 한쪽으로 심히 치우친 환경소음에 노출되는 경우를 제외하면 청력손실은 양쪽 귀에 대칭으로 오는 것이 보통이며, 일단 발생한 난청은 회복되지 않으나, 소음에 폭로되는 것을 중지하면 더 이상 진행되지 않는 것이 특징이다.

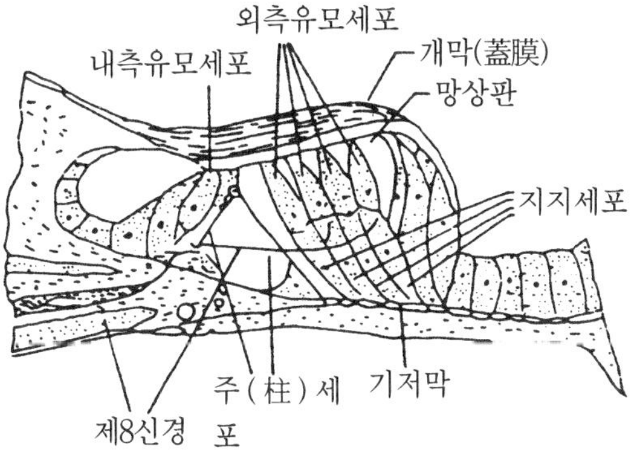

그림 5-8. 정상와우

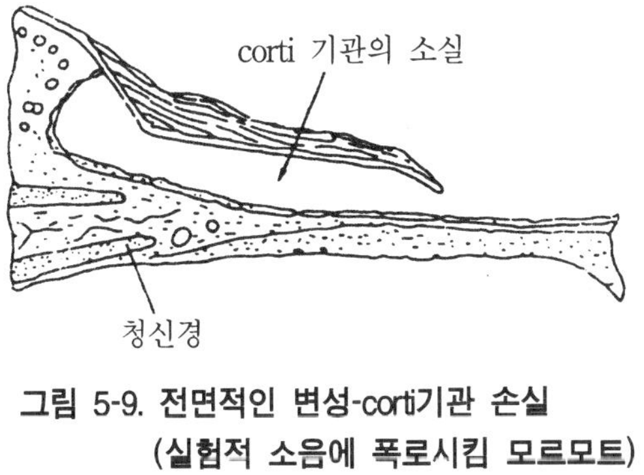

그림 5-9. 전면적인 변성-corti기관 손실 (실험적 소음에 폭로시킴 모르모트)

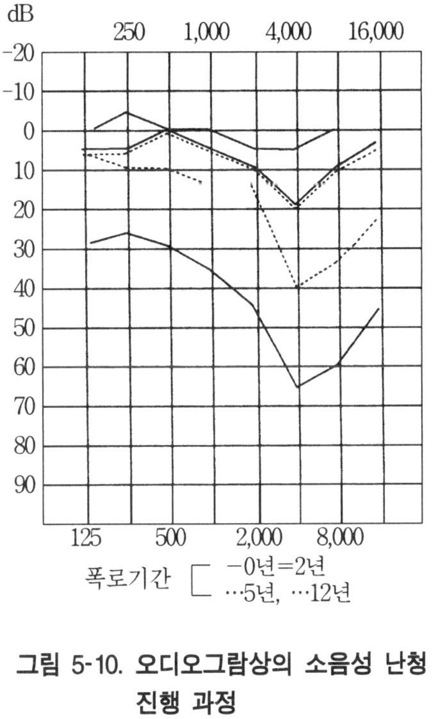

그림 5-10. 오디오그람상의 소음성 난청 진행 과정

㉢ 청력손실도 측정 방법

㉮ 고려되어야 할 사항

ⓐ 일과성 청력손실(temporary threshold shift : TTS)의 배제

강렬한 소음에 폭로되어 생기는 일시적 난청은 4,000Hz와 6,000Hz에서 가장 많이 생긴다. 이와 같은 청력 장애는 소음에 폭로된지 2시간 후부터 발생하며, 하루의 작업이 끝날 때에는 20~30dB의 청력손실을 초래한다. 일시적 난청은 청신경세포의 피로 현상으로 이것이 회복되려면 그 정도에 따라서 12~25시간을, 때로는 여러 달을 요하기도 한다.

ⓑ 노인성 난청(presbycusis)의 배제

청력 장애는 사업장에서 소음에 폭로되어 생기는 것이 아니고, 나이가 많아지거나 청신경에 유해하게 작용하는 각종 의약품의 사용, 도시 생활에서의 환경소음 등 여러 가지 요인으로 생긴다. 이중에서 나이가 많아짐에 따라 청신경이 퇴행성 변화를 일으켜 청력손실을 초래하는 것은 생리적인 노화 현상으로 불가피한 것이며, 이것을 노인성 난청(presbycusis)이라고 한다. 이것 역시 그 발생기전으로 보아 소음성 난청과 마찬가지로 신경성 난청이다.

노인성 난청은 소음성 난청을 조사하는 경우에, 이것이 업무상의 소음폭로에 의하여 생긴 것인지, 나이 때문인지를 구별하여야 하므로 중요한 의의를 가진다. 즉, 소음성 난청의 장애 정도를 판정할 때에 나이에 의한 청력손실의 정도를 배제할 필요가 있다(표 5-10).

표 5-10. 남·여의 연령 보정수치

연 령	주 파 수(Hz)					
	1,000		2,000		4,000	
	남	여	남	여	남	여
20	5	7	3	4	5	3
25	5	8	3	5	7	4
30	6	8	4	6	8	5
35	7	9	5	6	11	7
40	7	10	6	7	14	8
45	8	11	7	8	18	10
50	9	12	9	10	22	12
55	9	13	11	11	27	14
60	11	14	13	12	33	17

㉯ 청력손실도 평가방법

순음오디오그램(pure tone audiogram)으로 방음실에서 측정하는 것을 원칙으로 하며, 이는 회화청취 능력의 손실 정도를 평가하는 방법으로 500Hz, 1,000Hz, 2,000Hz 및 4,000Hz의 청력손실 정도를 각각 AdB, BdB, CbB, DdB이라 하면 다음의 수식으로 평가할 수 있다.

ⓐ 평균법 $= \dfrac{A + B + C}{3}$

ⓑ 4분법 $= \dfrac{A + 2B + C}{4}$

ⓒ 6분법 $= \dfrac{A + 2B + 2C + D}{3}$

㉣ 진단

우리나라의 소음성 난청의 진단기준은 다음과 같다(노동부, 1994).

㉮ 소음작업의 직력이 인정되어야 한다.

㉯ 감각신경성 난청이어야 하며, 중이 질환, 약물 중독, 급성 전염병, 열성 질환, 매독, 메니엘씨 증후군, 재해성 폭발음 장애, 두부외상 등에 의한 난청, 가족성 난청, 그리고 순수한 노인성 난청에 의한 청력손실은 아니어야 한다.

㉰ 순음어음 청력정밀검사상 4,000Hz의 고음영역에서 50dB이상의 청력손실이 인정되고, 기도오디오메타, 골도오다오메타 측성 검사에 의하여 500Hz(A), 1,000Hz(B), 2,000Hz(C)에 대한 청력손실 정도를 측정하여 $\dfrac{A+B+C}{3}$ 식에 의하여 산출한 순음어음영역 평균 청력손실이 30dB 이상이어야 한다.

㉱ 린네씨 검사결과가 양성이어야 한다.

(6) 소음의 허용기준

사업장에서 발생하는 소음의 허용기준은 각 나라마다 청력 보호를 위한 방법으로서 영구적 청력 장애를 일상 회화의 청취와 이해도에 지장이 없는 수준으로 할 수 있는 조건을 마련하고 있다. 특히, 주파수 구성의 차이를 중요시해서 주파수별 허용기준을 채택하고 있다.

일반적으로 소음에 의한 청력 장애는 소음의 음압수준과 주파수, 폭로 시간, 하루의 폭로 횟수, 소음작업의 근속 연수, 청력 장애에 미치는 영향, 개인의 감수성에 따라 좌우되므로 소음폭로의 허용기준을 정하는 데 있어서 이러한 인자를 고려하여야 한다.

우리나라에서는 소음의 허용기준을 소음계의 A 특성으로 측정할 때 90dB(A)에 8시간 폭로될 때를 허용기준으로 삼고 있다(표 5-11). 또한 8시간을 기준으로 하여 5dB(A) 증가할 때에는 허용 시간은 1/2로 감소되는 소위 5dB(A)법칙이 적용된다.

표 5-11. 소음의 허용한계

1일 노출 시간	소음강도(dB<A>)	
	한 국	ACGIH
8	90	85
4	95	90
2	100	95
1	105	100
1/2	110	105
1/4	115*	110
1/8		115*

*115dB(A)에는 어떠한 경우에도 초과되서는 안됨

그러나 단속음이 발생하는 장소에서 작업 중 폭로 시간이 각각 다를 때는 다음과 같은 단계로 측정한다.

① 각 음압수준별 허용 시간을 알아둔다.

② 실제의 폭로 시간과 허용 시간의 비를 산출한다. 그리고 이 비의 합이 1을 초과하면 허용기준을 초과하였다고 본다.

예를 들면, 어떤 소음환경에서 95dB(A)의 소음이 3시간(허용기준 4시간), 90dB(A)의 소음이 3시간(허용기준 8시간) 발생되고 있으며 그 외의 2시간은 기준 이하였다면, $\frac{3}{4}+\frac{3}{8}+0=1.125$ 가 되며, 허용기준을 초과하였다고 판정한다.

충격음이 허용기준을 초과하는지의 여부를 알기 위해서는 소음계로 C 특성치로 측정하고, 최고 음압이 140dB를 넘는 충격음에 폭로되어서는 안된다.

(7) 관리방법

① 작업장의 관리

- 소음이 적은 시설장비의 도입, 노후시설의 교체
- 소음발생 공정의 격리

- 시설물 설치시에 방진 장치(防震裝置) 이용
- 소음발생원의 밀폐
- 방법의 개선
- 건물 내벽의 흡음재(吸音材) 처리와 반사음 차단 구조
- 방음벽, 차음커텐 등의 설치

② 작업자 관리
- 폭로시간 단축
- 보건교육
- 보호구 착용(표 5-12)

표 5-12. 방음 보호구의 차음치

중심 주파수 Hz	차 음 치(dB)		
	EP-1	EP-2	EM
125	10 이상	10 이하	5 이상
250	15 이상	10 이하	10 이상
500	15 이상	10 이하	20 이상
1,000	20 이상	20 미만	25 이상
2,000	25 이상	20 이상	30 이상
4,000	25 이상	25 이하	35 이상
8,000	20 이상	20 이하	20 이상

- EP-1 : 전 주파수에서 차음귀마개
- EP-2 : 주로 고음역에서 차음귀마개
- EM : 귀덮개

8) 진동

(1) 물리적 특성

① 정의

진동이란, 어떤 물체가 외력에 의하여 평형상태에 있는 위치에서 전후, 좌우 또는 상하로 흔들리는 것을 말한다. 이때 흔들리는 물체는 기체, 액체, 고체가 될 수 있다.

진동은 정현파(sinusidial wave)를 그리며 흔들리는 것도 있으나, 때로는 그 진동 양상이 복잡하고 또 여러 가지 형태의 진동이 중복되어 생기는 수도 있다. 한편, 진

동은 계속적인 것과 주기적인 것 또는 간헐적으로 발생하는 것이 있다. 여기서 말하는 진동이라 함은 사람과 접촉한 물체의 진동을 말한다.

진동은 진동수 이외에 전위(轉位), 속도, 가속도 등이 관여하고 진동의 이러한 요소들이 진동에 의한 장애에도 관여한다. 전위(displacement)는 어떤 물체가 정상적인 정지 위치에서 진동주기의 어느 지점으로부터 다른 위치로 이동한 거리를 말하며, 정상 위치로부터의 최대의 전위가 곧 진폭이다.

속도(velocity)는 시간에 대한 전위의 변화율을 말하며, 진동 물체가 전후, 좌우 또는 상하의 양 끝에 도달하였을 때의 진동의 속도는 0이고, 그 물체가 정상 위치인 중심을 지날 때 그 속도가 최대로 된다. 가속도(acceleration)는 시간에 대한 속도의 변화율을 말한다.

② 단위

진동은 소음과 같이 진동폭(강도)과 진동수로 특정지워지는데 진동의 강도 표시 방법은 아직 국제적으로 통일되지 않고 있다.

진동폭을 직접 나타내는 진폭 혹은 편진폭은 mm로, 진동의 속도는 cm/sec로, 가속도는 cm/sec^2, g(980cm/sec^2) 또는 gal(1cm/sec^2)로 표시되며, 소리에서와 같은 dB을 쓰기도 하는데, 이때 기준 가속도는 1gal로 잡는 것이 보통이다.

(2) 진동원

전신진동은 지지 구조물을 통해서 전신에 전파되는 진동이며 진동원은 교통의 차량, 선박, 항공기를 타거나 기중기, 분쇄기로써 운전할 때 다리 등을 통해서 전신에 퍼진다. 국소진동은 국소적으로 손과 발 등 특정 부위에 전파되는 진동이며, 진동원은 병타기, 착암기, 연마기, 자동식 톱(chain saw) 등의 진동 공구이며 주로 손을 통한다.

(3) 건강장애

진동 자극의 수용체(受容體)는 피하, 골막, 내장에 분포되어 있는 Pacini소체로 보고 있으며 촉압각(觸壓覺)과는 다른 종류의 기계적 감각이다.

① 전신진동

진동은 진동수와 가속도에 따라 느끼는 감각이 다르다(그림 5-11). 진동수가 3Hz 이하이면 신체도 함께 움직이고, 이로 인하여 motion sickness때와 같은 동요감을 느낀다. 진동수가 4~12Hz로 증가됨에 따라 압박감과 동통감을 받게 되며 심하면 공

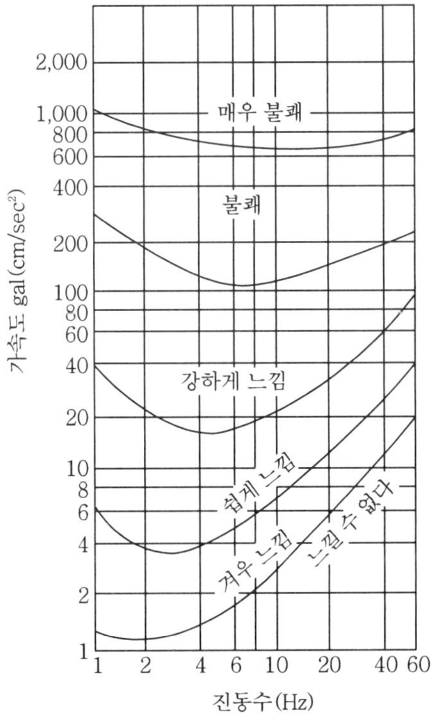

그림 5-11. 진동 감각 곡선

포감과 오한을 느낀다. 또한 신체는 파동적인 힘에 개별적으로 반응하게 되어 고관절(股關節), 견관절(肩關節) 및 복구 장기가 공명하여 부하된 진동에 대한 반응이 증폭된다.

20~30Hz에서는 두개골이 공명하기 시작하여 시력 및 청력 장애를 초래하고 60~90Hz에서는 안구가 공명하게 된다.

뚜렷한 급성 증상은 없어도 진동이 오랫동안 작용하면 만성 장애가 초래된다. 이러한 만성 장애는 반복되는 타격이나 차를 탈 때 가끔 경험하는 털털거리는 진동에 폭로된 후에도 생긴다. 예를 들어 트럭 및 트랙터 운전사들에게 흔히 요천부(腰薦部)의 동통이 생긴다. 때로는 신장에 경미한 손상을 입어 드물게는 소량의 혈액이 섞여 나오기도 한다.

전신진동에 의한 자각증상으로 운동지각, 불쾌감, 불안, 동통 등을 들 수 있다. 진동으로 인한 생리적 반응은 아직 잘 알려져 있지 않으나, 일시적인 호흡 및 심장 기능과 말초순환의 변화를 볼 수 있다. 또한 혈압상승, 맥박증가를 보이며 발한 등이 나타난다. 산소 소비량은 전신진동으로 증가되고 폐환기도 촉진된다. 내분비계에도 영향을 미쳐 요중 17-ketosteroid의 배설이 감소하며, 여자에서는 성기의 위치 이상, 월경 장애가 나타나기도 한다.

② 국소장애

㉠ Raynaud's phenomenon : 압축공기를 이용한 여러 가지 진동 공구를 사용하는 근로자들의 손가락에는 소위 레이노씨 현상(Raynaud's phenomenon)이 나타난다. 이것은 손가락에 있는 말초혈관운동의 장애로 인하여 혈액순환이 저해되어 손가락이 창백해지고 동통을 느끼게 되는 것이다. 추위에 폭로되면 이러한 현상은 더욱 악화된다. 이것을 dead finger 또는 white finger라고 부른다. 발생요인으로서는 공구의 사용법, 진동수, 진폭, 폭로 시간, 개인의 감수성 등이 관계된다.

압축공기를 사용하는 망치, 착암기 같은 무거운 손 연장은 60Hz 이하의 진동을 일으키나, 최대 가속도는 100G 이상이다. 이에 반하여 연마, 연피에 사용하는 가벼운 손 연장은 170~800Hz의 진동수와 15G 이하의 최대 가속도를 가진 진동을 일으킨다. 무거운 연장과 가벼운 연장에서 일어나는 진동의 차이는 손에 대하여도 각각 다른 손상을 주게 된다. 양자의 차이점은 표 5-13과 같다.

㉡ 뼈 및 관절의 장애 : 심한 진동을 받으면 조만간에 뼈, 관절 및 신경, 근육, 건인대, 혈관 등 연부조직에 병변이 나타난다.

수근골(wrist bone)에서의 탈석회화 작용, 손목관절, 주관절(elbow joint) 및 견관절의 관절면이 거칠어지는데, 이 변화는 주관절에서 가장 빈발하며, 심할 때에는 양쪽 관절면 사이에 분쇄된 골편이 개재하기도 하고 관절연골의 괴저, 천공 등 기형성 관절염(arthritis deforamns), 이단성 골연골염(osteochondritis disscecans), 가성관절염(pseudo-arthritis), 점액낭염, 건초염, 건의 비후, 근위축 등이 생기기도 한다.

표 5-13. 진동의 종류와 손의 장애

손의 장애	무거운 저속연장	가벼운 고속연장
손가락의 창백	특징적이다.	없다.
동 통	통상적으로 주증상이 아니다.	주증상이다.
혈관 긴장도의 변화	보고된 바 없다.	항진된다.
부 종	때때로 볼 수 있다.	흔히 볼 수 있다.
뼈의 퇴행성 변화	흔히 볼 수 있다.	없다.
신경혈관 장애 증상의 분포	통상적으로 증상이 있는 손에 생긴다.	통상적으로 양손에 생긴다.

(4) 대 책

① 전신진동의 대책

- 원인 제거
- 전파 경로 차단
- 완충 장치
- 작업시간 단축
- 보건교육
- 적성배치에 고려해야 할 질환(내장하수증, 다발성 신경염, 자궁탈)

② 국소진동의 대책

- 공구개선
- 완충장치
- 보온대책(14℃ 이하)
- 작업 시간 단축(1일 2시간 이하, 1주 5일 근무, 월 40시간 이하)
- 보건교육
- 적성배치에 고려해야 할 질환(다발성 신경염, 류마티스성 질환, 레이노씨병)

9) 분진

(1) 진폐증

① 개념

진폐증이란, 분진의 폐내 축적으로 인하여 조직의 반응이 일어나는 질병으로서 진폐증의 역사는 광산의 역사와 그 시간을 같이 한다고 할 수 있으며, 1867년 Zenker에 의하여 pneunoconiosis라고 명명되었다.

진폐증을 일으키는 먼지는 유리규산(SiO_2)과 석면이 대표적이다. 먼지는 일반적으로 7㎛이하이면 흡입이 가능한데, 이 중에서 10㎛이하의 먼지는 폐포에 축적되므로 가장 문제가 된다. 진폐증 발생에 관여하는 인자로는 분진에 폭로된 기간, 분진의 화학적 조성, 입자의 크기, 분진의 농도, 개인의 감수성 등이 관여한다.

② 진폐증을 유발하는 먼지의 종류

진폐증은 흡입한 먼지의 종류에 따라 크게 비활성 먼지에 의한 진폐증, 섬유화 먼지에 의한 진폐증, 유기성 먼지에 의한 진폐증으로 분류할 수 있다(표 5 14).

표 5-14. 진폐증을 유발하는 먼지의 종류

비활성 먼지에 의한 진폐증 흑연폐증(graphite pneumoconiosis anthracosis) 철폐증(siderosis) 칼슘폐증(calcitosis) 주석폐증(stannosis)
섬유화 먼지에 의한 진폐증 규폐증(silicosis) 석면폐증(asbestosis) 베릴륨폐증(beryliosis) 활석폐증(taloisis)
유기성 먼지에 의한 진폐증 인쇄공 천식 농부폐증(famer's lung) 사탕수수폐증(baggasosis) 면폐증(byssinosis)

③ **예방대책**

㉠ 환경관리

- 전원을 완전히 밀폐하고 배기함
- 국소박이, 환기, 습식작업
- 정기적인 환경조사로 먼지의 성분, 농도, 발진량의 변화 등을 측정한다.

㉡ 건강관리

- 작업 방법, 작업시간, 작업강도를 적절히 배분한다.
- 마스크의 정기적인 교환과 청소로 관리와 교육을 철저히 한다.

(2) 규폐증(silicosis)

① **개념**

규폐증은 유리규산(SiO_2)의 분진 흡입으로 폐에 만성 섬유증식을 일으키는 질환인데, 초기에는 무증상이었다가 호흡곤란 증세가 생기면서 발병되는 진폐증의 일종이다. 폐결핵이 합병되는 경우가 자주 있으며, 이때는 예후가 불량하여 근로자에게 매우 치명적이다.

② **규폐증 발생가능 작업**

㉠ 암석분쇄나 암석을 연마하는 작업, 채석작업

㉡ 요업, 주물업

㉢ 내화벽돌, 유리공업, 건물벽의 마무리 작업

등의 작업장에서 유리규산의 분진에 의하여 규폐증이 발생 가능하다.

(3) 석면 폐증(asbestosis)

석면(asbestos)은 활석과 같이 규산으로 Mg염으로서 수십 μ정도의 길이를 가지는 섬유상의 물질이다. 산업장에서 많이 쓰이는 것은 chrysotile(희고 짧은 섬유), amosite (철분을 많이 함유하는 갈색의 긴 섬유), crocidolite(청색 석면)의 3가지이다.

석면은 생산, 가공하여 석면 직물, 종이와 타일생산, 차량의 brake lining 등에 많이 쓰이고 단열효과가 커서 건물, 선박의 건조, 해체 과정에서도 대량 폭로의 기회가 생기며 근래 우리나라도 석면을 취급하는 분야가 증가 일로에 있어 관심이 고조되고 있다.

석면 폐증(asbestosis)은 폐암의 발생률을 높이는 유일한 진폐증으로 알려져 있으며, 20년간 폭로된 인구 중에서는 일반 인구에 비해 10배 이상의 폐암 발생률을 보일 뿐 아니라 석면취급 근로자가 흡연을 하는 경우 폐암 발생률은 현저히 높아진다.

석면 폐증의 증상은 서서히 진해되는 호흡곤란, 체중 감소와 쇠약, 기침(처음에는 마른 기침이나 차츰 가래를 동반)이 공통된 것이며, 아주 진행된 예에서는 grey cyanosis를 본다. 환자의 약 반수는 지단비대(clubbing finger)를 보이나 이는 다른 진폐증에는 볼 수 없는 현상이다.

청진상으로 폐 하부에 rale을 감지할 수 있으며 타진으로 dullness(늑막 삼출액에 기인)를 발견하기도 한다. 폐 기능이 저하(특히 확산능)되고 X-선 흉부 소견은 처음 폐하엽에 점상 결절성 음영으로 시작하여 상부로 흐린 부분(cloudiness)이 확대된다. Costophrenic angle이 둔해지고 횡격막, 심낭 주변에 섬유상(wooly)음영이 나타나 "shaggy heart"의 모습을 보인다. 체중 감소와 쇠약, 폐 하부에서의 dullness의 증가(늑막삼출액) 등은 악성 병변의 시작을 시사하는 것으로 보아야 한다.

석면 폐증은 산업장 근무자 뿐 아니라 공장 인접 지역의 주민에게도 발생될 수 있다.

(4) 석탄 광부 폐증

석탄 자체에는 유리규산이 아주 적으므로 석탄 광부 폐증(coal worker's pneumoconiosis ; CWP) 일명 black lung의 발생은 SiO_2와는 무관한 것으로 보인다. 단순 진폐증(simple pneumoconiosis)으로 나타날 때에는 흉부 X-선 검사에서 다수의 작은 결절형 음영이 인지될 뿐 폐기능의 저하는 별로 없으나 complicated pneumocomiosis를 취할 때는 심한 섬유증식이 전폐야에 걸쳐 일어나며(progressive massive fibrosis ; PMF), 때로는 공동(cavity)을 형성하고 호흡 기능은 심한 장애를 일으킨다. 탄광 근무자의 진폐증이 complicated arthritis), 흡연, 생체방어 기능의 결여 등이 관련된 것으로 알려지고 있다.

석탄 광부 폐증은 악화되면 작업능력을 상실하고 폐 동맥압의 증가로 우심부전(right heart failure)을 일으켜 사망에 이르게 되므로 건강관리에 특히 유의해야 한다. 이 질환은 직업경력 10~20년에서 많이 발생한다.

(5) 면폐증

면폐증(byssinosis)은 면분진에 장기간 폭로됨으로써 발생되는 질환으로 면, 대마 등을 사용하는 방직업(textile workers) 근무자의 5~60%가 이환된다고 한다. 처음(폭로 된지 수년~십여 년)에는 가벼운 기침과 흉부 긴박감(tightness of the chest)이 월요일(특히 오후)에 나타나고 다음날은 완화되는데 이 때문에 monday fever라고도 불리운다. 이 시기에는 폭로를 중단함으로써 완전한 회복이 가능하나 좀 더 진행하면 증상이 주(週) 중 계속되고 호흡 곤란 때문에 작업을 중단하게 되는데 이러한 시기부터는 면분진 폭로는 중단해도 완전한 회복은 어려워진다. 말기에는 호흡 곤란으로 퇴직이 불가피하게 되고 불가역적인 기도협착(irreversible narrowing of airway) 때문에 우심부전과 죽음에까지 이르게 된다. 증상은 기관지 확장제(bronchodilators)와 항히스타민제에 의해 완화되므로 이 질환의 발생기전이 아마도 allergy일 것이라는 가능성을 시사한다. 흡연자는 이환율이 비흡연자 보다 높고 예후 또한 좋지 못하다. 흉부 X-선 소견은 초기에는 특이한 것이 없으나(섬유증식이 없다) 진행되면 폐기종이 나타날 수 있다. 폐 기능검사에서 강제 1초 호기량($FEV_{1.0}$), 노력성 폐활량(FVC)의 감소를 본다.

분진 발생원의 격리와 환기, 분진마스크의 착용, 정기 건강진단을 통한 병변의 조기 발견과 재배치 등이 예방 대책이 된다. 병이 진행된 후에는 치료 방법이 없으나 증상의 완화를 목적으로 산소 호흡, steroid제제의 투여 등이 시도된다.

(6) 농부폐증

농부 폐증(farmer's lung)은 농장에서 마른 풀(枯草) 등을 다루다가 흡입되는 식물성 분진에 의한 질환으로 그 원인 물질은 고온성 방선균족(thermophilic actinomycetes)이고, 이 곰팡이에 대한 일종의 과민반응(hypersensitivity reaction)에 의해 발생하는 것으로 알려지고 있다.

병리적으로는 bagasosis, mill-worker's sathma 등과 함께 extrinsic allergic alveolitis에 속한다. 곰팡이 낀 풀에 폭로된지 수시간에 기침, 오한과 발열, 백혈구 증가, 때로는 혈담을 동반하여 감염과 혼동하기 쉽다. 증상은 서서히(폭로 후 수일간에) 나타나기도 하고 급작스럽게 출현할 수도 있으며, 차츰 만성적인 경향을 띠게 된다. 청색증(cyanosis)이 관찰되기도 하고 청진상으로는 양폐 하부에서 알력음(crepitant rales)을 들을 수 있다.

X-선 소견은 수 mm정도의 속립상 음영이 중하부 폐야에 보이는데 이러한 증상과 X-선 소견은 초기에는 폭로 중단으로 곧 소실되나 차츰 지속되는 기간이 길어진다.

정기 건강진단을 통하여 병변의 조기 발견과 작업 전환을 기하여 보건교육을 시켜 풀의 건조한 보관을 유도하고 되로록 기계를 이용하여 다루도록 한다.

2.2. 화학적 요인

1) 중금속 중독

(1) 연(lead)

① 직업적 및 환경적 폭로

직업성 연폭로는, ㉠ 연광석에서의 1차석 연생산, ㉡ 고연재생, ㉢ 축전지 생산, ㉣ 연용접 및 납땜, ㉤ 연성분의 착색제와 분말제를 포함한 페인트의 생산 및 분산, ㉥ 크리스탈 유리의 생산시 연화합물의 혼합, ㉦ 도자기 제조, ㉧ 석유 정제업 등에서 주로 이루어 진다.

주요한 환경적인 폭로는 식품의 용기나 교통기관의 배기가스로 인해 생활환경 내에서 문제가 되고 있으며, 도시 주민들은 이러한 연에 쉽게 폭로될 수 있다. 그리고 밀조주에 의하여 급성 연중독을 일으킨 예도 있으며, 부적절하게 구워진 세라믹 도기에서도 연이 유리될 수 있는데 특히, 산성 음식이나 음료에서 호발된다. 드물게는 연이 함유된 한약, 화장품, 가솔린 흡입 등이 원인이 된다.

최근에 와서는 뇌세포장벽 발달이 부진한 1~5세의 소아에 있어서의 연중독이 중요한 환경보건 문제로 대두되고 있으며, 소아의 경우 주된 침입경로는 경구이며 급성중독을 잘 일으킨다. 즉, 이 시기에 흔한 버릇인 이미증(異味症,pica) 환자는 단맛을 내는 연을 포함한 페인트의 칩(chip)을 먹음으로써 흔히 연중독이 발생되고, 연을 취급하는 근로자의 옷에 묻어오는 연도 무시할 수 없다.

② 흡수 및 대사

연은 대부분 500℃ 이상으로 가열할 때 발생하는 산화연의 흄(fume)이 된다. 기도로 흡입된 연의 약 50%는 기도와 폐에 흡착되어 서서히 흡수되며, 흡착된 일부는 기도 점막의 섬모 운동에 의하여 외부로 배출되거나 소화기로 넘어가게 된다. 소화기로 섭취된 연은 입자의 크기에 따라 다르지만 약 10% 정도만이 소장에서 흡수되고 나머지는 대변으로 배출된다. 철, 칼슘 및 비타민 D의 부족, 고지방식이 등이 연의 위장관 흡수를 증가 시킨다. 위장관 흡수는 어른보다 유아와 어린이에게서 더 잘 된다. 연은 특별하게 오염되지 않은 환경 내에서도 하루 30~200㎎ 정도 섭취·배설되고 있으며, 순환혈액 중의 연은 90% 이상이 적혈구와 결합하고 있다. 적혈구와 결합하지 않은 연은 뇌, 신장, 간, 피부 그리고 골격근에 쉽게 침착되며, 더욱이 급성 고농도 폭로시에 이러한 조직에 가장 높게 된다. 특히, 뼈는 흡수된 연이 침착하는 주된 곳으로 연은 칼슘과 유사하게 골기질에 섞여 축적되어진다. 조밀 골에서 연은 느리게 이동하고 시간이 지남에 따라 서서히 증가하여 체내 총부하량(總負荷量)의 95% 이상은 골격에 축적된다. 연은 태반을 통과하므로 태아의 혈중 농도와 산모의 연농도는 서로 상관이 있다.

③ 임상소견

㉠ 무기연

㉮ **급성 폭로**: 연의 경구섭취나 흡입으로 인한 급성 혹은 아급성 폭로의 주증상으로 대개 경련성의 복부 산통과 변비 등의 위장관 증상을 들 수 있고, 위장관 증상은 초기엔 식욕부진, 식후 복부 불쾌감, 변비 또는 설사 등이며, 오심, 구토, 검은 변등의 소견도 보인다. 연산통은 돌발적으로 발생하며, 아주 심한 경

련성 복통으로 담도산통(膽道疝痛)이나 충수염과 구별해야 한다. 연산통의 작용기전은 소장의 경련성 수축이며, 혈중 연 농도가 150μg/100ml이상인 경우에 빈번히 발생된다.

연뇌증의 신경학적 소견으로 두통, 착란상태, 혼미, 혼수, 발작 등을 보이며, 어린이에게 호발한다. 안저 검사에서 유두부종과 시신경염 소견을 볼 수 있다. 심한 경우에는 빈뇨와 급성 신부전증상으로 급속히 진전된다.

㈏ **만성폭로**: 만성 연중독증상은 혈액증상, 신경증상, 위장관 증상으로 나눌 수 있으며, 특징적인 5대 증상으로는 연창백(鉛蒼白), 연연(鉛緣), 코프로폴피린뇨, 호염기성 점적혈구, 신근마비(伸筋痲痺) 등을 들 수 있다.

산업장에서 일어나는 만성 연중독은 서서히 진행하는 질환으로 다양한 소견을 보인다. 피로, 감정둔마(感情鈍馬), 과민성, 모호한 위장관 증상 등이 초기 증상들이다. 말초신경증상으로 초기에는 근육통, 관절통, 미세한 진전(振顫),근력저하(筋力低下) 등이 있고, 진행되면 신근마비와 근위축이 생긴다. 신근마비는 작업시 주로 사용하는 근육에 발생하며 통증이 없는 경우가 많다. 즉, 과거에는 손 작업을 주로 하는 근로자에서 손목하수(腕下垂), 발을 많이 사용하는 근로자에서 발목마비를 많이 볼 수 있었으나, 근래에 와서는 보기 드물다. 폭로가 계속되면, 불면증, 착란상태, 집중력 장애, 기억력 장애 등의 중추신경계 증상들이 나타난다. 성인에게는 드물지만 더 진전되어 연뇌증을 일으켜 발작과 혼수를 동반한다.

남성에서는 성욕감퇴와 불임, 여성에서는 월경불순과 자연유산을 초래한다. 통풍성 관절염과 통풍성 신증도 관련이 있다. 연은 태반을 통과하므로 임신 전이나 임신 중의 모성의 연폭로는 태아에게도 폭로될 수 있고 독성을 발휘할 수 있다.

이학적 검사상 안면창백은 빈혈과 무관하게 안면의 모세혈관벽이 연에 의해 수축되기 때문에 나타나는 증상이다. 연연은 치은과 치아가 만나는 부위에 생기는 1~2mm의 암청록색의 선상(線狀)색소침착을 말하며, 구강위생상태가 좋지 않은 경우, 연이 황화연으로 변하여 점상(點狀)의 반점이 모세관을 통해 밖으로 보이는 상태를 가르킨다. 이 연연은 치은 뿐 아니라 구강내 점막에 나타나는 경우도 있다.

㉡ 알킬 연(alkyl lead)

신경확적 증상들이 주이다. 식욕부진, 쇠약, 두통, 우울, 과민성 등이 초기에 나타나고, 진전되면 착란상태, 기억장애, 흥분성, 이상감각, 조증(mania), 정신병 등을 보인다. 심한 경우에는 수일내에 섬망, 발작, 혼수를 거쳐 사망하게 된다. 급성 뇌증은 혈중 연 농도가 150μg/100ml 이하인 경우에도 발생되는 수가 있다.

④ 진단

최근 수일내지 수주일내 폭로시 평가에는 혈중 연을 측정하면 도움이 된다. 비폭로자 에서의 정혈 주의 연 농도는 5~15μg/dl이다. 혈중 연이 80μg/dl 미만에서 실질적인 연중독 발생은 드물지만, 중추 혹은 말초신경계에 대한 영향은 40~80μg/dl에서도 일어날 수 있다.

직업성 연중독의 진단은 일반적으로 연에 대한 폭로력(폭로수준, 폭로상태 등), 임상증상 및 징후, 실험실 검사소견, 기타 참고사항(동일한 작업환경 하에서 근무한 근로자들의 심사결과 등) 등을 종합하여 결정하게 된다.

㉠ 연 폭로의 경력과 작업환경 조사

연 화합물의 사용경력과 기간, 작업환경 측정 등을 실시하고 직업력을 확인한다.

㉡ 임상증상의 확인

병력 청취와 진찰로서 자가증상과 타각증상을 확인한다.

㉢ 임상검사

빈혈검사, 요중의 코프로폴피린 및 δ-ALAD의 배설량 측정과 혈액 내의 호염기성 점적혈구, 혈액과 요중의 연량 및 혈중 zinc protoporphyrin(ZPP), 혈중 δ-ALAD활성치를 측정한다.

㉣ 진단에 필요 불가결한 조건

㉮ **무기연-급성 작용**: ⓐ 복부산통 ⓑ 뇌증 ⓒ 용혈 ⓓ 급성 신부전

㉯ **무기연-만성 작용**: ⓐ 피로 및 쇠약 ⓑ 관절통 및 근육통 ⓒ 빈혈 ⓓ 만성 신부전 ⓔ 말초신경병증(운동신경) ⓕ 신경행동학적 장애 및 만성 뇌증 ⓖ 통풍 및 통풍성 신증

㉰ **알킬연 화합물**: ⓐ 피로 및 권태 ⓑ 두통 ⓒ 오심 및 구토 ⓓ 신경정신적 증상 호소(기억 소실, 집중력 감소) ⓔ 섬망, 발작, 혼수

㉤ 우리나라의 진단기준

1991년 개정된 근로자 특수건강진단 방법 및 직업병 관리기준에 수록된 진단기준은 다음과 같다.

㉮ 연 작업장에서 종사한 직업력이 인정되어야 한다.

㉯ 2차 건강진단의 결과 다음 각 호에 해당하는 경우

ⓐ 다음의 모든 것에 해당되어야 한다.

· 연중독의 임상증상소견 중 2종 이상의 증상이 인정되어야 하고,

· 혈액 100ml 중 ZPP이 150μg이상이거나, 요 1L 중에 코프로폴리피린이 500μg이상이거나, δ-ALAD이 20mg 이상 검출될 것.

· 혈액 100ml에 연이 60μg 이상 검출되든가, 요 1L 중에 연이 150μg 이상 검출될 것.

ⓑ 다음의 모든 것에 해당되어야 한다.

· 혈색소량이 혈액 100ml에 남자 12.5g, 여자 10.5g미만이거나, 혈구용적치가 남자 36%, 여자 32% 미만이거나, 적혈구수가 남자 400만개/㎣, 여자 350만개/㎣ 미만이고, 위의 소견이 다른 원인에 의한 것이 아니어야 하며,

· 요 1L중에 코프로폴프린 배설량이 1주일 동안에 걸쳐 반복하여 검사할 때마다 500μg 이상 검출되든가, 요 1L중에 δ-ALAD이 20mg 이상 검출될 것.

ⓒ 혈액 100ml에 연이 80μg 이상이 검출될 것

ⓓ 연에 의힌 것이 명백하다고 인정되는 신근마비

㉰ 연중독의 임상증상 중 빈혈증상은 기생충 감염, 소화기궤양, 치질, 영양부족 등 다른 원인에 의한 것이 아니어야 한다.

㉱ 연중독에 의한 마비의 감별진단에서 통증이 없는 경우가 많고 원천적으로 운동신경에 국한되며, 주로 신전근에 나타나며, 침범 부위가 항상 일정하고 주로 사용하는 근육에 침범하여야 한다.

㉲ 연중독시 뇌증상을 나타낼 경우 감별진단하여야 할 질환은 뇌매독, 대뇌동맥경화증, 뇌염 등이다.

㉳ 연중독으로 인한 뇌증상을 감별할 때 도움이 되는 것은 발병당시 고농도의 연에 폭로된 직업력이 있고 혈중 및 요중 연농도가 정상보다 훨씬 높으며, 혈액소견에 망상적혈구와 호염기성 점적혈구가 출현한다는 점이다.

㉥ 치료제 : 연중독치료제로는 EDTA.

(2) 수은(mercury)

① **발생원**

수은은 상온에서 액체상태를 이루고 있는 유일한 금속으로서 수은 온도계, 체온계 제조업, 약품(농약 포함) 제조업, 형광등 제조업, 건전지 제조업, 그리고 중절모자 제조업이 중독의 위험이 가장 높은 직종이다. 직업성 폭로 외에도 환경오염으로 인하여 중독되기도 하는데, 오염된 폐수에서 자란 어패류의 먹이연쇄현상에 의해 경구적으로 인체 내에 수은이 침입할 수 있으며, 이같은 현상의 대표적인 예로, 일본의 미나마타시에서 발생한 중독증상 현상을 들 수 있다.

② **대사작용**

체내에 흡수된 수은은 간, 비장, 심장, 위장관, 근육, 손톱, 발톱 등 여러 장기에 축적되며, 특히 신장에 많이 침착된다.

③ **중독증상**

수은 중독은 지각장애와 운동실조, 구음장애, 난청을 가져오며, 심하면 사망에까지 이르게 한다. 또한 수은에 중독된 임신부의 태아는 정신박약이나 실명 혹은 뇌성마비 증후군을 가진 선천적 수은 중독증상을 나타낸다.

④ **작업장 허용농도** : 0.05mg/m^3

⑤ **치료** : 수은중독치료제로는 BAL(급성), NAP(만성).

(3) 카드뮴(cadmium)

① **발생원**

카드뮴은 푸른색을 띤 은백색의 중금속으로서 아연광석의 채광이나 특히, 제련 과정에서 발생한다. 카드뮴은 내식성이 강하므로 금, 은, 동, 알루미늄과의 합금, 형광등 제조, 치과용 아말감 제조 등에 쓰이며, 살충제나 안료 등의 제조에 사용되므로 이와 같은 작업환경에서 카드뮴의 분진이나 흄이 인체 내로 침입된다. 직업성 폭로 외에도 환경오염으로 인하여 토양이나 수질오염에 의해 중독증상으로 일으키기도 하는데, 일본의 아연광산 근처에서 발생된 Itai-itai병은 그 전형적인 예라 하겠다.

② **대사작용**

기도로 흡입된 카드뮴은 여러 장기에 축적되며 특히, 폐와 신장에 축적된다.

③ **중독증상**

고농도의 카드뮴에 의한 급성 중독은 기관지염, 폐부종 등을 일으키고 저농도에 의한 카드뮴 중독은 보행곤란, 골연화증, 사지의 동통을 수반한다. 특히, 카드뮴은 칼슘대사 장애를 가져와 뼈의 연화 및 골격에 장애를 일으킨다.

④ **작업장 허용농도**: 0.05mg/m^3

(4) 크롬(chromium)

크롬은 은백색의 중금속으로, 산업장에서 주로 사용하고 있는 크롬화합물은 3가와 6가의 중크롬산이다.

① **발생원**

크롬도금, 피혁 제조업, 안료, 염색업, 시멘트 제조업 등에서 크롬 중독이 발생한다.

② **중독증상**

급성 중독은 뇨 중독증상으로 10일 이내에 사망한다. 크롬의 만성 중독으로는 피부궤양, 결막염증을 나타내고 특히, 비점막의 염증은 빠르면 2개월 이내로도 비중격천공(鼻中隔穿孔)이 발생한다. 그 외에 크롬에 의한 만성 중독으로 폐암이 발생되기도 하는데, 크롬 색소 공장에서의 호흡기계 암 발생은 29배가 더 높다고 한다.

③ **작업장 허용농도**

2가 또는 3가 크롬화합물: 0.5mg/m^3

6가 크롬화합물: 0.05mg/m^3

표 5-15. 유해물질에 따른 작업환경 허용농도

유해물질	허용농도(TWA)	
	ppm	mg/m^3
암모니아(NH_3)	25	18
아황산가스(SO_2)	2	5
염소(Cl_2)	1	3
일산화탄소(CO)	50	55
아닐린($C_6H_5NH_2$)	2	10
황화수소(H_2S)	10	14

자료: ACGIH

2) 유기용제

(1) 성상 및 발생원

유기용제는 상온, 상압 하에서 휘발성이 있는 액체로서 지방, 기름, 왁스, 페인트, 색소, 고무 등 여러 가지 물질을 녹이고 확산시키는 작용을 지니고 있는 물질이다. 따라서 유기용제는 가구 예술품, 공예품과 같은 생활용품 생산에도 빈번히 사용되므로 근로자 외에 일반인에게도 영향을 미칠 수 있다.

(2) 중독증상

① 벤젠 및 그 유도체의 중독

무색 투명한 휘발성 액체(비점 : 80℃)로서 페인트, 락카, 접착제 등이 용제로 쓰인다. 2,000~3,000ppm 이상의 고농도 중독시에는 두통, 현기증, 구토증상이 있으며 심하면 마비증상이 나타난다. 벤젠은 급성 중독보다는 만성 중독이 더 문제시되는데, 만성 중독 증상은 조혈장애를 일으켜 재생불량성 빈혈이나 백혈구 감소증을 초래한다.

② 할로겐화 탄화수소

㉠ 사염화탄소(CCl_4)

고농도의 사염화탄소에 폭로되면 중추신경계장애와 함께 간장과 신장독성을 초래한다. 간장장애로 황달이 함께 나타나며 신장에는 괴사가 발생한다.

㉡ 염화비닐

실온에서 무색의 기체인 염화비닐은 PVC를 합성하는 원료로 사용되거나 용제로 사용되기도 하는데, 간장애와 발암 작용이 있어 장기폭로시에는 폐암과 뇌암의 발생이 증가한다고 알려져 있다.

㉢ 이황화탄소(CS_2)

비스코스의 원료이며 인조견, 셀로판 제조, 살충제 제조에도 쓰인다. 이황화탄소에 장기간 노출되면 신경계에 이상을 초래하는 데 기질적 시각장애도 있어서 시야협소증, 암점(暗點) 증가현상도 생긴다. 그리고 청각장애시에는 고음력 청력손실이 있으며, 심장에도 영향을 미쳐서 관상동맥상 심장 질환의 위험도 증대한다.

(3) 예방대책

일반적인 예방대책으로는 작업공정을 밀폐하고, 보호구(호흡기, 피부) 착용을 강화하며 정기적인 건강검진을 실시하도록 한다. 건강검진항목으로는 혈액이나 요검사는 물론 경우에 따라서는 간, 신장, 호흡기, 피부 검사를 실시하여야 한다.

3) 기타 유해물질

(1) 할로겐화 다방향족 탄화수소

할로겐화 다방향족 탄화수소에 속하는 물질로서 공중보건학적으로 문제시 되는 것은 polychlrinated biphenyls(PCBs), polybrominated biphenyls(PBBs), chlorinadted dibenzo-p-dioxins(CDDs), chlorinated dibenzofurans(CDFs) 등이다.

이들 물질은 2개의 방향환이 탄소결합(biphenyl), 산소결합(dibenzo-p-dioxin) 또는 탄소 및 산소결합(dibenzofuran)으로 연결되어 있는 화학 구조를 지니고 있다(그림 5-12).

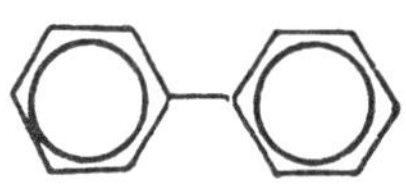

Biphenyl
(PCBs, PBBs)

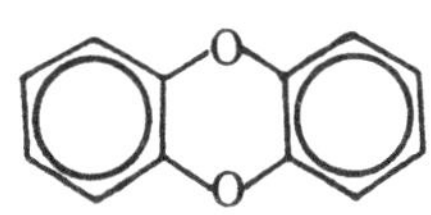

Dibenzo-p-dioxin
(CDDs)

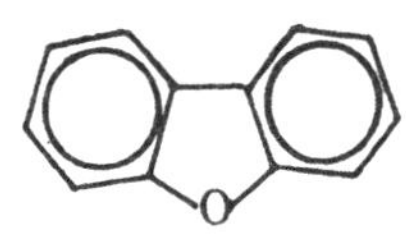

Dibenzefuran
(CDFs)

그림 5-12. PCBs와 CDDs 및 CDFs의 기본 구조식

PCBs와 PBBs는 시판되는 상품이지만 CDDs와 CDFs는 불순물로서 여러 가지 화학물질에 섞여 있으면서 PCB의 독성을 더욱 악화시킨다.

이들 물질은 다음 3가지 특성으로서 인간에 대한 폭로의 위험성을 가중시키고 있다.

첫째, 이들 물질은 환경 가운데 다량 존재하고 있다. 즉, PCBs는 우리들의 생활주변에서 광범위하게 사용되고 PBBs는 동물사료를 우발적으로 오염시키며, CDDs와 CDFs는 농약이나 제초제에 불순물로서 존재하고 있기 때문이다(environmental penetrance).

둘째, 광화학적 작용이나 동물의 대사 과정을 통하여 쉽게 분해되지 않고 특히 지방조직에 장기간 잔류하게 된다(persistence).

셋째, 생태학적 먹이 사슬을 통하여 동물 체내에 점차 농축되어 궁극적으로는 인체에 흡수되는 양이 많아진다는 점에서 큰 문제점이 된다(bioaccumulation).

(2) 감작물질

감작물질이란 엄격히 말하자면 체내에 들어가서 알레르기성 반응을 일으켜 항원-

항체 복합체를 형성하는 물질을 말한다.

이러한 반응을 일으키는 물질은 보통 완전 또는 불완전 단백질이며, 체내에서 작용하여 히스타민을 생성하는 것, 즉 reagin 항체(IgE)를 형성하거나 항원의 보체결합물질(Ig G)과 침전항체(IgM)를 형성하는 것들이다. 이들 반응은 즉시 일어나기도 하고(IgE), 12시간 이상 지나서 이루어지기도 한다(IgG, IgM).

최근에 와서 단백질이 아닌 화학물질에 의해서도 항원-항체 반응과 비슷한 침전반응을 일으킨다. 이러한 반응은 폐에서 가장 잘 일어나며 기도 및 기관지 근육의 장력에 변화를 초래한다.

화학물질 중에는 처음 피부에 닿았을 때는 아무 병변도 일으키지 않으나 재차 접촉할 경우 이전의 접촉부위 또는 다른 부위에 피부병변을 일으키는 피부 감작제가 있다. 포름알데히드, 페놀, 기타 유기수은계는 피부 자극제인 동시에 감작제이다. 어떤 화학물질에 감작되면 극히 낮은 농도에 폭로되더라도 병변이 나타나며, 이들 화학물질의 증기를 흡입할 경우에도 피부발진이 생기는 수가 있다.

환경 유해 인자의 피부에 대한 독성작용은 중요한 것으로 미국의 예를 들면, 매년 진단되는 단일 암종으로는 피부암이 가장 많으며(총환자의 1/3), 직업과 연관되어 발생되는 모든 질환의 75%는 피부 질환으로 평가되고 있다.

화학물질이 피부에 손상을 일으키는 기전은 크게 두 가지가 있는데, ① 1차 자극제(primary irritant)로 작용하는 것과 ② allergen으로 작용하는 것이 그것이다. 1차 자극제에 의한 피부 반응은 모든 직업과 연관된 접촉성 피부염(occupational contact dermatitis)의 70~80%를 차지하며, 여기에는 강산, 강염기 등의 부식성 화합물, essential oils, 금속성 물질 등의 절대 자극제(absolute irritants)와 정상적으로 사용시에는 병변을 일으키지 않으나 반복 사용 등의 특수한 상황에서 이상 반응을 나타내는 비누, 세제, 용제 등의 상대적 자극제(relative irritants)가 있다. 반면 알레르기 반응은 직업성 피부염(occupational dermatitis)의 15~20%를 차지하며 즉시형(Ab-mediated) 또는 지연형(cell-mediated)으로 발생한다.

직업성 피부 질환 중에서 가장 흔히 볼 수 있는 것 중의 하나가 염소좌창(chloracne)이다. 이는 방향족 염화탄화수소(aromatic chlorinated hydrocarbon)에 폭로됨으로써 특징적인 임상 소견을 나타내는 여드름의 일종으로 대표적인 원인 물질로는 염화 나프탈렌, 염화비페닐, chlorinated dibenzofurans, dioxins 등이 알려져 있다.

4) 발암성 물질

1775년 Percival Pott에 의해 굴뚝 청소부에게서 음낭암의 발생 위험이 높다는 사실이 보이게된 이후 여러 가지 환경 요인에 의한 발암 효과가 주목을 끌게 되었다. 최근에 이르러 광범위하게 사용되며 극히 다양해진 화학물질은 이러한 발암 위험성을 더욱 가중시키고 있다.

발암과 연관이 있는 환경 요인은 일반적으로 화하적 요인, 물리저 요인 및 생물저 요인의 세 가지 범주로 분류한다.

(1) 화학적 요인

① 흡연

② 호르몬

③ 식품과 알콜

④ 대기오염

부유하는 공기입자와 위암, 전립선암 사이에 연관성이 있음을 보여주는 몇몇 연구가 있으며, 특히 폐암은 대기오염과 깊은 연관이 있는 것으로 알려져 있다.

· Signal neoplasm

어떤 암종은 그 발생이 매우 희귀하여 환자가 집중적으로 발생한 후에 비로소 인과관계의 규명이 가능하게 된다. 이때 이러한 분명한 인과 관계를 지니고 발생함으로써 일반대중의 경각심을 일깨우는 시발점의 역할을 하는 암을 signal neoplasm이라 하며 예로는 다음과 같은 것들이 있다.

- 음낭암 : 1775년 영국의 굴뚝 청소부
- Mesothelioma : 석면 취급자
- 간의 혈관육종 : 염화비닐, 비소, thoerotrast 취급자
- 부비동암 : 니켈 제련공장 근로자
- 원발성 간암 및 Burkitt's lymphoma:aflatoxin

(2) 물리적 요인

발암작용과 관련이 있는 것으로 밝혀진 중요한 물리적 요인은 X-선이나 자외선과 같은 여러 형태의 방사선이다.

① 전리방사선

② 자외선

(3) 생물학적 요인

① 바이러스

동물을 대상으로 한 실험결과, 바이러스가 인체에서 암을 일으키는 중요한 원인의 하나일 것이란 사실을 암시해 왔다.

㉠ Epstein-Barr virus(EBV)는 Burkitt's lymphoma nasopharyngeal cancer, Hodgkin's disease의 원인으로서 중요한 역할을 한다는 몇몇 증거들이 있다.

㉡ 여성생식기의 herpes simplex virus(HSV-2)가 자궁경부암의 원인적 요인임을 암시하는 증거가 있다.

㉢ 유방암이나 백혈병, 육종(sarcoma) 등에서도 바이러스가 원인으로 작용할 가능성이 있다.

② 기타 생물

주혈흡충은 방광암을 일으킬 위험성을 증가시키고, 간흡충은 간암과 연관이 있으며, 장내 세균들의 대사 작용으로 화학물질이 발암물질로 변형되어 대장암을 일으킬 수 있다는 사실에 대한 관심이 증가되고 있다.

VI. 산업안전관리

1. 개념

산업안전보건법의 역사에 대해 간단히 서술하고 산업안전보건에 관한 개념적인 사항을 서술하려고 한다.

산업안전보건법은 산업안전보건에 관한 기준을 확립하고 그 책임의 소재를 명확하게 하여 산업재해를 예방하고 쾌적한 작업환경을 조성함으로써 근로자의 안전과 보건을 유지, 증진함을 목적으로 하고 있다.

아래는 본법의 목적을 규정한 것으로,

① 유해, 위험예방기준의 확립
② 정부, 사업주, 근로자 및 산업안전보건 관련 단체 등의 책임의 소재 명확화
③ 사업장 내의 안전보건관리체제의 명확화
④ 사업주의 자율적인 재해예방활동의 추진
⑤ 산업재해 예방사업의 효율적인 수행을 위한 산업재해예방 기금의 설치, 운영 등 종합적이고 계획적인 대책을 추진함으로써 근로자의 안전과 보건을 확립하고 더욱더 적극적으로 쾌적한 작업환경의 조성을 촉진할 것을 목적으로 하고 있으며, 1953년 5월 10일 산업안전보건법을 공포하여 근로자의 안전과 보건을 확보하는 데 기초를 두는 계기가 되었으나, 그 후 급속한 경제성장 및 산업사회로의 전환에 대응하는 산업재해예방대책을 강구할 수 없었으므로, 1981년 12월 31일 법률 제 3522호로 공포하고, 1982년 7월1일부터 산업안전보건법(시행령)을 독립법으로 시행하게 되었다. 그 후부터 새로운 기계, 설비 및 신규화학물질 등의 사용으로 새로운 형태의 산업재해와 직업병이 발생하게 됨에 따라 개정의 필요성이 절실히 요구되어, 1990년 1월 13일 법률 제 4220호로 산업안전보건법을 전면 개정 공포하고, 1990년 7월 14일부터 시행하게 되었다.

본문에서는 작업장에서의 물리적, 화학적 인자들에 의한 근로자의 건강상 장애의 원인 및 형태 등에 대해서는 생략하기로 하고, 안전사고(산업재해)의 발생단계, 발생원인 및 예방과 대책에 관한 개론적인 것을 서술하려고 한다.

산업재해란, "근로자가 업무에 관계되는 건설물, 설비, 원재료, 가스, 증기, 분진 등에 의하거나 작업, 기타 업무에 기인하여 사망 또는 부상하거나 질병에 이환되는 것을 말한다"라고 산업안전보건법에 정의하고 있으며, 일반적으로 재해 통계에서는 4일 이상의 요양을 요하는 것으로만 산정하고 있다.

다음으로 산업재해의 발생단계를 간단히 살펴 보면, 대표적으로 하인리히의 도미노 이론을 들 수 있다. 하인리히는 사고발생 과정을 다음과 같이 5단계로 정리하고 있다.

① **제1단계** : 사회적 환경 및 유전적 요소
② **제2단계** : 개인적인 결함(유전적 요소)
③ **제3단계** : 불안전한 행동과 불안전한 상태(인적 원인과 물적 원인)
④ **제4단계** : 사고
⑤ **제5단계** : 재해(상해 또는 손실)

이들 5가지 단계는 상호 연계성을 가지고 있으며, 이중 하나의 골패(5단계 중 1)가

쓰러지면 연쇄적으로 골패가 쓰러지게 되어 재해를 동반하게 된다는 이론으로, 이 5단계 중 3번째 단계인 불안전한 상태를 제거하게 되면, 재해는 예방될 수 있다는 이론이며, 그 외에도 버드, 웨브, 아담스 등의 사고연쇄성 이론들이 있으나 이와 비슷한 맥락을 가지고 있다. 현재 많은 산업체의 현장에서 이 불안전한 행동과 불안전한 상태를 제거하기 위한 방향으로 진행된다고 볼 수 있다. 다시 말하면, 총 재해 건수 중 인재에 의한 재해가 98%를 차지하며, 천재지변에 의한 재해는 2%에 불과하므로, 불안전한 행동과 불안전한 상태를 제거함으로써 98%를 차지하는 인재를 막을 수 있다는 것이다.

재해의 발생원인은 크게 직접 원인과 간접 원인으로 나눌 수 있고 직접 원인은 인적원인(불안전한 행동)과 물적 원인(불안전한 상태)으로 나누어지며, 간접 원인은 관리적 원인으로 생각할 수 있다. 재해발생의 구조와 요인을 쉽게 표시하면 그림 5-13과 같다.

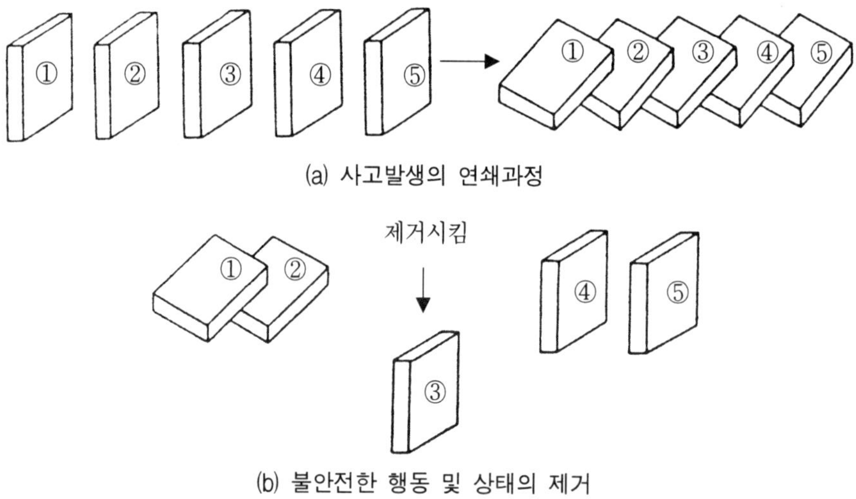

그림 5-13. Heinrich의 도미노

이러한 원인에 의해 나타나는 재해의 형태는 크게 3가지로 나눌 수 있다. 재해의 요소가 독립적으로 작용하는 집중형이 있고, 어느 요소가 원인이 되어 다음 요소를 생성시키고, 이것이 또다른 요소를 발생시켜 재해를 일으키는 연쇄형이 있으며, 마지막으로 집중형과 연쇄형이 혼합되어 재해가 발생되는 복합형이 있다.

그러나 재해의 원인은 여러 가지 요인이 복합적으로 작용하여 재해를 일으키는 경향이 높으며, 형태도 복합형이 많이 차지한다고 되어 있다.

또한 재해의 발생 비율을 보면, Heinrich의 1 : 29 : 300의 빈도법칙과 버드의 재해발생 비율을 대표적으로 들 수 있으며, 하인리히의 빈도법칙의 경우 총 330건의 재해건수 중 중상해 또는 사망이 1회, 경상해가 29회, 무상해 사고는 300회의 비율로 나타난다는 이론이다.

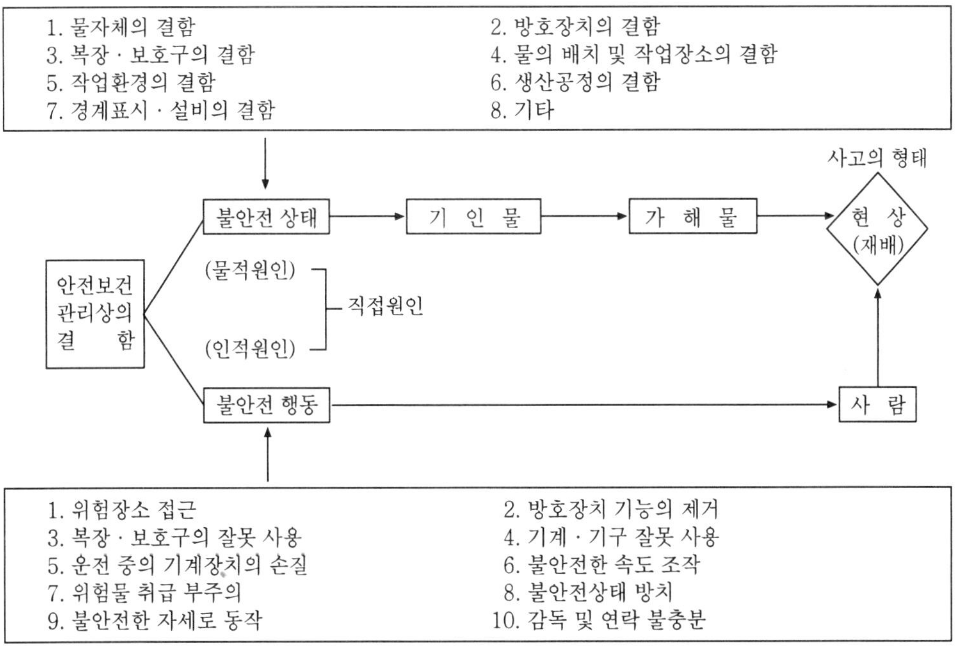

그림 5-14. 재해발생 구조와 재해요인

즉, 재해의 발생=물적 불안전한 상태 + 인적 불안전한 행동 + α

α=1/(1+29+300)으로 설명할 수 있고, 여기서 α는 잠재된 위험의 상태

곧 재해로 볼 수 있으며, 버드의 재해발생 비율도 이와 비슷하나 1 : 10 : 30 : 600의 4단계로 나누었으며, 차례로 중상 : 경상 : 무상해사고(물적 손실) : 무상해, 무사고(위험 순간)이며 이를 비교하면 그림 5-15와 같다.

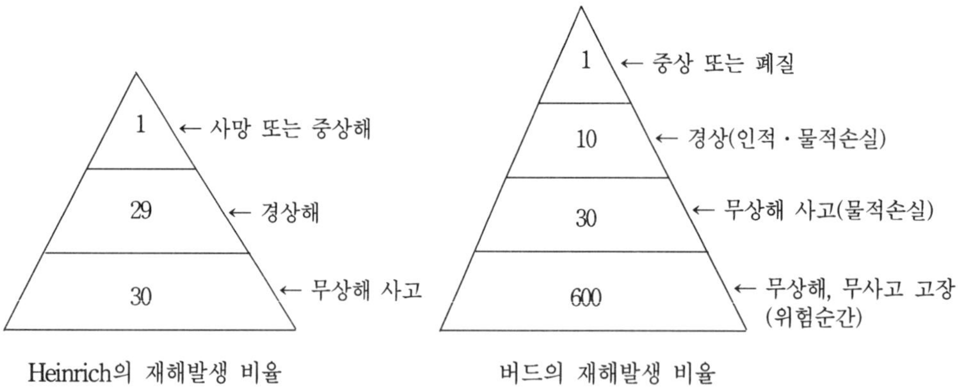

그림 5-15. Heinrich와 버드의 재해발생 비율

그림 5-15의 재해발생 비율에서 1에 해당하는 것은 중대 재해에 해당한다고 볼 수 있다.

산업재해 중 다음과 같은 경우를 중대 재해라 한다.

① 사망자가 1인 이상 발생한 재해

② 3개월 이상의 요양을 요하는 부상자가 동시에 2인 이상 발생한 재해

③ 부상자 또는 질병자가 동시에 10인 이상 발생한 재해

지금까지를 요약하면, 사고의 발생 단계의 모든 요소는 상호 밀접한 관계를 가지고 있어서 도미노게임의 골패로 설명하였고, 이들 골패 중 하나의 단계에 속하는 불안전한 행동과 불안전한 상태를 제거함으로써 사고는 예방될 수 있으며, 재해의 형태도 여러 가지가 있으므로 재해의 발생 빈도는 어떤 일정한 비율로 발생된다는 것이다.

지금까지는 재해의 발생단계와 형태 및 원인에 대해 간단히 기술하였다. 다음은 이러한 재해의 예방대책에 관하여 앞의 내용을 바탕으로 서술하려고 한다. 즉,

① 손실은 사고발생시의 조건 및 상황에 따라 달라지므로 우연성에 의해 예방이 가능하다는 예방가능의 원칙

② 앞에서 설명한 인재가 98%, 천재가 2%를 차지하므로 재해는 원칙적으로 예방이 가능하다는 예방가능의 원칙

③ 재해의 원인은 여러 요소들이 복합적으로 작용한다는 원이연계의 원칙

④ 재해의 원인은 각기 다르므로 원인을 정확히 규명하여 대책을 선정, 적용하여야 한다는 대책선정의 원칙

이 4가지 원칙이 재해예방에 대한 대책의 수립에 있어서 기본이 되는 재해예방의 기본 4원칙이다. 재해예방의 계획에 관한 계획도는 그림 5-16에서 설명하고 있다.

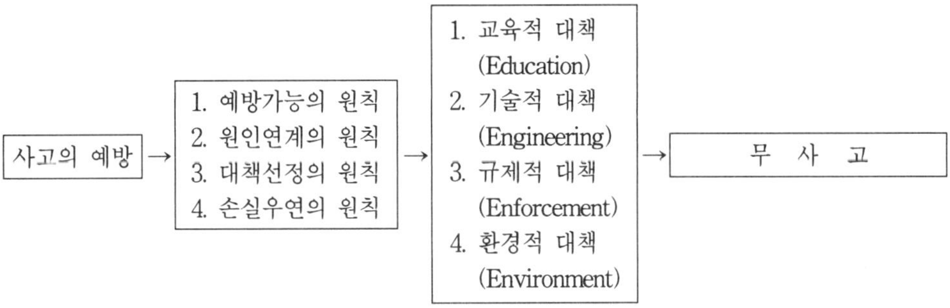

그림 5-16. 재해예방 계획도

여기에서 Education, Enforcement, Environment는 하베이가 주장한 것으로 재해예방의 4E대책이라 한다.

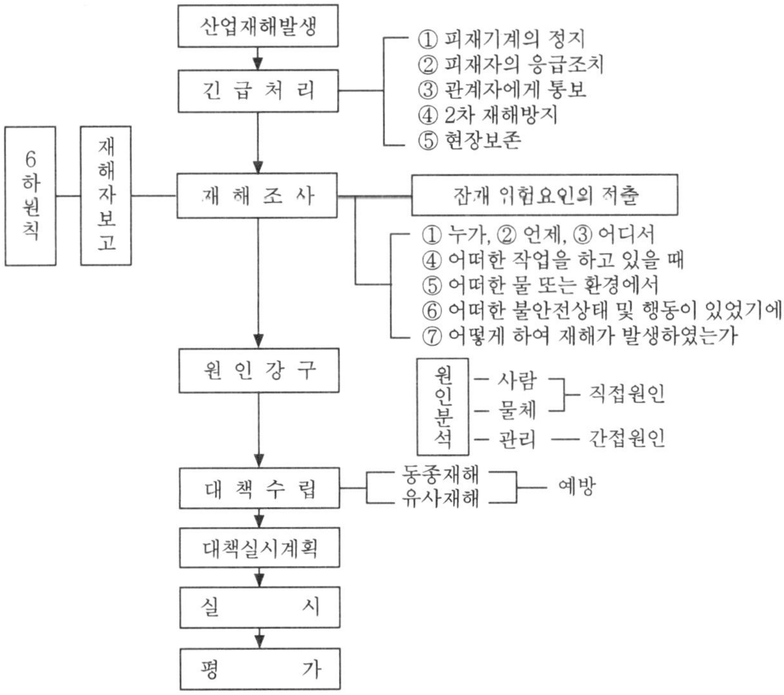

그림 5-17. 산업재해 발생시 조치순서

이러한 재해예방에 관한 대책에도 불구하고 현재 사업장에서는 뜻밖의 재해가 발생되고 있으며, 이러한 상황에서 대부분의 사람들은 이성을 잃게 되고, 그로 인하여 2차, 3차의 재해를 불러 들이는 상황이 자주 발생하고 있다. 이렇게 뜻밖의 사고가 발생되었을 경우 조치 순서는 크게 6단계로 나누어진다. 첫단계는 응급조치로 1단계에 해당한다. 응급조치의 순서는 사고가 발생한 피재(被災)기계를 정지시키는 것이 첫 순서이다. 다음으로 피재자(被災者)를 치료하여야 하며, 관계자에게 통보하여야 하고, 2차, 3차의 재해를 방지하도록 하여야 하며, 마지막으로 재해조사를 위하여 현장을 그대로 보존하여야 한다. 이때 자신의 안전을 확보한 다음 조치를 취하여야 한다(1단계). 위 5가지의 응급조치는 관리감독자의 임무이며, 관리감독자가 없을 경우, 가장 먼저 사고를 목격한 자가 이를 수행하여야 한다. 다음으로 안전관리자는 5W 1H(Who, When, Where, What, Why, How)의 원칙에 의거 재해를 조사하여야 하며(2단계), 재해조사의 결과에 의해 원인을 강구하여야 한다(3단계). 이때 사람, 물체, 그리고 관리를 중심으로 분석하여야 하고, 대책을 수립(4단계)하여야 하며, 대책실시계획(5단계)의 작성과 이의실시(6단계), 마지막 7단계로 평가를 거쳐야 한다. 이러한 조치를 취하는 것이 피해를 줄이고 합리적으로 수습하는 방법이라 할 수 있다.

참고문헌

구성회외, 공중보건학, 고문사, 2006

구성회외, 환경위생학, 신광출판사, 2004

김두회, 보건학 총론, 학문사, 2003

대한예방의학회, 예방의학과 공중보건학 계축문화사, 2009

남철현, 김광호, 이기남, 이선동, 황귀서 외, 예방의학과 보건학, 계축문화사, 2009

남철현, 이명선, 김성수, 황인경, 환경보건학, 계축문화사, 2000

남철현, 신유선, 최연희, 김이순외, 학교보건(실무중심), 2003

남철현, 공중보건학, 계축문화사, 2009

남철현, 질병과 보건, 계축문화사, 2008

남철현, 최상복 ,안전보건교육,, 대구한의대학교, 출판부, 2004

남철현, 학교보건교육, 한국보건교육학회지, 18(2)1991

남철현, 최연희, 남용옥, 보건교육학, 계축문화사, 2010

남철현 외, 직업별, 규모별 산업장 근로자를 위한 건강증진 모델개발 연구, 산업보건 연구 논문집, 노동부, 1993

보건복지부, 보건사회통계년보, 2005

이규식, 남철현, 박재용, 의료보험권의 보건예방사업 확대모델 개발 연구, 연세대 보건과학대학교, 1996

조규상, 산업보건학, 수문사, 1991

환경보건학 값 18,000원

2010년 9월 11일 1판1쇄 발행
2015년 2월 13일 1판2쇄 발행

공저자 : 남 철 현 · 하 태 욱
발행인 : 주 영 일
발행처 : 계 축 문 화 사

서울특별시 종로구 통일로12길 16-17
우편번호 110-091
TEL : 735-2257 · 738-9746
FAX : 723-9025
E-mail : gyechuk@hanmail.net
홈페이지 : http://gyechuk.co.kr
1973. 10. 31 등록번호 제300-1973-8호
ISBN 978-89-5629-216-8 93510